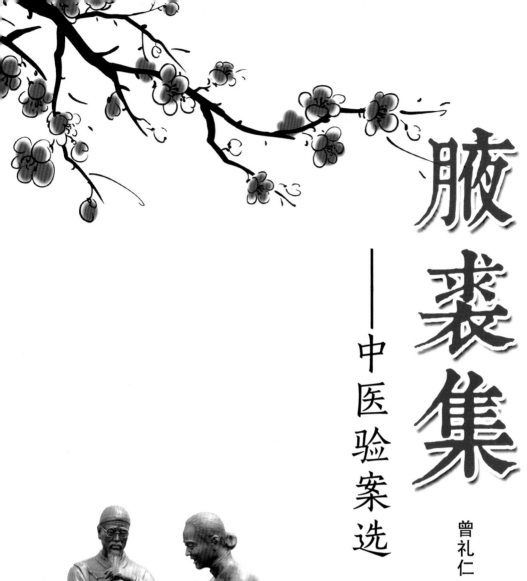

腋裘集

——中医验案选

曾礼仁 著

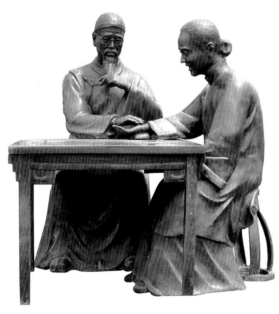

中医古籍出版社

图书在版编目（CIP）数据

腋裘集：中医验案选/曾礼仁著．–北京：中医古籍出版社，2016.12

ISBN 978 – 7 – 5152 – 1385 – 9

Ⅰ.①腋… Ⅱ.①曾… Ⅲ.①医案 – 汇编 – 中国 – 现代

Ⅳ.①R249.7

中国版本图书馆 CIP 数据核字（2016）第 303654 号

腋裘集——中医验案选

曾礼仁　著

责任编辑　孙志波
封面设计　小寰球
出版发行　中医古籍出版社
社　　址　北京东直门内南小街 16 号（100700）
印　　刷　三河市华东印刷有限公司
开　　本　710mm×1000mm　1/16
印　　张　19.25
字　　数　230 千字
版　　次　2016 年 12 月第 1 版　2016 年 12 月第 1 次印刷
印　　数　0001～2500 册
书　　号　ISBN 978 – 7 – 5152 – 1385 – 9
定　　价　46.00 元

内 容 提 要

　　《腋裘集——中医验案选》系湖南省新化县中医院主治医师曾礼仁行医近五十年的验案选。分内科时病、内科杂病、妇科疾病、儿科疾病、外科疾病、医话医论、其他等七个部分，集验案201例。资料来自临床一线，记录翔实，每案有按。理、法、方、药运用精当，机理阐释透微，文笔流畅，语言生动，实乃其"读经典、做临床、跟名师"的经验总结和心血结晶。本书可读性强，具有临床实用参考价值；对学习提高中医药理论知识水平，亦有指航和借鉴作用。

序

　　曾礼仁先生，与余邂逅于新化县城，时 1986 年 5 月 4 日也。适余应中医学会之邀，讲授《文献综述》《科研设计》《论文写作》。识荆之缘，知先生温文尔雅，甚为好学，语言朴实，为人忠厚，且有志于中医药之学习研究。十年风雨，十年浩劫，从教十年，且有作家之誉的曾先生亦在所难免其咎，遂立志以医为业。中医药人才亦出现后继乏人，后继乏术。先生从蒙学读物开始，过目成诵，经典著作亦熟读深思，医方百家之书，广搜博采，执经请益，不耻下人。读书每有所悟，便欣然忘食，临证心得，咸援笔记之。朝斯夕斯，如是者凡四十年，撰成《腋裘集——中医验案选》一书，借以嘉惠后学，丰富医林，堪称自学成才之范例。非先生博学之勤，审问之详，慎思之精，明辨之晰，笃行之实，焉能至此成就？陆放翁诗云："古人学问无遗力，少壮工夫老始成。纸上得来终觉浅，绝知此事要躬行。"旨哉斯语，敢与作者、读者共勉之，至于作序，则吾岂敢。

朱佑武于湖南省中医研究院

2008 年 8 月 8 日

自　序

　　余青衿之岁，被"十年浩劫"历史潮流，从文教系统推入卫生岗位，选择医疗为终身职业，堪谓"半途出家"。一度苦于外行，对许多求医者，爱莫能助，只能陪着病人掉一掬同情热泪，曾被困扰多时。

　　古云"医者，儒也"。"儒而不医者则有之，医而不儒者盖寡矣"。余不足称儒者，然毕竟是个读书人，仗着自己的文化底蕴，决心自强不息，锐志学医。"干一行，爱一行，专一行"，走自学成才之路。于是，从《医学三字经》等启蒙著作伊始，精研古籍，细读岐黄，猎及《内》《难》《本草》《伤寒杂病论》《温病》等多家名篇巨著，博览群书，如犊牛啃青草，胃口正酣，废寝忘食，焚膏继晷，苦中求乐，潜心玩索有年。"凡书理有未贯彻者，则昼夜追思，恍然有悟即援笔而识之。"（《医学心悟·自序》）往往日间临证，夜间读书。常怀栗栗危惧之心，如过小桥，如履薄冰，朝乾夕惕，从不马虎。为进一步深造，曾争得机会，两度入邵阳卫校、新化卫校进修。不惜投入，长年订阅《中医杂志》，节衣缩食，购置各类医书。几十年如一日，手不释卷，精神贯注，未敢荒疏。渐次登堂入室，眼豁心明，慧然有悟。学以致用，边学边实践，临床应诊，得心应手，在乡间、城区小获声誉。同时注重资料积累，诊余撰写各类验案、心得上百篇，今汇集成籍，取名《腋裘集——中医验案选》，乃寓"酿花成蜜，集腋成裘"之意也。

　　"合病理，治疗于一，而融会贯通，卓然成一家言，为后世法者，厥惟医案"（秦伯未《清代名医医案精华·自序》）。近贤梁任公曰："治学重在真凭实据。"故医案是医家理论与实践结合的成

3

果，是案主的学术标志。余年已晋秩古稀，行道四十稔，一步一个脚印，读书临证，尝有所识，谨将曩日所积验案，不揣愚陋，公之于世。"医有有名而不良者，有无名而良者。"（晋代杨泉《医论》）余忝属无名之列，但愿做个无名而良者之医，或冀于同道略有裨益，则吾愿足矣。

新化县中医院主治医师曾礼仁

2008 年 2 月 18 日于新化

增订再版赘言

《腋裘集——中医验案选》于 2008 年 11 月在北京华夏翰林出版社出版面市以来，受到读者和同道广泛好评，社会反响热烈，成书 1000 册，不到半年销售一光，很多读者纷纷来函，要求再版。

笔者系湖南省新化县中医院名老中医，笃志好学，年届八旬，业医近半个世纪。读经典，做临床，跟名师，一直战斗在临床第一线，笔耕不辍，每有收获，即记录在案。这些病案合病理，治疗于一，融会贯通，很有临床实用参考价值。因购书之缘，上梅镇北塔管区中医爱好者姜某，其母患脑梗死，言语謇涩，半身不遂，其对照《腋裘集——中医验案选》同类病案处方用药，半月即将母亲疾病治愈，上门拜师学医，现已能看病处方。湖南中医药大学 2015 届本科毕业攻研的女大学生邹某，购得《腋裘集——中医验案选》后，托亲戚说项，上门拜师，执经请益，尊师重道有加；跟师实习半年，学业精进，现被聘任于广州某大医院中医科，受到单位好评。

因年事渐高、身体健康状况等力不从心，已于 2016 年 3 月从临床一线退居林泉，回乡休养，癖枕烟霞。趁遐将平日所积资料归类整理，拟将 2008 年版《腋裘集——中医验案选》内容增订再版，以求教于同道方家，勖勉后学。若能如愿，则初衷无悔矣。

曾礼仁

2016 年 5 月 10 日

古稀初渡自寿

俨如天地寄蜉蝣，
风雨匆匆七十秋。
《萤光点点》偿夙愿，
青囊腋腋集成《裘》。
平生唯恃凌云志，
天道有酬识骥途。
最喜桑榆耕不辍，
辛苦甘做老黄牛。

2007 年 7 月 23 日

注：《萤光点点》为作者散文集，北方文艺出版社，2006.
  　　《裘》：指《腋裘集——中医验案选》。

弘扬国粹（联）

精业岐黄存翰墨，为民辛苦见平生。

斥 钱（联）

气吐霓虹远铜臭，胸怀旭日种福田。

砺耘书巢（自勉联）

砺刃学庖丁技艺，
耘锄显作稼功夫。

诊余偶得

沉潜医道历辛艰，探骊得珠若等闲。
笃志不趋流俗转，留心学到古人难。
临床思考全方位，辨证胸怀整体观。
游刃有余应心手，为民祛疾苦亦甘。

2014 年 5 月 31 日于康源堂

述怀（五古）

青囊储百宝，寿人又寿世。
祖承岐黄训，道宗仲景师。
古义在发皇，融会注新知。
欲诣扶桑岸，适渡有舟楫。
民瘼记心中，临难不推辞。
修德敬业重，弥老尚孜孜。

2014 年 6 月 19 日

目　录

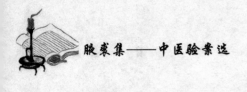

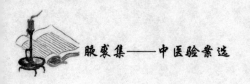

内科时病

肺 炎

曾某，男，22 岁，科头乡马田村人，1976 年 10 月 22 日抬来燎原区医院住院治疗。

现病史：因感冒风寒起病，畏寒，发热，咳嗽，痰多，咳血，肌体渐瘦，走路上坡气喘，四肢酸楚已逾月，经当地卫生院治疗罔效。

诊视：其时，余于邵阳卫校"西学中班"结业，回区医院实习当值。患者性格乖僻，不吃西药不打针，不遵医嘱，医患关系紧张。当班医师不便施展技术，问其为何如此，曰："只吃中药。"当班的欧医师邀余会诊。证见患者面色无华，痛楚面容，咳嗽痰多，时吐鲜血，稍动则气喘，脉细数，体温 38.2℃，舌边尖红，苔腻中黄，听诊两肺满布干、湿啰音。

此为风寒束肺，肺失宣肃，故咳嗽气喘，因施治失当，风寒入里化热伤络，故咳吐鲜血，治当清热宣肺，化痰止咳。

方拟麻杏石甘汤加味。

方药：麻绒 10g，百部 15g，白前 10g，瓜蒌 15g，杏仁 10g，白及 30g，百合 15g，法夏 10g，川连 6g，枯球 15g，茅根 15g，炒条芩 10g，藕节 15g，甘草 5g。3 剂。

10 月 24 日二诊，上方服 3 剂，咳血止，喘平，间有咳嗽，痰多。

方药：沙参 15g，茯苓 10g，条芩 15g，桔梗 10g，尖贝 10g，陈皮 10g，枯球 15g，甘草 5g，法夏 10g，白及 25g。5 剂。

10 月 30 日三诊，上方 5 剂咳止，仅天亮时咳嗽数声，痰量减

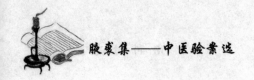

少，尚头晕，乏力。

方拟四君子汤加味。

方药：童参 15g，陈皮 10g，百部 15g，桔梗 10g，白术 10g，山药 10g，法夏 15g，枯球 15g，茯苓 10g，百合 15g，白及 20g，甘草 5g。5 剂。

上方服 5 剂，基本康复，余怀疑其感染结核（当时区医院初建，缺乏透视设备），嘱服抗结核西药半年，以巩固疗效。

按：本例属感冒风寒，失治，入里化热，伤络，咳嗽，咳血，气喘，合并肺炎，先治感冒咳嗽，宣肃肺气，止咳，化痰，止血。然后拟抗结核治疗，分步施治，措施得力，切合病机，故疗效理想，为病人减少了痛苦，又节省了医药费用。

外感寒湿

曾某，45 岁，科头乡塘湾村四居民组人。1969 年 10 月 2 日初诊。

现病史：因秋收秋种，较长时间耕作于水湿环境，加上晚秋冷凉，风寒湿邪客于肌肤，恶寒，发热，无汗，头痛，肢体酸楚，胸膈满闷，证情加剧 3 天，自以顽强意志抗病，不肯延医。适逢余回家休假，其抱着试探口吻说，请老朋友开几味中药服。

诊视：患者头裹汗巾，痛楚面容，间或咳嗽，痰稀白，鼻塞声重，脉浮紧，舌淡、苔白腻。此乃体质素虚，卫外不固，风、寒、湿邪客于肌表，卫阳被遏，邪不外泄，故恶寒，发热无汗，头痛、身痛；湿邪留滞，致胸膈痞闷，舌淡、苔白腻；风寒犯肺，宣肃失司，故鼻塞声重，咳嗽有痰。治宜化湿解表，扶正祛邪。

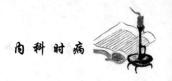

方拟人参败毒散。

方药：党参 15g，川芎 6g，前胡 10g，甘草 5g，茯苓 10g，独活 10g，枳壳 10g，薄荷 6g，羌活 10g，柴胡 10g，桔梗 10g，麦冬 10g，生姜 3 片。5 剂。

服完 3 剂，患者病痛若失，诸症悉平。

按：本例患者体质素虚，感冒风寒湿邪，用人参败毒散，正合病机。方中人参（以党参代）扶正祛邪；二活、川芎、生姜、薄荷解表散寒，祛风胜湿，通痹止痛。川芎促二活行血祛风止头痛，二胡、枳壳、桔梗升清降浊，理气化痰止咳。同时使气机升降得宜，胸闷得除。茯苓、甘草、姜枣益气健脾，鼓邪从汗而解。诸药合伍，共奏扶正祛邪、解表化湿之功。

肠 伤 寒

秦某，女，62 岁，枫林公社枫林村人。1976 年 8 月 5 日上门诊治。

现病史：此次病初，畏寒，发热，头痛，周身不适，出汗，食纳不香，医师刘某诊为胆囊炎，滴黄连素，中药处方四逆散合左金丸。服药数剂罔效，仍寒战不止。延医贺某，与大柴胡汤，寒战更甚，其爱人邀余到家诊治。

刻诊：至其家，观察有时，见患者正寒战，表情淡漠，高热稽留，相对缓脉，舌质红、苔厚腻。察其胸、手足部，间有玫瑰疹，因其时有肠伤寒流行病例。余诊为肠伤寒。

处方合霉素 0.5×18 片，每次 2 片，日三次。

服药 3 次，寒战即止，但仍感不适，嘱其服合霉素加维生素

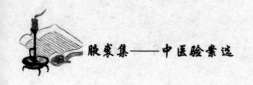

B$_1$，连服 5 天，中药处方甘露消毒饮。

方药：白蔻 10g，滑石 30g，黄芩 10g，射干 10g，藿香 10g，通草 5g，连翘 15g，竹乙 10g，茵陈 15g，石菖蒲 10g，川贝 10g，石膏 30g，薄荷 10g，山栀 10g，生地 15g，草梢 6g。5 剂。

中西药服完，病愈。

按：此病例属流行性肠道传染病，非《伤寒论》所述之伤寒，主要通过饮水与接触传染，属沙门氏菌作祟。以 8~10 三个月为主要流行季节。以西药氯霉素或合霉素治疗较为恰当。余在临床中应用中药甘露消毒饮治疗，中西结合，取效更捷。余主要参考武汉医学院主编的《防疫工作手册》一书，书中资料悉备，故临床应手取效。

老年急性肺炎二例

例一：潘某，男，89 岁，天龙山公社红寨大队人。1976 年 7 月 22 日上门应诊。

现病史：患者既往体健，年至耄耋，尚能挑百斤重担，终年不辍劳作。1976 年 7 月 12 日因感冒风寒患病，畏寒，发热，咳嗽，头昏，水米不沾已 10 天。

刻诊：患者体魄清癯，神清。脉弦数，舌红、少苔，体温 38.7℃，血压偏高（95~155mmHg，1mmHg=0.133kPa）。听诊：两肺有湿性啰音，呼吸急促。大便秘结，口渴喜热饮。患者稍谙医理，恐归期将至，情绪紧张。

余诊为急性肺炎，当以宣肺止咳、滋阴通便为治。中西结合，西药给青霉素片加磺胺增效剂、安茶碱口服，中药拟参麦散加味。

方药：童参 15g，瓜蒌 15g，桔梗 10g，寸冬 10g，法夏 10g，枳壳 10g，麻绒 10g，条芩 10g，甘草 3g，杏仁 10g，紫菀 10g。5 剂。

7 月 28 日二诊：上方服 3 剂，病势向愈。服完 5 剂，体泰如常，全家欢喜。

按：本例为急性肺炎，因年事已高，既往体健，一染疾病，便症见一派阴虚液耗体征，舌红，少苔，喜热饮。肺与大肠相表里，出现大便结燥。方中童参、寸冬增液，养阴清热；麻绒、杏仁、瓜蒌、紫菀宣肺平喘；法夏、条芩、枳壳、桔梗止咳化痰，调畅气机；甘草调和诸药。故肺气开，大便亦通，病愈甚速。

例二：曾某，男，86 岁，天龙山公社茅岭大队农民。1976 年 8 月 10 日出诊。

现病史：初病畏寒，发热，咳嗽，气喘，经医师谭某处方杏苏散，服 3 剂无效。继延医师罗某处方麻杏石甘汤合三子养亲汤，另给安茶碱、四环素等西药，服后顿觉症状减轻。服药 3 剂，病有加重趋势，出现气逼，喘咳，胸闷，不进饮食，逐日消瘦，家属邀余出诊。

刻诊：患者神情，既往体健。脉滑数，舌淡、苔灰白干厚，体温 38.8℃，听诊两肺有干、湿啰音，诊为肺炎。此乃年老体虚，宿有痰湿，复感风寒，施治失当，病邪入里化热，耗伤肺津使然。治宜补益气阴，清化痰湿。方拟参麦散加味。

方药：晒参 10g，藿香 10g，紫菀 10g，寸冬 10g，佩兰 10g，麻绒 10g，茯苓 10g，枳壳 10g，杏仁 10g，法夏 10g，桔梗 10g，甘草 5g。3 剂。

另用西药青霉素钠盐 160 万 U 加链霉素 0.5g，皮试肌注 3 天，日二次，麻黄素、安茶碱各一片，日服二次，以抗菌消炎，止咳平喘。

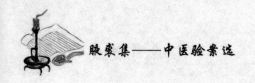

8月14日二诊，上述中西结合施治两天，症状减轻，热退，咳喘好转，能进半碗稀粥。效不更方，上方再进3剂，诸症悉平，病愈如初。

按：本例属年老体虚，宿有痰浊湿滞，复感风寒，化热灼津，治以参麦散益气生津。法夏、茯苓化痰祛湿；藿香、佩兰芳化宿浊；麻绒、紫菀、杏仁止咳平喘；桔梗、枳壳升降气机；甘草调和诸药。共奏清化痰浊、止咳平喘之功，加上西药抗感染，故疗效更佳。

外感头痛二例

例一：吴某，男，35岁，四都乡青树村农民，1980年5月30日初诊。

主诉：头痛半月，疼痛如裹，加重3天。

诊视：脉紧而滑，舌边尖红、苔厚白腻，畏寒，肢体酸楚，体温37.8℃，食纳欠佳，大便溏。诊为外感头痛。乃为寒湿客于肌表，经络、气血受阻，不通则痛。治宜解表散寒，祛湿止痛。方拟九味羌活汤。

方药：羌活10g，白芷10g，甘草5g，防风10g，川芎10g，生姜15g，细辛3g，条芩10g，葱白5茎，苍术10g，生地10g。3剂。

上方服3剂，诸恙若失。

按：本例为外感寒湿头痛，方中羌活发汗解表，祛风胜湿，善于上行头部，为君；防风、白芷、细辛、川芎解表温经为臣；佐以苍术、条芩祛湿热；使以姜、葱、甘草和胃调营。合奏解表祛湿、祛风止痛之功。方证契合，3剂而痊。

例二：尹某，男，45 岁，天龙山公社展源大队农民，1976 年
12 月 25 日出诊。

现病史：因在茅岭剃头回家，觉得右侧头痛，痛连颈项，蔓延
至右胸，痛不可忍，在床上左右爬滚。

诊视：患者痛楚面容，脉浮紧，舌淡苔白，体温、血压正常。
诊为太阳中风。先给西药治标，肌注安基比林 1 支，内服安乃静、
氯丙嗪各 1 片，无丝毫缓解；又给保泰松、去痛片，疼痛仍无缓解，
最后处方桂枝加葛根汤。

方药：桂枝 10g，粉葛 10g，白芍 10g，甘草 5g，生姜 15g，大
枣 15g。3 剂。

上方服 1 剂，服完第 1 次，疼痛减半，服 3 次头痛如失。服 3
剂诸症悉平。

按：《伤寒论》14 条："太阳病，项背强几几，反汗出恶风者，
桂枝加葛根汤主之。"本例患者年过四十，气血始衰，剃头后风寒
袭于太阳之表，致经输不利，太阳经脉失于濡养，予桂枝加葛根
汤，解肌祛风，调和营卫，生津濡脉。方证吻合，故头痛若失，愈
病甚速。

暑瘟初起（空调病）一例治验

卢永新，男，45 岁，新化县曹家镇人。2010 年 8 月 5 日来诊。

主诉：发病 20 余天，加重 1 周。

曾于深圳市级医院住院治疗，经半月点滴消炎无效。因患者粗
通医理，冀回乡服中药治疗，经岳丈介绍，特慕名来诊。

刻诊：患者神清合作，文化素养较高，粗通医理，叙述病情及

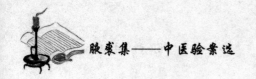

治疗经过，清晰如历。其在深圳打工任高级主管，待遇不菲（年薪达20余万），每天享受空调，例行公务。自述工作室空调每调至24℃，慢慢自动下降至16℃，因体质素虚，累感不适，出现头痛头重、身痛、体倦，有时连话都不愿多讲。颜面白皙少华，唇淡，脉濡滑带数，舌淡、苔白腻，血压正常，腋温37.6℃。询知纳谷不馨，间断咳嗽，略感胸闷；大便溏薄，小便色黄量小，汗出以头颈部为甚。诊为暑热初起（空调病），治宜清暑祛湿，宣畅气机。方拟清暑益气汤合三仁汤加减。

方药：黄芪30g，童参15g，法夏10g，香薷10g，苍术10g，木通6g，厚朴10g，苏叶10g，藿香10g，扁豆10g，杏仁10g，前仁15g（另包），薏苡仁30g，葛根40g，六一散30g（3次冲调）。3剂。

8月8日上午电话询诊：3剂服完，自觉病去大半，仅左头部尚感轻度麻木钝痛，嘱其于方中加荆芥、羌活、全蝎各10g，再服3剂。

8月12日二诊，方药服完，患者顿感通体舒适，自觉症状消失。

诊视：脉缓，体温正常，舌质淡和、苔薄白，询知纳谷转香，大便成形，日行一次，小便增多略黄，左头耳根至颈部疼痛已除，尚小感麻木。继以清暑益气、祛湿通络以巩固疗效。

方药：黄芪30g，杏仁10g，法夏10g，党参15g，砂仁6g，厚朴10g，葛根40g，薏苡仁40g，羌活10g，香薷6g，白蔻10g，全蝎10g，扁豆10g，竹叶10g，六一散30g（3次冲兑服）。3剂。

方药服完，电话询诊，诸恙悉除，病愈如初。

按："医者，意也。"医者应善于分析思考，颖悟个中玄机，做到审证求因，辨证施治。

患者在深圳医院经教授会诊，多方物理检测，未明确诊断，一味挂点滴，盲目抗菌消炎，于病无补，愈治体质愈虚。患者愿回乡服中药治疗，将病治愈。

治愈本病，余认为，作为医师，要耐心听取主诉，注重调查，详查症状体征，占有资料，结合"三因"（因时，因地，因人），明确诊断，恰当遣方用药，方能收到预期疗效。

在当今高科技发展时代，患者条件优越，养尊处优，于暑热天起病，因体质素虚，在空调低温环境下例行公务，室温与三伏暑热自然气温落差太大，风、寒、暑、湿浸淫肌肤，耗损阳气，玄府收束，故畏寒发热；暑多夹湿，故头痛、头重，身体倦怠，头痛如裹，且呈刺痛状，乃寒湿伤阳阻络，经邃不通之故，头痛且以空调吹向左边为重；舌质淡、苔白腻，脉濡滑带数，均为风、寒、湿邪伤人症状；湿阻肺卫，故恶寒头痛，间断咳嗽；湿阻中焦，气机不畅，故胸闷；暑热耗气，气不摄津，故头胸汗出。

鉴于上述，诊为暑热病（富贵空调病）。宜清暑利湿、宣畅气机为治。清暑益气合三仁汤乃对症之方。方中黄芪、童参益气固本；香薷饮加荆芥、紫苏清暑解肌；杏仁苦辛，开上焦肺气，启上闸化水之源；白蔻、砂仁、藿香醒脾化湿，以开中焦；薏苡仁甘淡渗利湿热，以达下焦，使湿热从小便而出；法夏、厚朴宽中除满，祛湿消痞；木通、竹叶、六一散淡渗利下，加上羌活、全蝎、葛根祛风通络镇痛；三仁兼顾三焦，宣上畅中渗下。俱药合伍，使暑热得清，湿郁得化，经络得通，正气得复，诸恙悉除。方药中鹄，应手取效，病患焉得不愈？小卢花钱少，愈病速，一身轻松，高兴不迭。惊叹中医中药神奇无比，对医师服膺、敬重有加，逢人便说，口碑千里相传，说"空调病"还是第一次听到，应呈报"首创专利"。他介绍很多患者来我处诊治，效验都好，患者都很满意。

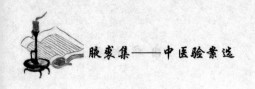

感冒合并心肌炎中医治验

余年七十有四，平时心态好，无烟酒嗜好，坚持粗蔬饮食，体育锻炼不断，从事中医临床四十余年。2011 年 3 月应聘于新化康源堂坐诊。因年事渐高，免疫力下降，或因不适空调，一年来曾 3 次患感冒咳嗽，每次持续达半月之久。6 月 10 日冒雨涉水去科头乡汝溪墟场"百姓福药房"应诊，鞋袜、裤子湿透至膝，到药房只换了鞋子，坐诊达 4 小时。归家第 2 天即患感冒咳嗽，咯痰不爽，每咳至头昏眼花。后经大儿少健及媳妇小袁（儿、媳均从医）强行点滴 5 天，症状改变不大。自拟中药止住咳嗽，照常上班，几个月相安无事。

时至 2012 年 1 月 3 日，又患感冒咳嗽，阵发性巨咳，咯痰不爽，每至咳嗽头痛、头晕，难以耐受，但白天仍坚持上班。当天傍晚，从医的大儿、三儿要来救护车，强行送我到县中医院一病室住院治疗，诊为"气管炎、肺气肿、肺心病"，心率每分钟 140 次，印象：左心衰。科主任黄医师经治，通过点滴、输氧三天半，病情好转。因怕耽搁业务，想提前出院，自拟中药调理。至 1 月 11 日下午办理出院手续，出院前点滴至下午六时，最后一组点滴是丙种球蛋白 1 支。

出院后回到新化一中新校门口陪读租寓。当晚咳嗽、气喘加重，呼吸困难，比住院前更重。老伴督催重返医院输氧，我心知是丙种球蛋白浓缩血液，产生个体排异反应所致。仰卧床上延至下半夜略有缓解。12 日体衰至举步维艰，讲话无气力，心慌、气逼，强行吃点东西，乘公交车仍到康源堂坐诊。我从不示弱，总认为工作比生命重要。但这一次实在感到力不从心，难于应付日常业务，举手投足十分吃力，连讲话都无气力，食纳乏味，口干咽燥，脉数、舌涩苔少。我提心吊胆，唯恐生命出现不测，不时有死亡危殆恐惧感，觉得这一次是真病了，难于招架，心里服了输。

有哲人言："爱惜生命是人类第一美德。"我热衷于中医，对西医钻研不深，知识浅薄。我认为中医药学博大精深，服中药一定能调好自己的疾病，治好咳嗽、气喘。经冷静思考、反复分析患病全过程，觉得自己仍是重感迁延不治，外感诱发慢性气管炎发作，肺功能受损，累及心脏，自我诊断为"重感合并心肌炎"。应以止嗽平喘、抗病毒强心为治。1月13日自拟中药方治疗。

方药：苏子15g，苦参15g，枣仁10g，黄芩10g，白芥子10g，元参15g，地丁10g，浮小麦15g，葶苈15g，黄芪25g，桔梗10g，百合15g，寄生20g，生地10g，炙草6g，麦冬15g，合欢10g，丹参20g，牡蛎20g，青果20g，大枣7枚，蒲公英15g，童参20g。5剂。

服药3剂，病情大有转机。5剂服完，讲话、做事稍有气力，病情稳定，能坚持上班。

1月18日拟方：黄芪20g，苦参15g，丹参20g，青果15g，西洋参10g，白芥10g，枣仁10g，蒲公英15g，生地10g，苏子15g，合欢10g，地丁15g，元参15g，葶苈15g，寄生20g，牡蛎20g，寸冬10g，桔梗10g，炙草6g，大枣7枚。8剂。

服药至除夕，食纳转馨，晚上能平卧、安睡，咳止喘平，心率降至每分钟80余次，坚持上班至阴历年三十上午，照二方再捡8剂，服药至旧历新春正月十五。继以新鲜鱼腥草炖鲜猪肺服食善后，每次服一小菜碗，一天两次，服食达半月之久，咳喘基本康复。心肌炎得以痊愈。

体会：自拟方以葶苈大枣泻肺汤合三子养亲汤、强心泻肺、祛痰、止咳、平喘。寄生、合欢、苦参、元参、生地、蒲公英、青

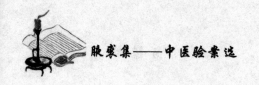

果、条芩、地丁、丹参、桔梗、黄芪、牡蛎、百合、炙草抗病毒，滋阴润燥，以增强心肌收缩，增加心肌射血，减缓心率，心率由每分钟 100 次以上降至每分钟 80 次左右，不再心慌，能坚持上班。第二方在第一方基础上加生脉饮，强心润燥。由于拟方对症，方证相符，丝丝入扣，故疗效彰显，身体迅速康复。自拟方得益于国医大师《朱良春用药经验集》。平时用心学，临证有主张，故医者要不断更新知识，方能把握全局，急难出新招。

瘰疬与扁桃体习惯性肿大治验

罗文亮，男，4 岁，水车文田镇人，2011 年 5 月 2 日上午其母带来"康源堂大药房"咨询处就诊。

母代诉：小孩颈项耳根后，双侧有小砣砣无数个，瘰疬成串，口腔咽峡双侧扁桃体肿大如两个桃子，壅塞咽喉，中间仅余一条缝，请细心诊治。

刻诊：患儿形体瘦弱，脸色晦黄，尚天真活泼、好动。体温正常，脉细带数，舌尖红、苔白润，颈项双侧耳根后至锁骨处有淋巴小结两串，大小各有 7~8 枚，咽峡双侧扁桃体肿大如小核桃，咽喉仅余一条缝隙。询知乃习惯性肿大，无碍吞咽。诊为颈项瘰疬合扁桃体炎，西医诊为淋巴结核合扁桃体肿大。应予祛痰散结、化瘰消肿为治。方拟"海甘消瘰丸"加味。

处方：牡蛎 15g，柴胡 6g，青皮 6g，山慈姑 10g，元参 10g，百部 10g，桃仁 6g，甘草 3g，浙贝 10g，昆布 10g，重楼 6g，枯球 15g，海藻 10g，射干 6g。5 剂。

患儿乃本药房罗医师亲戚，对余处方不放心，正甫交接班时，

其母持处方给罗审阅，为顾全体面，罗说："处方不错，我也开不出新花样。"罗交代其照方捡中药5剂，另给患儿买了一些治扁桃体的抗菌消炎西药。

5月7日上午二诊，上方服5剂，病情大有好转，瘰疬消除大半，仅右侧三枚，左侧一枚未消掉。查看咽部，双侧扁桃体各缩小2/3，小孩饮食大进，感觉舒适。效不更方，继处"海甘消瘰丸"加味10剂。追访瘰疬全部消除，扁桃体基本消失，患者一家欢喜不迭，免除了患儿手术痛苦，节省了一大笔旅差和医药费用。

事后，我将上述治验告诉罗医师，罗不屑深究地说："颈项淋巴结是小事，扁桃体肿大是大事，咽喉壅塞得只余一条缝了，我曾多次劝他们去长沙或广州亲戚处做切除手术，不听劝告。"我说："扁桃体同样是淋巴结缔组织，瘰疬消了，扁桃体一起消了，一箭双雕。"罗默然首肯。

按：消瘰疬同时消扁桃体，其实是一回事，扁桃体亦属淋巴结缔组织。海甘消瘰丸治淋巴结肿同时消扁桃体，两全其美，本在意料之中。而在认识病机和辨证论治上能统一起来，施治处方不另生枝节，个中则寓有机巧，心有灵犀一点通，全在医者的颖悟和深思。"医者，意也。"此论不谬。

体 虚 感 冒

彭某，男，52岁，维山乡横溪村农民，1980年3月8日初诊。

主诉：感冒、咳嗽、咽痛、畏寒3天。

诊视：患者体质羸弱，唇淡色白，面色无华，形寒肢冷，脉细缓，舌淡苔少。

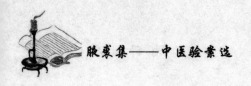

诊为风寒感冒，辨为肺卫气虚，发展至脾肾阳虚。感冒为标，气血双亏为本。但患者提示：服不得补药，补则病更甚。拟益气解表、利咽止咳为治。

方药：黄芪25g，杏仁10g，玄参10g，白术10g，蝉蜕10g，牛膝10g，防风10g，薄荷10g，玉竹10g，僵蚕10g，胖大海10g，甘草3g。3剂。

上方仅服1剂，患者自觉症状加重，余考虑"虚不受补"，嘱其摘去平补之玉竹参继服，服后顿觉舒爽。

3月12日二诊，服药3剂，咽痛、咳嗽好转。嘱其将原方加服3剂，同时给其处方鹿茸注射液、维生素B_{12}各10支，每天肌注一次。通过调理，体质逐渐强健，追访1年未患感冒。

按：本案为体虚感冒，本应辛温解表，双补气血，但仅加一味平补肺气的玉竹参，则病有加重趋势，此谓虚不受补。凡滋腻之品均为忌用，治病求本，后以肌注鹿茸注射液与维生素B_{12}，强固其本，调理而安。

内科杂病

风水二例

例一：罗某，女，62 岁，潮水乡潘家村人，1976 年 12 月 10 日初诊。

现病史：因赶集回家，感受风寒，头痛，畏寒，发热，肢体酸楚，咽痛，一天后面目浮肿，迅速肿及全身，小便少，喘息不得平卧，经某医师处方五皮饮，肿势更甚，延余诊治。

诊视：患者神清，面目及全身水肿，舌淡胖、苔厚腻，脉濡滑，食纳不馨，小便少，大便溏。诊为风水（西医为急性肾小球肾炎）。其发病机理，乃为风寒外袭，肺气不宣，通调失司，风水相搏，水湿泛滥于肌肤，发为水肿。应以宣肺解表、利水消肿为治。

方拟麻黄连翘赤小豆汤加味。

方药：麻黄 10g，前仁 15g（包煎），白术 10g，甘草 5g，连翘 10g，茯苓 10g，杏仁 10g，赤豆 15g，桑皮 10g，石膏 30g。5 剂。

12 月 16 日二诊：上方服药 5 剂，肿消热退，咳喘平。根据患者身体状况，处方四君子汤合麻黄连翘赤小豆汤去石膏加黄芪。续服 5 剂，以巩固疗效。

按：本例为风水，方中麻黄、杏仁、石膏、连翘、桑皮宣肺清热；茯苓、白术、赤豆、前仁健脾利水，使肺气得宣，水湿下行，其肿自消；甘草调和诸药。合奏宣肺解表、利水消肿之功。水肿无论内伤、外感，均与肺、脾、肾三脏密切相关。《景岳全书》云："凡水肿等证，乃肺、脾、肾三脏相干之病。盖水为至阴，故其本在肾。水化于气，故其标在肺。水惟畏土，故其制在脾。"以肾为本，肺为标，脾为中流砥柱，乃治疗本病的关键所在。有杂志报

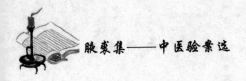

道，以黄芪补肾实卫，白术健脾利水，附子补肾为君，随症加减治之便可，不无道理也。

例二：康某，男，52 岁，民政局干部，1995 年 8 月 14 日初诊。

现病史：请假在家乡吉庆区崇山乡山区建房，因风餐露宿，感冒风寒，上呼吸道感染并发咽炎，治疗失当。初眼睑、颜面水肿，仅两天，迅速肿及四肢，全身。微恶风寒，咳嗽、气逼，小便短少，颜面肿如胖倌，其大儿子在车上碰到，竟认不出父亲了。

诊视：全身水肿，面色晦暗无华，脉浮滑，舌暗红、苔白腻，轻微咳嗽，气逼，咽红。

血常规检验：白细胞计数 1.7 万/mm³，中性 72%，淋巴 40%，尿常规检验蛋白（＋＋＋＋），红细胞 2~4 个/HP，白细胞 2~6 个/HP。诊为风水（急性肾小球肾炎）。宜宣肺解表、利水消肿为治。方拟麻黄连翘赤小豆汤合五苓散加味。

方药：麻黄 10g，苍术 15g，泽泻 15g，丹参 20g，连翘 15g，猪苓 15g，前仁 15g（包煎），甘草 5g，赤豆 20g，茯苓 15g，蝉蜕 10g，杏仁 10g，桂枝 10g，益母草 15g。5 剂。同时配合青霉素滴注 5 天，并嘱低盐、清淡饮食。

8 月 20 日二诊：经服上方，尿量增加，水肿迅速消退，咳嗽、气逼好转，纳谷香，脸色转红润，显出本来面目，化验血常规正常，尿常规蛋白由（＋＋＋＋）减至（＋）。继以祛湿消肿、补益脾肾、活血化瘀为治。

方药：黄芪 30g，猪苓 15g，前仁 15g（包煎），杏仁 10g，童参 15g，泽泻 15g，白术 10g，蝉蜕 10g，六一散 30g（冲服），苍术 10g，麻黄 10g，赤豆 15g，茯苓 15g，连翘 10g，丹参 20g。10 剂。

同时配合点滴青霉素 5 天。

8 月 30 日三诊：小便检验示蛋白全部消失，临床治愈。处方金

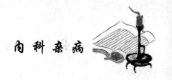

匮肾气丸加味5剂善后。

方药：黄芪30g，茯苓10g，枣皮15g，泽泻10g，党参15g，丹皮10g，车前15g，丹参20g，生地10g，桂枝10g，牛膝10g，益母草15g。

病愈后，追访数年未复发。

按：急性水肿多为肾性水肿。《金匮要略》有风水、皮水、正水、石水、黄汗的记载，治水肿应分清表、里、阴、阳。表水宜汗，所谓"开鬼门"；里水宜利下，所谓"洁净府"；阴水宜温散，阳水宜消导。本例属外感风寒，湿邪上干于肺，肺气不宣，肃降失司，致三焦通调不利，水湿泛滥于肌肤发为水肿，治以解表宣肺，通利三焦，促膀胱气化，导水从小便出，故水肿消退迅速；同时结合活血化瘀，病情好转后，以健脾祛湿、补益肺肾善后，体魄康复如常。

水肿（水气凌心）

萧某，男，75岁，科头乡湖霞村农民，1979年9月8日初诊。

现病史：患者既往体健，年逾古稀，不辍劳作，每天在外放牛砍柴，能肩挑百斤重担。病前一天，在野外放牧，下午淋了一场大雨，全身衣衫湿透，第二天患病，遍身浮肿，呼吸急促，小便短少，其家属来院延余出诊。

诊视：患者形寒肢冷，重病容，脉浮滑，舌淡苔白腻，遍身浮肿。询知小便少，大便溏，食纳欠佳，测体温、血压正常，听诊心脏杂音明显，两天前延西医诊为心脏病。投服诸药罔效。渴欲冷饮，饮入即吐，阖家茫无所措，坐以待毙，声言"医师请大胆施

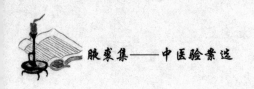
治，死而无怨"。四诊合参，诊为"水肿"（西医为急性肾小球肾炎），宜温阳利水、化湿消肿为治。方拟真武汤加味。

方药：熟附片 10g，茯苓 10g，杏仁 10g，六一散 30g，白术10g，生姜 10g，苍术 10g，白芍 10g，麻黄 10g，前仁 15g（包）。嘱服 1 剂再诊。

9 月 9 日二诊：家属来院告曰：服药 3 次，冷饮即止，尿量增多，呼吸稍平。余随至其家，见患者危象已除，呼吸平和，肿势稍消，听诊心脏杂音减少大半。余自信辨证准，选方确，嘱守原方再服 5 剂。

中药服完，水肿消，呼吸平，心脏杂音消失，诸恙悉除，康复如初。

按：本例患者既往体健，因淋大雨得病，此乃寒湿闭于肌腠，开合失司，水湿走泛肌肤，发为水肿。肺为水之上源，肺失通调，肃降失司，故呼吸急促；水气凌心，则心脏出现杂音，渴饮冷水，饮入即吐，为阴阳格拒所致。治以真武汤加味，正好方证合拍。方中附子温肾阳祛寒湿，使水有所主；白术、苍术、茯苓健脾渗湿，使水有所制；生姜散寒解表；芍药酸寒敛阴和阳，使阴阳互根，并监制温燥；更加麻黄、杏仁开宣肺气，解表平喘，制水于高源；前仁、六一散祛湿，导水从小便出。诸药合伍，共奏温阳利水、祛湿消肿之功，故疗效彰显，病愈其捷。

水肿（急性肾小球肾炎）

曾某，女，13 岁，住科头乡科头村四组，在校学生，为笔者满女。

现病史：1986 年 4 月 10 日患急性化脓性扁桃体炎，临床治愈，时过一周，4月18日复感风寒，恶寒发热，咳嗽气喘，头痛、咽痛，小便短小，目窠、头面、四肢及全身浮肿，来势甚速，急送中医院住院治疗，化验血常规：白细胞 $11.2 \times 10^9/L$，中性、淋巴细胞均偏高，蛋白（＋＋＋），红细胞（＋＋），白细胞（＋＋），上皮细胞（＋），诊为水肿（急性肾小球肾炎）。

诊视：患者发育中等，重病容，脉濡数，舌红、苔白腻中黄，体温38.7℃，咳嗽，气喘。辨为风水（实证），以清热解毒、宣肺利水为治。方拟麻黄连翘赤小豆汤合越婢加术汤化裁。

方药：麻黄10g，茯苓15g，益母草10g，连翘10g，桑皮10g，蝉蜕10g，赤豆15g，陈皮10g，大枣10g，杏仁10g，前仁10g（包煎）。5剂。

上方服药5剂，症状迅速控制，咳止喘平，水肿消退，患者高兴出院。

由于治疗不彻底，时过四日，水肿复发，喘咳复作，呕吐气逆，尿少，血尿，纳差，4月25日再度住院。听诊两肺满布啰音，心率110次/分，且杂音明显，呈水气凌心重症水肿（西医为合并心肌炎），适时余正在圳上区松山整党工作组工作，拙荆急电通知回院为女儿治病。余请假回来与住院医师会诊，西医每天挂点滴抗菌消炎，中医以宣肺平喘、解毒消肿为治。处方麻黄连翘赤小豆汤加味，始终结合益气健脾，活血化瘀。

方药：麻黄10g，苏子10g（包），猪苓10g，黄芪10g，连翘10g，杏仁10g，桂枝6g，童参15g，赤小豆15g，桔梗10g，藕节10g，蝉蜕10g，泽泻10g，地丁10g，茅根15g，益母草10g，茯苓10g，蒲公英15g，前仁10g（包），丹参15g，大枣15g。20剂。

上方服10剂，咳喘平，水肿消退，心率70次/分，血尿止，化验小便蛋白消失，病愈出院。处方济生肾气丸加黄芪、童参、丹参

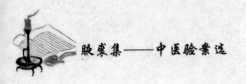
10 剂带回善后，至今未复发。

按：人体水液运行，有赖脏腑气化，诸如肺气的通调，脾气的转输，肾气的蒸腾等。一旦脏腑功能失调，或脏气亏虚，致三焦决渎失司，膀胱气化不利，水湿即泛滥于肌肤，发为水肿。本案乃外邪侵袭，体质虚弱而致病，疾病三起三落，最后得以根治，足以证明施治中，不能丝毫怠忽，务必治病求本，应引以为训。

拟方中麻黄、苏子、杏仁、桔梗宣肺平喘；连翘、公英、地丁消炎解毒；赤豆、泽泻、二苓、车前利水消肿；桂枝通心肾之阳，化膀胱之气；藕节、茅根、益母草、蝉蜕、丹参活血化瘀，止血，消蛋白；童参、黄芪益气生津。诸药合伍，共奏宣肺平喘、解毒消肿之功。故施治蔚贴，稳操胜券。

慢性肾炎（肾病综合征）

邹某，男，34 岁，洋溪镇苍溪乡农民，2003 年 11 月 14 日初诊。

现病史：在新疆开打字复印店，因赶材料，于 2002 年 3 月上旬，患上呼吸道感染合并化脓性扁桃体炎，治愈不久，继发眼睑、颜面浮肿，一两天水肿迅速蔓及四肢、全身。在当地医院住院二月余，经西医治疗，疗效不显著，后转来我省长沙、娄底等医院住院，迁延一年多，病情无减，结论为"肾病综合征"。其遵父辈之嘱，信奉迷信，禳灾消祸，耗资颇巨。特慕名求诊。

诊视：患者神清，颜面及全身严重水肿，脸色晦暗，脉浮滑，舌质淡紫，齿痕明显，苔白厚腻，下肢指按呈凹陷，视其最近在娄底地区人民医院化验单，尿蛋白（＋＋＋＋），血常规血象偏高；

小便少，纳差，大便溏，诊为水肿（慢性肾炎，肾病综合征），为脾肾阳虚型。治宜温阳利水，消肿祛湿。

拟真武汤合五苓散加味。

方药：黄芪30g，猪苓15g，益母草15g，前仁15g（包煎），薏苡仁30g，泽泻15g，丹参20g，六一散30g（冲服），白术10g，桂枝10g，桃仁10g，苍术15g，企桂3g，蝉蜕10g，茯苓15g，附片10g，生姜10g，腹毛15g。10剂。

同时配合西药点滴抗生素10天，10天内注白蛋白1支。

11月25日二诊：服中药尿量大增，由原3～4次，尿量200～300ml，增至每天10次，尿量增至1800～2000ml，浮肿迅速消退，食纳馨，大便成形（每日一行），颜面晦暗色减。根据水肿消退情况，酌减利水药，仍以益气健脾、温阳利水为治。方中加重活血化瘀、通络药物剂量。

方药：黄芪30g，泽泻15g，丹参20g，白术15g，桂枝10g，桃仁10g，猪苓15g，企桂3g，前仁15g（包煎），茯苓15g，益母草15g，全蝎6g，薏苡仁30g，蝉蜕10g，六一散30g，附片10g，生姜10g。冲服，10剂。结合西医抗菌消炎1周，第2次补白蛋白1支。

12月5日三诊：服上方，水肿完全消退，恢复本来面目，脸色始转红润，精神倍增。经化验，血尿常规正常，尿蛋白（-），临床治愈。患者全家感激。方拟四君子汤合桂附地黄丸加减善后，其高兴返新疆营业，且留电话号码，以便联系，追访数年未复发。

按：水肿符合现代医学肾病综合征者，均以脾肾阳虚，阳不化水，瘀血阻滞者为多见。以温补脾肾之阳，利水渗湿治疗为稳妥，不必攻伐逐水，以免耗损肺、脾、肾三脏之阴。这样疗效巩固，不致反复。同时始终佐以活血化瘀、通络药物，通利三焦，促其气化，使脾气健，肾阳复，壅滞通，水湿自利，肿胀自消。本例在辨

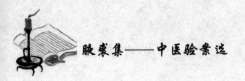

证治疗中，始终不忘温阳利水，化瘀通络。切合病机，治疗得当。大医院感到棘手的病证，在不惹眼的小小门诊部治愈，化险为夷，功德无量，不亦善哉。

久　痢

罗某，男，54 岁，潮水乡潮水铺村农民，1976 年 12 月 11 日初诊。

现病史：患痢半年，屙白冻便，日行 4 ~ 5 次，久治不愈。

诊视：患者身体羸瘦，唇淡色白，少气懒言，舌淡有齿痕，苔薄白，脉细缓，重按无力。辨为慢性痢疾，久病耗伤气血，当与滋补固脱为治。

方药：高丽参 30g，熟附片 60g，罂粟壳 60g。

用老陈米煮粥送下，3 次分服，3 剂。

12 月 14 日二诊：上方服药 3 剂，痢止，精神大振。拟四君子汤加黄芪、山楂、内金善后。继服 5 剂，服完，后告之，一切如常，身体逐渐康复。

按：久病必虚，"穷必及肾"。本例患者寒痢半年余，气血耗损，身体羸瘦，一派虚寒之象。方中高丽参补益气血为本，附子温肾回阳救脱，罂粟壳固涩止痢，陈米粥鼓舞胃气，三药共奏补益气血、固脱止痢之功。

男 性 不 育

罗某，男，31 岁，潮水乡民主村农民，1976 年 12 月 13 日初诊。

主诉：结婚八年不孕，翁母怪媳妇，媳妇怨丈夫，患者不讳隐衷，云："每次作欢，阳物举而不坚，无高潮快感体验，精液少，射精时只感觉身上麻几下，无任何感觉。"

诊视：患者面色无华，脉虚缓，两尺弱，舌淡苔白。辨为肾阳虚衰，精冷不育。拟滋肾壮阳，填精补髓为治。

处方桂附地黄丸加味。

方药：企桂 5g，山萸肉 15g，正山 15g，熟附片 10g，大蓉 15g，炙草 6g，熟地 15g，巴戟天 10g，仙茅 10g，丹皮 10g，仙灵脾 15g，茯苓 10g，泽泻 10g。5 剂。

12 月 15 日患者赶来医院告余：上方服药两剂，感到口津干涩难受，余解释说：可暂停两天续服。探究其因，乃阳药属气味薄易行，故见效速，阴药味厚滋腻效缓，停服两天继服，阴阳平衡则不口渴。患者遵嘱果然如是，上方直服 20 剂。

1977 年 1 月 5 日三诊，服上方 20 剂后，患者感到通体舒适，性生活有所改善，两情相悦，感情倍增，余处方龟鹿二仙丹。

方药：鹿胶 10g（烊化），龟胶 10g（烊化），贡果 15g，晒参 15g。10 剂。

上方服完，其妻身孕，1977 年 10 月，顺产一健壮男婴，阖家欣喜。

按：本例属体质虚衰，精冷精少不育，首以阳八味滋补肾阴肾

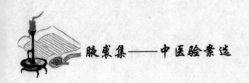

阳，待阴阳平衡，继以龟鹿二仙丹峻补气血。龟鹿皆血肉有情之品，直接填精补髓；龟通任脉滋阴，鹿通督脉补阳，乃阴阳气血交补之剂。故令服之，振奋精神，提高生命活力，而达到育麟种子目的。

肺 脓 疡

邹某，男，30 岁，冷水江市三尖公社三尖大队农民，1976 年 12 月 24 日初诊。

主诉：弛张发热，咳嗽，胸闷半月。

初以感冒治疗，不效，延余出诊。

诊视：患者面色㿠白无华，脉弦滑，舌红、苔白腻中黄，间歇性发热，咳嗽，痰多，腥臭如脓（呈淡红色）。听诊局部呼吸音减弱，左肺有局限啰音，诊为"肺痈"（肺脓疡）。乃痰热瘀血壅结于肺，蕴蓄化脓而成。当以清热化痰、逐瘀排脓为治。

方拟千金苇茎汤加味。

方药：芦根 20g，桃仁 10g，金银花 15g，杏仁 10g，瓜蒌 15g，茅根 15g，薏苡仁 25g，桔梗 10g，甘草 6g，冬瓜仁 15g，蒲公英 15g。10 剂。

同时配合西药点滴红霉素、左氧氟沙星，口服甲硝唑 3 天。

12 月 27 日二诊：上方服 3 剂，点滴西药 3 天，热退，痰稀，脓痰减少 2/3，尚有些许胸痛，脓痰未尽。上方加生黄芪 25g，败酱草 20g，继服 5 剂，病痛如失，全家感激。

按：本例患者为肺痈痰热瘀结，与苇茎汤加味，方证吻合。肺为热灼，热毒瘀阻，壅滞郁结成痈，血败成脓，故咳吐腥臭脓血，痰热瘀结，热毒蕴于肺络，则胸中隐痛，舌苔黄腻，脉滑数。方中苇茎清泄肺热为君；臣以杏仁、冬瓜仁、薏苡仁排脓利痰，桃仁活血化瘀；佐以桔梗止咳，瓜蒌宽胸，金银花、蒲公英清热抗菌；使以甘草调和。二诊更加生黄芪、败酱草排脓生肌，故病愈甚速。

胃 痛

曾某，男，37 岁，天龙山公社茅岭大队农民，1976 年 12 月 27 日初诊。

现病史：患者是日集体出工到家，突然昏倒于地约 3 分钟，醒后觉胃脘部痛甚，咽喉如醋浸样难受，延医治疗无效，家属邀余出诊。

诊视：患者神清，面色无华，脉沉细有力，舌淡苔白，体温正常。四诊合参，辨为虚寒积滞，即外感风寒，内有积滞。拟温经散寒为治，处方大黄附子细辛汤。

方药：大黄 12g，细辛 5g，熟附片 10g。5 剂。

上方服 1 剂疼痛即止，服完 5 剂，诸症悉除，体泰如初。

按：上方乃《金匮》成方，为冷积寒凝而设，根据"寒者热之""留者攻之"的原则，温阳通闭，以辛热散其寒积，以温通逐其阴凝，与本例患者证情吻合，故效验如神。

胸 痛

曾某，男，28 岁，潮水公社合心大队农民，1976 年 8 月 27 日

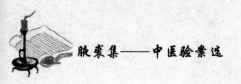

初诊。

主诉：胸部疼痛3天。

西药点滴无效，特上门求诊。

诊视：患者痛楚面容，胸部痛不可忍，触诊无明显压痛，脉沉紧，舌红、苔白中黄，体温、血压正常。辨为外邪入里，热结胸胁，阻滞经脉，不通则痛。治宜温经散寒，宽中止痛。方拟四逆散合小陷胸汤。

方药：柴胡10g，法夏10g，白芍10g，川连10g，枳壳10g，甘草5g，瓜蒌15g。3剂。

上方服1剂疼痛即止，3剂诸症悉除。

按：四逆散、小陷胸汤均系仲景《伤寒论》方。四逆散主治伤寒少阳证，阳邪入里，四逆不温；小陷胸汤原治伤寒误下，小结胸证。本例患者胸痛与二证病情吻合，故药到病除，疗效彰显。

胆 蛔 症

王某，女，40岁，北渡乡北渡村人，1977年3月15日初诊。

现病史：患者既往有神经官能症史，此次发病，剑突下疼痛，呈阵发性，痛时汗出，呕吐，厌食，忌油腻，无畏寒发热现象。疼痛呈钻顶性，无放射性疼痛，与饮食无关。

诊视：患者神清，脉弦紧，舌红、苔薄白中黄，体温、血压正常，食纳欠佳，二便如常。此乃肝胆郁火，寒热错杂所致。诊为胆道蛔虫合并胆囊炎。治宜疏肝理气，驱蛔止痛。方拟四逆散合左金丸加味。

方药：柴胡10g，吴茱萸10g，蒲公英15g，白芍10g，川楝子

10g，甘草 5g，枳壳 10g，延胡索 10g，黄连 6g，乌梅 15g。3 剂。

3 月 19 日二诊：上方服 1 剂则疼痛止，3 剂诸恙蠲除。继以异功散合黄连汤 3 剂善后，追访半年未复发。

按：本例属胆道蛔虫合并胆囊炎症，拟方四逆散合金铃子散疏肝解郁，调理气机，行气止痛；左金丸温中清胃止呕，蒲公英清热，乌梅酸收止痛驱蛔，甘草调和诸药，合奏解郁清热、驱蛔止痛之功。故疗效满意，应手回春。

黄疸（甲型肝炎）

闵某，男，23 岁，维山乡石屋小学教师，1977 年 4 月 17 日初诊。

主诉：胃脘不适，作胀，呃逆欲呕，泛吐酸水，食纳不馨，厌油腻，大便溏，小便黄已半月。

诊视：患者面色无华，脉弦滑，舌质红、苔白腻中黄。辨为肝胃不和，内伤饮食外感风寒。拟平肝和胃，清热止呕为治。方拟异功散加味。

方药：柴胡 10g，陈皮 10g，甘草 5g，党参 15g，木香 6g，茯苓 10g，山栀 10g，法夏 10g，川柏 10g。3 剂。

4 月 21 日二诊：上方服药 3 剂，稍觉舒爽，但服药第二天半夜，呕吐频作，方药服完，症情未见好转。余未做深入检查，即处方四逆散合左金丸 3 剂。

4 月 25 日三诊：二诊方药服完罔效。余检点自省，觉施治有谬。详询病情，其厌油，呕逆，纳差，小便黄如浓茶，查巩膜已出现黄染，脸黄如橘色，肝脏稍大，肋缘下触及两横指，方悟乃急性

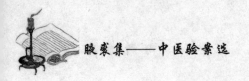

黄疸（甲型肝炎），拟清热利湿退黄为治。

方拟茵陈五苓散加味。

方药：茵陈25g，茯苓10g，六一散30g，山栀10g，黄柏10g，板蓝根15g，大黄6g，猪苓10g，白术10g，泽泻15g。5剂。

上方服5剂后，呕吐止，腹胀好转，巩膜黄退，小便转清，原方加服5剂，服药10剂病愈，嘱其以茵陈15g、大枣10g煎水代茶，调治半月善后，追访年余未复发。

按：黄疸病分阴黄、阳黄两型，病因皆由湿而得之。《金匮要略》载，黄家所得，从湿而得之。阳黄者湿从热化，阴黄者湿从寒化。急性黄疸，多为阳黄，阳黄又分偏热、偏湿、湿热并重三型，治则"诸家黄疸，但利其小便"，主方茵陈蒿汤。热偏重加川柏、板蓝根；湿偏重加茯苓、泽泻、猪苓、厚朴，减黄柏、山栀、板蓝根剂量；纳差加焦三仙、鸡内金；肝区疼痛加郁金、川楝、青皮；呕吐偏热加竹茹；偏寒加法夏；便秘加大黄。黄疸退后，以疏肝利胆、清热利湿为治，常用逍遥散。恢复期以归芍六君子汤治疗。

病 后 低 热

谭某，男，50岁，天龙山公社大塘大队农民，1978年6月15日初诊。

现病史：患者因急性胃炎，在人民医院住院半月，病愈出院。回家后，体温一直在37.8～38.5℃稽留不退，全身生满疹子，手足剥了一层皮，疹子奇痒难耐，入夜尤甚，延余出诊。

诊视：患者重病容，面㿠白无华，手足及全身剥落表皮一层，脉虚细数，舌红少津，无苔，体温38.4℃，食纳尚可，二便正常。

辨为热灼伤津，阴虚发热证。遍身风疹，乃肺脾气阴皆虚，为病邪外达向愈之机。治宜益气养阴，甘温退热。方拟参麦散加味。

方药：人参 15g，芦根 15g，麦冬 15g，川柏 10g，五味子 3g，知母 10g，石斛 15g，花粉 10g。3 剂。

上方服药 3 剂，热退神爽，精神大振，继服 5 剂痊愈，诸恙悉平。

按：本例为大病后，气阴耗损，以致阴虚内热。主方参麦散中人参以上等种光参调服，且计量稍大，益气生津为主药；麦冬、石斛、花粉、芦根滋养肺胃津液为辅；川柏、知母清里热为佐；使以五味敛阴，共奏养阴清热之功。辨证准确，遣方恰当，故疗效佳。

口　　渴

颜某，女，32 岁，潮水学校教师，1980 年 4 月 1 日来诊。

现病史：全身轻度浮肿，口渴喜热饮，上一节课要喝几杯开水，咽干声嘶，化验小便无问题。

诊视：患者体质丰腴，脉细缓，舌质淡，边有齿痕，苔薄白，精神欠佳，食纳尚可，二便如常。四诊合参，辨为虚肿，乃脾肾阳虚，阳不化水使然。治宜温补脾肾，引火归源。方拟参苓白术散加味。

方药：党参 15g，薏苡仁 10g，附片 10g，黄芪 25g，砂仁 10g，企桂 3g，白术 10g，莲肉 10g，补骨脂 10g，茯苓 10g，正山 10g，扁豆 10g，桔梗 10g。5 剂。

4 月 6 日二诊：上方服 1 剂则口渴止，讲课声音不嘶。5 剂服完，浮肿消退，诸症悉平。处方玉屏风散加味善后。

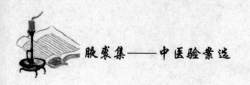

方药：黄芪 25g，茯苓 15g，熟附片 15g，炙草 6g，白术 10g，泽泻 10g，补骨脂 10g，姜、枣各 15g，防风 10g，砂仁 10g，前仁 15g（包）。

服药 5 剂病愈，追访 1 年未复发。

按：本例患者为功能性水肿，因脾气素虚，导致脾肾阳虚，阳不化水，水泛肌肤，发为浮肿。盖足少阴经脉，上循咽喉，挟舌本，肺为司音之门户；肾乃呼吸之根，真阳不足，则表现为口渴喜热饮，咽嘶诸症。参苓白术散益气健脾、和胃渗湿，加企桂、附片温补脾肾之阳，引火归宅，使水液蒸腾，浮肿自消，咽嘶得愈，诸症悉平。

腹胀（麻痹性肠梗阻）

曾某，女，25 岁，维山乡横溪村五居民组农民。1980 年 6 月 28 日上午抬来卫生院诊治。

现病史：因感风寒腹胀，逐渐腹部膨隆，不作呕，无矢气一天，加重半天。

诊视：患者神清，痛楚面容，脉濡，舌淡苔白，见腹部膨隆，叩诊呈鼓音，无压痛。两天来无大便，无矢气。小溲正常。纳差，不思饮食。体温、血压正常。其时维山卫生院正举办全区"赤脚医生"培训班，余邀段、杨医师会诊，四诊合参，意见一致，诊为"腹胀"（西医为麻痹性肠梗阻）。乃伤于寒邪，气机不畅，升降失常，肠道闭阻使然。治宜转枢调气，通腑消胀。自拟三香四逆散加味。

方药：柴胡 10g，沉香 10g，党参 15g，姜厚朴 20g，枳壳 10g，

香附 10g，木香 10g，甘草 5g，炙乳香 10g，白芍 15g。3 剂。

西药用新斯的明、维生素 B$_6$、谷维素各 6 片，1 日 3 次。

上方服 1 剂则矢气频转，放屁很多，腹部膨胀逐渐消退。服药 3 剂，腹胀全消，大便正常，能食稀饭，胃口转佳。拟导功散 3 剂出院善后。追访半年，一切正常。

按：本例属"腹胀"，西医为麻痹性肠梗阻，乃情志不遂，外感寒邪，木郁不伸，阻滞气机，致肠道闭塞不通使然。自拟方中四逆散运转枢机，四香（木香、乳香、沉香、香附）加厚朴理气降气，调和气血，通腑消胀，更加党参、甘草扶正祛邪，驱邪外达，故服药后矢气频转，膨胀逐渐消退，诸症悉平。

腹　　痛

曾某，女，31 岁，天龙山公社横排大队农民，1973 年 5 月 2 日初诊。

现病史：患者已孕四月，近 3 天来腹痛，以脐周为甚，喜按、喜热饮，二便正常，加重 1 天。更医治疗无效，其家属延余出诊。

诊视：患者神清，痛楚面容，脉细滑略紧，舌淡苔白，体温、血压正常，腹痛以脐周为甚，痛时以手按压脐部则舒缓，食纳欠佳，小便无异常，大便 3 天未圊。辨为虚寒凝滞腹痛。拟温中祛寒、通便止痛为治。处方大黄附子汤。

方药：大黄 10g，熟附片 12g，细辛 3g。3 剂。

5 月 5 日二诊：上方服 1 剂，矢气频作，大便畅通，疼痛缓解，服 3 剂诸症悉除。为扶正固胎，处方苓术四物汤加寄生、贡果、苏杆、菟丝、艾叶 5 剂善后。

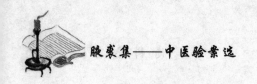

按：本例为阴寒积滞腹痛，兼妊娠四月，处方大黄附子汤，笔者当时亦感栗然。而秉"胆大心小"之旨，为患者壮胆云"有故无殒，只管大胆服药"，服药病愈，医患皆欣。盖阴寒积滞，非温不能祛其寒，非通不能荡其积，温下并行，方能中病。方中附片温中祛寒镇痛，大黄通腑，得附片守真阳，阳气不致随下而亡；细辛温经散寒，助附子温阳，协同镇痛，共奏温散寒凝、通腑止痛之功。方中大黄碍胎，为妊娠禁忌药，但"有故无殒"，有病则病当之矣，而不伤胎也，病痛解除，更有利胚胎发育。

肝 阳 头 痛

曾某，女，47岁，维山乡横溪村农民，1980年5月28日初诊。

主诉：耳鸣、头痛数月。

延医服中西药罔效，上门求治。

诊视：患者神清，两颧潮红，脉细弦带数，舌红少苔，食纳尚可，二便正常，血压90～140mmHg。辨为肝肾阴亏，肝阳上亢。治宜滋阴补肾、平肝熄风。方拟杞菊地黄丸加味。

方药：枸杞15g，茯苓10g，菖蒲10g，杭菊10g，泽泻10g，甘草5g，生地15g，山萸肉15g，正山10g，丹皮15g，磁石15g。5剂。

6月3日二诊：上方服完5剂，病痛如失，患者不胜欣喜，余告诉她购买杞菊地黄丸5瓶善后，巩固疗效。

按：杞菊地黄丸即六味地黄丸加枸杞、菊花而成，主治肾阴亏损，水不涵木，肝肾亏损之症。肾主骨生髓，脑为髓海，髓海不充，则头目眩晕疼痛。肾开窍于耳，肾阴不足则耳鸣，加枸杞、菊

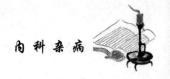

花滋阴清上；磁石、菖蒲镇眩开窍。故方证相吻，病愈甚速。

胆 囊 炎

谭某，男，34 岁，茅岭水库管理所职工，1980 年 9 月 8 日初诊。

现病史：心窝部偏右疼痛，呕吐黄水，经点滴消炎，肌注度冷丁均未能止痛。

诊视：患者神清，痛楚面容，脉弦紧，舌边尖红，苔白中黄，体温 37.8℃，时作呕吐，纳差，厌油腻，巩膜未黄染，心窝部偏右压痛明显，微恶寒，诊为急性胆囊炎。治宜平调寒热，和胃止痛。方拟黄连汤。

方药：黄连 10g，条芩 10g，党参 10g，干姜 10g，吴萸 10g，甘草 5g，桂枝 10g，法夏 10g，大枣 7 枚。3 剂。

上方服药 1 剂痛止，呕吐不作。3 剂服完，诸症悉平。

按：胆囊炎属少阳经病变，伤寒 173 条"伤寒胸中有热，胃中有邪气，腹中痛，欲呕吐者，黄连汤主之"。本例患者诸症，与黄连汤方证契合。方中黄连苦寒，善泻心胸之热为主药，干姜、桂枝温中散寒，与黄连温清并用，调和寒热，半夏和胃降逆止呕，党参、甘草、大枣益气健脾，使中焦得和，升降自复，诸药合伍，散寒清热，扶正祛邪，故诸症随之而解。

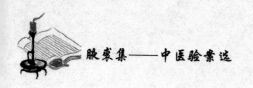
泄　泻

谭某，女，42岁，天龙山横排村农民。1980年5月24日初诊。

现病史：患者患小肠良性肿瘤，1979年4月在县人民医院手术治疗，切除小肠一大段，出院后，常年腹泻，一天大便十余次，服黄连素，腹泻次数稍减，但不根治，延余出诊。

诊视：患者面色无华，形体羸弱，脉濡滑，舌淡苔白。余思忖，患者术后，消化道缩短，肠道对水谷精微吸收、水湿运化功能减退，故腹泻。辨为脾胃虚寒。治宜温中健运，清热止泻。方拟连理汤加味。

方药：党参15g，炙甘草6g，白术10g，川连6g，干姜10g，茯苓15g。10剂。

上方服药10剂后，效果立见，腹泻止，大便基本成形，一直服药30剂，为期一月，一切恢复正常，精神倍振，体重增加3kg，气力大增，面色始转红润。

按：本病例属术后消化功能减退，虚寒蕴热腹泻，连理汤正合病机，故投之有逆水挽舟之效。

阴阳易一例记录

李某，男，24岁，苍溪乡月光村人。

1979年12月上旬患麻疹，高热，疹不透，经乡卫生院治疗3天，疹透热退，病初愈，身体未完全康复，恢复期尚有余热未尽，此际即与爱人交媾作欢，病毒染易。其爱人辛某即染病，高热，阴器溃烂，很快毒及全身，急送洋溪区医院治疗。因并发败血症，经抢救无效，三天而殁，此即阴阳易也。

讨论：阴阳易一证，于《伤寒论·辨阴阳易瘥后劳复病脉证并治》有详细记载，成无己解释云："大病新瘥，血气未复，余热未尽，强合阴阳得病者，名曰易。男子新病后未平复，而妇人与之交得病，名曰阳易。以阴阳相感动，其余毒相染者，如换易也。"本例属阳易，女方染病，来势甚速，其毒迅速传遍全身，阴器溃烂，合并败血症，抢救无效而死，病属疑难罕见，特记录于此，以资同道参考。

云南白药中毒

吴某，男，34岁，四都乡青树村农民。1980年5月20日来院购买云南白药。

现病史：吴某个子高大，体魄健壮，自述因搞"基建"，胸部右侧撞伤，咳嗽、呼吸刺痛。其在药剂室购买云南白药3瓶，自恃体质健壮，将3瓶白药带保险丹，用凉开水一次吞服。刚吞服片刻，即自觉心慌，头晕，四肢发冷，汗出，脸色煞白，呈一派虚脱危候。众医师瞠目无措，适时余正在药房，思忖：白药乃活血化瘀、镇痛、跌打损伤特效成药，一瓶应分5~6次服，其1次服用3瓶，过量数倍，乃致气血大破而虚脱，中毒危及生命。临难智生，余急以对抗疗法，遵"有形之血不可速生，无形之气所当急固"之旨，急以参芪精两合，边敲边令其速速吞服，吞服10支，患者顿觉舒爽，心不再慌，脸色转红，汗冷、虚脱危象解除，再服10支，诸症

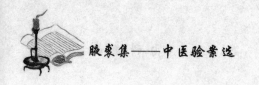

悉平。患者笑逐颜开，对余连声道谢。余交代其再购补中益气丸3瓶，按说明服用善后。后告之，无任何后遗症，撞伤亦随之治愈。

风湿性关节炎

杨某，男，34岁，城关镇青石街居民。1987年3月18日初诊。

现病史：曾患多发性神经炎，在县人民医院、城关镇中医院住院治疗达3个月，病情缓解出院。目前，双下肢干瘦，不能行走，躺于病榻，痛苦难堪，每天着家属到门诊部唤医师到家肌注强痛定、氯丙嗪，强行止痛，以减轻痛楚。适时着亲属延余上门商治，愿服中药治本。

诊视：患者神清，躺于病榻，痛楚面容，脉虚滑，舌边尖红、苔白腻，舌边有瘀紫数点。询知病前嗜酒无度，夏月长时期喜冷浴，浴后彻夜当街而卧，贪凉露宿。诊为痹证（风湿性关节炎）。治宜祛风化湿，通经止痛。方拟四妙散加味。

方药：黄芪25g，姜黄10g，当归5g，秦艽15g，苍术15g，防风10g，薏苡仁25g，知母10g，川柏10g，忍冬藤15g，桂枝10g，建菖蒲10g。5剂。

同时嘱其停注西药止痛。

3月25日二诊：上方服1剂疼痛则止，5剂服完，能下地行走，到菜场买菜，生活基本自理。根据病情，处方四妙散合桂枝芍药知母汤加味。

方药：黄芪25g，当归5g，桂枝10g，白芍10g，知母10g，茯苓15g，防己10g，薏苡仁30g，苍术15g，川柏10g，牛膝10g，忍冬藤20g，姜黄10g，寄生15g，甘草5g。10剂。

上方服药 10 剂，病情基本治愈，嘱其注意调养善后。

按：本例患者平素嗜酒，酒伤脾胃，积湿已久，加上年轻自恃，夏日冷浴后当风而卧，贪凉露宿，风、寒、湿邪三气杂至，闭阻经络，发而为痹，不通则痛。方中当归补血汤益气生血，桂枝、白芍和营温经，姜黄活血祛瘀止痛，四妙散化湿，佐以秦艽、防风、忍冬藤祛风通络，黄柏、知母清里热。诸药合伍，共奏祛风化湿、通痹止痛之功，故疗效理想。

风 湿 头 痛

卿某，男，56 岁，燎原中学教师，住园株岭。1986 年 3 月 18 日初诊。

主诉：头痛连颈背，其痛如裹 3 天，加重 1 天。

诊视：脉弦滑，舌红、苔白腻，此乃风寒湿邪侵入太阳，营卫不和，经输不利，津液不能敷布，经脉失养使然。治宜解表和营，祛风止病。方拟桂枝加葛根汤。

方药：桂枝 15g，川芎 6g，生姜 15g，白芍 10g，甘草 5g，葛根 15g，大枣 15g。3 剂。

3 月 28 日二诊：上方服 3 剂，头痛解除，一星期后，右臂疼痛不能抬举，脉弦滑，苔腻。询知其在"文化大革命"中长期住牛棚，久经风霜，遭受风寒，湿邪侵袭，痹阻经络，发为痹证。拟方桂枝芍药知母汤加味。

方药：桂枝 10g，白芍 10g，知母 10g，防己 10g，茯苓 10g，桑枝 20g，羌活 10g，白芷 10g，姜黄 10g，牛膝 10g，甘草 5g，葛根 15g。10 剂。

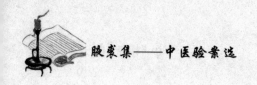

4月15日三诊：上方服10剂，手臂疼痛缓解，手能抬举，但出现右后脑疼痛，头项不能转侧，痛如锥刺，每天疼痛3～4小时后自行缓解，不能坚持正常工作。余认为乃属风湿浸淫入络，处方"清上蠲汤"。

方药：寸冬10g，黄芩10g，菊花15g，当归10g，川芎6g，蔓荆子10g，羌活10g，防风10g，独活10g，白芷10g，细辛3g，生姜10g，生地10g，甘草5g。5剂。

4月21日四诊：上方服5剂，病痛减去大半，每天疼痛发作时间减少到半小时，且症状减轻，能坚持正常工作，余拟祛风上清散加味。

方药：羌活10g，防风10g，升麻6g，柴胡10g，条芩10g，白芷10g，荆芥10g，桑枝20g，全蝎10g，僵蚕10g，牛膝10g，大枣15g，姜黄10g。20剂。

诸症悉除。

按：本例患者初患太阳头痛，以桂枝加葛根汤解肌和营、祛风止痛治愈。不久患右臂疼痛不能抬举，以桂枝芍药知母汤加味治疗好转，后湿邪浸淫脑络，以"清上蠲汤"愈半；最后拟祛风上清散加全蝎、僵蚕、姜黄、牛膝、大枣，服药20剂全功，从未复发。笔者认为"久病入络"，全功方中入全蝎、僵蚕等虫类搜剔之品，其力能直达病所，祛风逐邪，化瘀通络止痛，疗效稳固，追访多年未复发。

阴　黄

陈某，男，52岁，城关镇青石街居民。1986年6月14日初诊。

现病史：患者无妻室子女，鳏居，已病卧一周。街道办事处领导到家访视，恤其孤独，秘书与晏老母来门诊部求医出诊。适时正阴雨绵绵，患者居于两间旧木房，年久失修，环境阴湿。

诊视：患者蜷卧病榻，神疲乏力，声息低微，面色晦暗如烟熏，两目黄染，少气懒言，形寒肢冷，脉濡缓，舌淡苔白腻，脘痞纳差，厌油腻已十余天，腹部饱胀作呕，体温、血压正常。询知小便黄、大便溏。诊为急性黄疸，乃为寒湿困脾，胆汁外溢肌肤。治宜温化寒湿，健脾和胃。方拟茵陈术附汤加味。

方药：茵陈 30g，山楂 20g，前仁 15g（包），川柏 10g，茯苓 10g，五味子 5g，焦术 10g，猪苓 10g，附片 10g，干姜 6g，桂枝 10g，姜、枣各 10g，泽泻 15g。15 剂。

7 月 2 日二诊：上方服 15 剂，黄疸消退，食纳转佳，能下床劳作，生活自理。处方茵陈蒿汤合异功散加减。

方药：茵陈 30g，山栀 10g，附片 10g，干姜 6g，黄芪 25g，党参 15g，茯苓 15g，陈皮 10g，法夏 10g，山楂 20g，白术 10g，五味子 5g。

上方服 10 剂病愈，体健如初。

按：本例黄疸属阴黄，乃寒湿偏重，主以茵陈术附汤合五苓散加味，温中散寒，健脾祛湿，如矢中鹄，故疗效显著，愈病甚捷。

髋关节风湿性疼痛

曾某，女，17 岁，住科头乡塘湾村，系笔者堂侄孙女。1987 年 6 月 12 日初诊。

现病史：全身不适，腰臀部疼痛卧床两月余，曾去冷水江市等

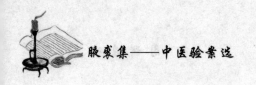

地医院多处延医诊治罔效，破费颇巨。

诊视：患者疲惫不堪，行动维艰，面色㿠白无华，头面渗虚汗，脉细、滑带数，舌质红、苔腻薄黄，体温 38.5℃，纳谷不香，大便溏，小便黄，腰臀部有叩击痛。余诊为风湿性髋关节炎。经医院做血沉和抗 O 检验，报告单与诊断相符。乃长期居住低矮潮湿之地，感受寒湿之邪，久羁关节，入里化热，痹阻经络，不通则痛，以致瘫痪卧床不起。余嘱其分三个疗程治疗。第一疗程，拟苍术白虎汤加味。

方药：苍术 15g，川柏 12g，知母 10g，石膏 50g，黄芪 25g，当归 5g，姜黄 10g，赤芍 10g，蒲公英 15g，忍冬藤 50g，薏苡仁 30g，寄生 20g，甘草 5g。20 剂。

同时肌注青霉素钠 160 万 U，日二次，连用一周，抗链球菌感染。

7 月 4 日二诊：上方服药 20 剂，病愈大半，热退神安，晚上睡眠转佳，饮食增进，身体能转侧，可下床走动，仅感腰臀部重浊，不能弯腰弓身活动。

第二疗程拟四妙散合当归补血汤，少佐活血搜剔之品治疗。

方药：黄芪 30g，当归 5g，苍术 15g，薏苡仁 30g，川柏 10g，牛膝 10g，秦艽 12g，全蝎 10g，僵蚕 10g，茜草 10g，忍冬藤 50g，粉草 5g。20 剂。

7 月 20 日三诊：上方服 20 剂，能从事晒谷等轻微劳动，且能干挑水等较重的家务活。

第三疗程为恢复期，拟当归补血汤合四物汤，少佐祛风胜湿之品善后。

方药：黄芪 30g，川芎 6g，熟地 15g，寄生 20g，当归 6g，白芍 10g，威灵仙 10g，川柏 10g，知母 10g，薏苡仁 20g，血藤 20g，粉

草5g。10剂。

上方服完，诸症悉除，身体康复如初。

按：本例患者久居潮湿之地，正值生长发育期，因体质素弱，感受风、寒、湿邪，发为痹证，郁久化热，痹阻腰臀部经脉，致卧床不起。笔者分清热祛湿、祛风通痹、养血通络三期论治。初期配合西药抗链球菌感染。理、法、方、药配合严紧，丝丝入扣，故药到病除，沉疴若失。

反　胃

吴某，男，47岁，四都乡青树村农民。1976年5月27日初诊。

现病史：吃不得东西，吃后饱胀不舒，早晨吃了，晚上要全部吐掉，晚上吃了第二天早晨全部吐出，病情已延续半年，众多医师医治无效，特慕名求诊。

诊视：患者面色无华，精神萎靡，体质羸弱，脉弦涩，舌质红略青紫。询其证情"朝食暮吐，暮食朝吐"，诊为"反胃"（西医为幽门梗阻），乃胃有瘀阻，食阻于胃膈，上逆为吐使然。治宜化瘀散结，安胃纳谷。方拟启膈散加味。

方药：浙贝10g，荷蒂15g，石菖蒲6g，沙参15g，砂仁5g，法夏10g，丹参20g，茯苓15g，杵头糠20g，佛手10g。5剂。

其遵嘱捡药5剂。

6月3日二诊：服药5剂，患者欣喜告曰：刚服1剂，顿觉舒服，但还是照样吐，胃脘则不那么胀了。5剂服完，能进食而不吐，觉得病情好了大半，能吃东西了，便能坚持集体出工。余观其脸色转红润，精神好多了。效不更方，在原方基础上少佐川连5g，蒲公

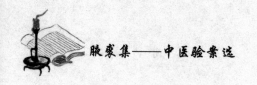

英 15g，田七 10g，黄芪 25g，童参 15g，嘱再服 15 剂善后。方药服完，沉疴如失，追访 1 年未复发。

按：启膈散为清代医学家程国彭名著《医学心悟》验方。主治"以朝食暮吐，暮食朝吐"为主症的"反胃症"，功在化瘀散结，芳香开窍，开启胃膈，以安胃纳谷。本例患者与该方方证相符，故投之立见效果，足见前贤制方之匠心独运也。

狂　躁

刘某，男，18 岁，琅瑭区太平公社青年。

1987 年 6 月 7 日上午，其兄带来门诊部，想找同乡刘月波医师诊治。适时余正当值，告诉他说："刘老患脑血栓已回乡休养。"其兄则谦恭地说："您与刘医师是一个医院，就请您费心诊治是一样的。"

其兄代诉："我弟的病就是爱发脾气，性子一起，什么人也劝阻不了，要阻止，他什么都不顾及，事后心里清楚，人则十分疲倦，晚上睡不安寝，已病二月，延数医治疗无效，病情有增无已。"

诊视：患者表情淡漠，脉洪有力，舌尖红、苔厚腻中黄，体温不高。询知食纳尚可，大便燥结，小便正常。诊为癫证初起，属阳证（西医为精神分裂症前期），此乃痰浊中阻，蒙蔽心窍使然。应以化痰开窍、安神定志为治。方拟滚痰丸加味。

方药：礞石 20g，条芩 10g，茯苓 10g，合欢皮 15g，生大黄 10g，沉香 6g，法夏 15g，菖蒲 10g。10 剂为 1 疗程。

6 月 18 日二诊：上方服完 10 剂，其兄带来门诊部复诊，患者面色转红润，面部流露感激之情，应酬显得彬彬有礼，其说："服药后能抑制情绪，晚上睡眠安神，饮食胃口好了，特别是大便通畅，精神轻松了。"

诊脉弦滑，舌红、厚腻苔已化，苔白带黄，拟化痰开窍，健脾宁心为治。

方药：礞石15g，党参15g，酒大黄10g，陈皮10g，条芩10g，合欢皮15g，法夏10g，枣仁15g，茯苓10g，远志10g，沉香6g，炙甘草6g。

上方服10剂病愈，追访1年未复发。

按：礞石滚痰丸载《丹溪心法附余》一书。礞石乃制痰圣药为君，臣以大黄荡热去实，佐以条芩泻肺清心，使以沉香升降诸气，引诸药至下泉，加上安神定志的酸枣仁、合欢皮、茯苓、远志，合奏化痰开窍、安神定志之功，故狂躁诸证预期而愈。

积 聚 癥 块

曾某，男，16岁，四都乡官莊村九居民组人。1989年1月16日上午，经门生曾求奇介绍，其父带来中医院求诊。

主诉：左腹有一大肿块，腹痛一月余。

曾在人民医院住院治疗近30天，B超诊断为"腹部淋巴结核"。经治疗效果不显。

诊视：患者重病容，发育不良。脉弦紧，舌红、苔厚腻中黄，触诊左上腹脾脏部位有一掌大板状硬肿块，压痛明显。余邀院长王振刚副主任（外科）会诊。

B超检查：实质显像，肝脏轮廓清晰，右肝上界第6肋间，下界0.5cm，右肝剑突下2cm，肝实质光点尚均匀，回声可。脾脏大

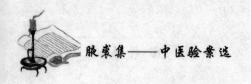

小正常。左腹部可见光点不匀细，呈低回声及等回声之不规则的肿块形象。

意见：①肝肿大；②腹部肿块（混合性）。

检验：大小便 Rt：黄软，镜检（Q）：黄清 A16Q

血：Re Hb9g，μbc 10400/ml

Dc N 72% L 28%

X 光室透视，透视下观察，心、肺、膈正常。

患者在人民医院住院治疗月余，病情无任何好转。余将人民医院诊断、处方全部审视后，考虑腹部结核诊断比较确切，除西药抗结核治疗外，中药多系行气止痛、活血化瘀之方。一月余，处方不外四逆散加减化裁。中医诊断为积聚癥块，其用药太轻，力量太薄。余思忖，患者尚属年轻，正气尚可，能耐受攻伐，应软坚散结、活血化瘀为治。方拟消瘰丸合宣明三棱汤加味。

方药：牡蛎20g，浙贝15g，元参15g，蛇舌草15g，枯球15g，丹参15g，川楝子15g，地鳖虫10g，延胡索10g，三棱15g，莪术15g，红花6g，桃仁10g，田七10g，茜草10g，牛膝10g，姜、枣各15g。10 剂为一疗程。

1 月 25 日二诊：上方服 10 剂来院，脉细，舌红、苔白中黄，触诊左腹肿块基本消失，脐周稍有压痛，患者精神转佳。其云：服药后感觉良好，但服完 3 剂后，腹部持续疼痛了一个晚上，继服无任何不适，疼痛后连下 3 天血便，3 天后大便转黄，肿块奇迹般消失了。余惊叹中药奇效。效不更方，在原方上加黄芪30g，党参15g，当归6g 益气养血，扶正祛邪。再服 10 剂。

1989 年 1 月 26 日三诊：上方服完 10 剂，肿块全部消失，但患者自觉下腹耻骨以上有一小砣砣，触诊无明显肿块，仅有轻微压痛，时有阵痛，松裤带后自行缓解，下午有低热感，脉虚数，舌

红，舌根苔厚腻，仍以活血消癥为治。

处方：牡蛎20g，浙贝15g，元参15g，蛇舌草20g，枯球20g，黄芪15g，党参15g，鳖甲15g，秦艽15g，当归6g，丹参20g，三棱15g，莪术15g，菖蒲6g，地鳖虫10g，田七10g，姜、枣各15g。

上方服10剂，腹部肿块全部消失，一切痛楚悉除，精神清爽，脸色转红润，人长高一大截。

按：本例患者在人民医院治疗月余罔效，余坚持用中药治愈，堪称奇迹。笔者认为正虚邪结是积聚癥块的两个基本方面，气血积滞是形成积聚癥块的主要病机。清代著名医学家王清任在《医林改错》中明确指出："无论何处，皆有气血，气无形不能结块，结块者必有形之血也，血受寒则凝结成块，血受热则煎熬成块。"其对腹部积块，皆以膈下逐瘀汤治之。本例患者正合上述病机，根据正气尚充，拟软坚散结、活血化瘀攻伐为主，疏方消癥丸合宣明三棱汤加味。服药3剂，腹部疼痛持续一个晚上，连下3天血便，仅服9剂，肿块奇迹般得以消失。连服3个疗程，诸症悉除，以扶正祛邪中药全功，余惊叹中药奇效，不异功同再造也。

膏　淋

曾某，男，51岁，湘运新化汽车站职工。1989年8月16日初诊。

现病史：小便疼痛，白浊半月，在中医院治疗一星期罔效。延余诊治。

诊视：患者形容憔悴，脉虚滑，舌边尖红、苔白。四诊合参，诊为膏淋，乃肾气虚弱，湿热下注，膀胱气化不利使然。治宜分清

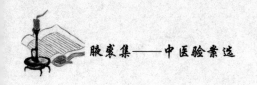

别浊，通利化湿。方拟萆薢分清饮加味。

方药：川萆薢 15g，茯苓 10g，女贞子 15g，石菖蒲 6g，琥珀 10g，旱莲 15g，乌药 10g，蝉蜕 10g，前仁 15g（另包煎），蒲公英 15g，益智 10g，六一散 30g，川柏 10g，益母草 15g。嘱服药 15 剂。

8 月 26 日二诊：上方服 1 剂，小便疼痛即止；服 3 剂浊停尿清；方药服完，诸症悉除。余疏以六味地黄丸加味。

方药：熟地 15g，正山 10g，桂枝 6g，丹皮 10g，泽泻 10g，益智仁 10g，茯苓 10g，贡果 15g，粉草 5g，山萸肉 10g，仙灵脾 10g。

服药 5 剂，诸症悉除，追访 2 年未复发。

按：淋证是以小便频急，淋沥不尽，尿道涩痛，小腹拘急，痛引脐中为特征的病证，多因肾虚，膀胱湿热，气化失司，水道不利所致。膏淋即小便涩痛，尿如脂膏或如米泔水。本例属膏淋，乃肾气亏虚，湿热下注而成，治以清利湿热，分清别浊而诸症悉平。

萆薢分清饮载《丹溪心法》，方中萆薢分清别浊为主，益智仁、乌药温肾固精，涩精泌尿，川柏、蒲公英清利湿热，琥珀、菖蒲、前仁利窍通淋，蝉蜕消蛋白，益母草化瘀，女贞子、旱莲补虚安神，诸药合伍，共奏清利湿热、分清别浊之功，故效如桴鼓，功在眉睫。

过敏性哮喘

曾某，女，17 岁，住科头乡科头村三居民组，为笔者族弟长女。1977 年 8 月 10 日急诊。

母代诉：上午与女友同伴在山上采摘美人蕉花卉，相互嬉戏插戴头上，中午上厕小便，即出现突发性哮喘、气逼，呼吸困难。其

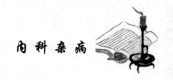

母发现后，急延余二儿（乡村医师）赴救。适时余正在家度假，二儿背起药箱即往其家，余随同前往。

诊视：患者仰卧竹椅，急性病容，呼吸急促，哮喘声高，张口抬肩，口流涎沫，嘴唇发绀，问答不应，以点头示意。脉滑数，舌红带紫、苔白腻。诊为过敏性哮喘。治宜宣肺平喘，降气豁痰。为解除支气管痉挛，同时肌注地塞米松、扑尔敏加维丁钙，静脉推注50%葡萄糖 40ml 配安茶碱 1 支，约 10 分钟后，哮喘缓解，呼吸平和，危象解除，处定喘汤加味。

方药：白果 10g，法夏 10g，条芩 10g，杏仁 10g，麻绒 10g，苏子 15g，地龙 10g，胆南星 10g，冬花 10g，桑皮 10g，菖蒲 6g，姜、枣各 15g。

上方服 3 剂，诸症悉平，康复如初。

按：定喘汤载于《摄生众妙方》一书，主治肺实气逆，痰热内蕴之哮喘。本例患者系花粉类过敏，刺激呼吸道，内舍于肺，致肺气壅闭，邪郁化热生痰，痰热互结，阻于气道，致喘咳气促，痰壅喉头，发为哮喘，来势甚急。以西医强心、抗过敏，解除气管痉挛治标，以中药治本，中西结合，效力彰显，故病情迅速缓解。方中麻黄、杏仁、苏子、法夏降气平喘止咳；白果化痰降浊，敛肺平喘，与麻黄一收一散，可加强平喘之力，且防麻黄、法夏温燥耗散之弊；桑皮、条芩清肺泻热，冬花止咳；少佐地龙、菖蒲平喘开窍；甘草调和诸药。诸药合伍，共奏宣肺止咳、降气平喘之功。

癔症性失语

萧某，女，34 岁，科头乡竹山村人。1990 年 7 月 21 日，由两

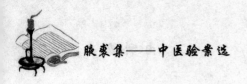

个年轻妹子带来门诊。

一青年代诉：患者在广州打工，因家庭变故，其爱人在家受旁人窝气，思想狭隘，一气之下寻短见服农药自尽，急电令其速归。她乘火车回新化，在火车站住亲戚家，得知真实情况，因恐惧悲痛交加，早餐后突然失语，口开，上下腭不能闭合，特来诊治。

诊视：患者表情淡漠，悲怆，询问病情点头颔首，意识尚清，脉弦缓，舌淡苔白，其他无异常，无外伤史。诊为癔症性失语。乃肝郁化火生风，致面肌痉挛、上下腭不能开合之故。治宜暗示开导，解痉通窍。中西结合治疗。

余首先进行法律常识开导，宣明其丈夫自尽与她无关，消除恐惧、紧张、悲怆心理障碍，再嘱其配合治疗，余用最好的药，一定将病治愈。

处方：西药先肌注异丙嗪 1 支镇静，再推注 50% GS 40ml 加葡萄糖酸钙 20ml，这一招果真灵验，约 10 分钟，上下腭能自然开合，号啕大哭几声，言语即恢复正常。

中药以解语丹加味善后。

方药：白附子 10g，全蝎 10g，党参 10g，合欢皮 10g，石菖蒲 10g，胆南星 10g，枣仁 10g，炙甘草 6g，远志 6g，木香 6g，茯苓 10g，天麻 10g，黄芪 20g，百合 10g。3 剂。

上方服 3 剂痊愈，无任何后遗症。

按：本病为七情所伤，五志过极，肝郁化火，肝风内动，痰浊上壅，阻塞语窍致失语，面肌络脉痉挛，口开不合，以暗示、西药治标，中药疏《医学心悟》解语丹，祛风化痰开窍，服 3 剂诸症悉平。笔者认为西药补钙，镇静及暗示疗法，对本病有特效，不容忽视。

左 臂 风 颤

罗某，男，48 岁，燎原供销社驻城转运站职工。1980 年 8 月 2 日初诊。

现病史：头额太阳穴处疼痛，痛连左肩、曲池、内关三点，发作时左臂震颤致完全失去知觉，不能动弹、持物。每天上下午发作一次，持续 10 分钟左右，风熄颤止，一切如常。

诊视：患者神清合作，脉弦缓，舌质淡红、苔白，舌边有瘀斑。辨为肝风震颤，脉络瘀滞。治宜通经活络，熄风止颤。方拟桂枝加葛汤加味。

方药：桂枝 10g，木瓜 15g，牛膝 10g，赤芍 10g，防己 10g，路路通 10g，乌葛 25g，姜黄 10g，甘草 5g，六汗 15g，知母 10g。5 剂。

同时配合肌注当归、麝香各 10 支（每天 1 次）。

8 月 7 日二诊：上方服完 5 剂，震颤发作如故，头部疼痛减轻。因担心脑血管意外，半边瘫痪，到人民医院做了 X 线摄片检查，诊为颈椎骨质增生。

处方：葛根 20g，全蝎 10g，灵仙 10g，桂枝 10g，僵蚕 10g，牛膝 10g，桑枝 20g，丹参 20g，骨碎补 25g，大枣 15g，木瓜 15g，姜黄 10g。5 剂。

8 月 12 日三诊：上方服完 3 剂，疼痛震颤即止，精神顿觉舒爽。效不更方，嘱其将上方加黄芪 25g，党参 15g，再服 10 剂。方药服完，诸症悉平，追访一年未复发。

讨论：颈椎骨质增生，属中老年常发病、多见病。本例患者左

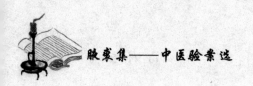

臂风颤，头痛，乃骨赘压迫神经，阻滞经络所致，治以祛风通痹止痛，收到预期疗效。在二诊处方中入全蝎、僵蚕等虫类药，搜风逐邪，服 2 剂则颤止痛消，足见虫类药物力大功专，比植物药作用更大。考《医学衷中参西录·全蝎解》："蝎子，青色，味咸，性微温，善入肝经，搜风发汗，治痉痫抽掣，口眼歪斜，或周身麻痹……"

盖虫类动物药为"血肉有情之品"，具动物异体蛋白，故加入药方，直达病所，疗效更大。

中风（脑溢血）

徐某，男，67 岁，北渡乡前峰村农民。1993 年 3 月 2 日出诊。

其子代诉：家严赴宴后，口鼻出血，昏迷不醒。

诊视：患者神志昏迷，脸色红润，两拳握固，口、鼻见有血迹泡沫，脉弦滑，舌红苔腻。询知患者有高血压病史，两年前患过脑中风两次，都是抬到县人民医院治愈。此次乃亲戚寿庆，赶去赴宴，破戒喝了几杯酒。回来后于前晚昏迷在床，口鼻出血，家属用冷水洗抹头部，睡至天亮仍不省人事，诊为脑中风（西医为脑血管意外）。此乃酒食过度，诱发肝风，上冲脑络，致血络破裂使然。治宜镇肝熄风，祛瘀开窍。方拟镇肝熄风汤加味。

方药：龙骨 20g，生地 15g，丹参 20g，牛膝 10g，牡蛎 20g，赤芍 10g，石菖蒲 10g，甘草 5g，菊花 10g，桃仁 10g，地龙 10g，枯球 15g，元参 10g，红花 6g，天麻 10g，益母草 15g。5 剂。

同时配合点滴抗生素、止血剂 3 天。

3 月 8 日二诊：上方服 3 剂，即脑醒神清，能言语。5 剂服完，能下地行走，生活基本自理。处补阳还五汤加味善后，直服汤药 15 剂，诸证悉平，追访 1 年未复发。

按：中风一证，有真中、类中之别。临床须分别中经、中络、中脏、中腑，并审其虚、实、寒、热、痰各孰偏重而治之。本例属真中实证（闭证），属西医脑血管意外。故中西结合，以西药抗感染、止血治其标。因脑出血量不多，未致偏瘫、半身不遂，故方药对证，服完 5 剂即复苏，言语自如，能下地行走，以补阳还五汤加味，服 15 剂康复。

青霉素钠致半身、全身瘫痪二例

例一：胡某，男，50 岁，住城南街晏家院。1995 年 5 月 8 日来诊。

因牙周炎合并感染来门诊部就诊，余处方：

PNCNa：80 万 U×8 支 + DXm 10mg + 5% GNS 250ml 静滴，加注甲硝唑 250ml + 庆大霉素 24 万 U，注完后患者感觉良好，回家当天晚上睡到半夜，出现四肢乏力，上半身不能起坐，诊为低钾性麻痹。于午夜 1：00，余护送其到中医院住院，按低钾性麻痹治疗，输液两天康复出院。

例二：曹某，男，25 岁，曹家镇鹧鸪乡桃花村农民。1999 年 12 月 16 日上午 10 点，其家属抬来门诊部就诊。

主诉：两天前感冒、高热（体温 39.5℃），在乡卫生院点滴青霉素钠盐 480 万 U，同时肌注 160 万 U，一天后热退，呈全身性瘫痪，头颈不能抬，四肢失去知觉，不能动弹，手不能持物。

诊视：患者神清，重病容，脉平缓，舌淡苔白，四肢不用，头

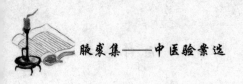

颈不能转侧，身躺不能起坐，诊为青霉素钠盐过量，致低钾性全瘫，中医属急性痿证，乃青霉素过量，致周身气血不调，宗筋弛纵不用，取"治痿独取阳明"之旨，拟健脾益气、通经活络为治。

西药点滴 10% 葡萄糖 500ml + 葡萄糖酸钙 20ml、氯化钾 10ml，连用两天。

中医处方当归补血汤加味。

方药：黄芪 30g，砂仁 10g，山萸肉 25g，当归 6g，续断 15g，炙草 6g，熟地 30g，寄生 20g，白芍 10g，乌梅 15g。3 剂。

静脉滴注后，患者自觉症状稍有改善，腰脊略有感觉，拳能半握，仍不能起坐，站立，因经济拮据，无钱住院，仍抬回家服药。

12 月 17 日二诊：上午患者走来门诊部输液，其云：回家后中药煎服 3 次，奇迹出现，半夜起来小便，竟能自觉下床，活动自如，中药服完，病愈如初，合家欢喜。

讨论：应用青霉素钠盐引起半瘫（例一）乃致全瘫（例二），未见有报道，此与西医低钾性周期性麻痹基本吻合，西医补钾与钙可治愈本病，中医按痿证治疗，亦能治愈。经云："阳明虚，则宗筋纵，带脉不引，故足痿不用也。"宗筋属肝肾，两例患者均系青霉素钠盐过量，致肺胃阴虚，既失"肺朝百脉"和"阳明主润宗筋"之功能，又因肝肾亏虚，则精血不足，筋脉失养，故筋脉纵弛不用，而致半瘫，乃至全瘫，宗"治痿独取阳明"为治，盖"阳明者五脏六腑之海，主润宗筋，宗筋主束骨而利关节也"，是以润阳明，补肝肾，强筋骨，通经络化湿热，而痿证愈也。

中 风 失 语

刘某，女，56 岁，北渡乡车田村人。1999 年 3 月 7 日来诊。

丈夫代诉：昨晚因左头部痉挛性疼痛，痛连左面部，难受难忍，约 10 分钟，突然跌仆倒地，昏厥不醒，20 分钟后苏醒，不能言语，但神志尚清，问何处不适，知用手指胸部、大脑，能颔首示意，嘴稍歪斜，不流涎。其女婿为余表亲，一家六口护送来门诊部急诊。

诊视：患者失语，口角稍歪斜，脉弦滑，舌淡苔白腻，问其何处不适，知用手指头与胸部，双脚能走，无侧瘫，两手活动自如，体温、血压正常。辨为中风失语（西医为小面积脑梗死）。此乃劳累过度，损伤心脾，风痰上壅，阻滞喉窍致失语。治宜祛风通络，豁痰开窍。方拟解语丹加味。

方药：天麻 10g，僵蚕 10g，胆南星 10g，制远志 10g，全蝎 10g，白附子 10g，天竺黄 10g，郁金 10g，田七 10g，益母草 15g，石菖蒲 10g，丹参 20g，姜、枣各 15g。3 剂。

配合西药点滴：

①0.9% NS 100mg，皮试静滴

AmPNC 6g

②5% GNS 250ml

川芎嗪 400mg

③5% GNS 250ml

维脑路通 0.6mg

④10% GS 250ml

参麦注射液 20ml

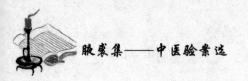

点滴后服中药两次，于下午七时半许，患者在病床上，忽然喷嚏大作，打几个大喷嚏，连病床都震动了，过一会，即能开口说话，先语謇，慢慢地语言流利，与平常无异，顿觉胸部豁然开朗，病痛若失。

3月8日上午8点上班诊视，患者喜滋滋地说："曾医师，您是一个活神仙，我的病完全好了。"诊视后处方，西药照昨天处方续滴1天，巩固疗效，中药带回煎服，并给处方西药阿司匹林肠溶片1瓶、丹参片2瓶、心血康3盒、维生素 B_1 一瓶等，保养心血管治疗善后。住院一晚，欢喜出院。

按：本例患者为中络失语，乃劳累过度，损伤心脾，遇寒夹风，致风痰上壅，阻塞喉窍失语。解语丹天麻、全蝎、白附子祛风通络，胆星、竺黄、菖蒲、远志化痰，醒脑开窍，郁金、田七、丹参、益母草活血化瘀。诸药合伍，共奏祛风通络、化瘀开窍之功，故药到春回，诸症若失。

前列腺肥大致大小便不通

吴某，男，81岁，维山乡四都管区雷米峰村农民。2001年11月10日上午来诊。

主诉：大小便不通半月，加剧七天。

经乡卫生院诊治，插导尿管，洗肠，病情未减，整日呻吟，痛苦不堪。

诊视：患者呈重病容，舌红，边有瘀紫，苔厚腻，脉弦滑，询知小便闭塞，大便不通，纳谷不香。诊为前列腺肥大症，乃肾气虚衰，气阳不足使然。拟升阳益气，利溲通便为治。

方药：黄芪30g，制首乌20g，益智10g，枳壳10g，童参15g，茯苓15g，前仁15g（包煎），萆薢15g，瓜蒌10g，桃仁10g，菖蒲10g，桑葚20g，薤白15g，丹参20g。3剂。

11月16日二诊：上方服3剂，小便通利，自行拔除导尿管，小溲一通，大便亦随之通畅，痛楚悉除。嘱其在前方中加山萸肉15g，再服10剂善后。

按：前列腺肥大症，属老年性多发病，多为肾气虚衰，气血瘀阻水道所致，笔者用益气升阳、化瘀通利治法，每获奇效。本例患者曾经乡卫生院、县人民医院治疗，效验不佳，余接手治疗，服药3剂，自行拔出导尿管，二便自通，痛楚若失。方中黄芪、童参益气升阳，薤白、枳壳、瓜蒌、菖蒲通气开窍，桃仁、丹参活血化瘀，前仁、茯苓渗湿通利，桑葚、首乌、益智补肾通便。诸药合伍，共奏升阳通利之功。追访一年未复发。

脏 毒 二 例

例一：吴某，女，56岁，四都乡黄古村人。2001年2月9日来诊。

现病史：大便下血，便如鱼脑髓状已多年，经县人民医院大肠镜检，无痔疮、肿块、息肉等赘生物，辗转多方治疗罔效，特上门求诊。

诊视：患者形容憔悴，脉濡滑，舌淡苔厚腻，食纳尚可，小便如常。询知大便如鱼脑髓状，便中带血，日行三四次。辨为脏毒，乃湿热壅滞大肠所致。宜清化湿热、排毒止血为治。

方药：黄芪30g，炒芥穗15g，蒲公英15g，薏苡仁30g，侧柏

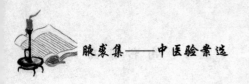

叶 15g，地丁 15g，炒槐花 15g，川连 6g，徐长卿 10g，枳壳 10g，苍术 15g，枣、姜各 15g，赤芍 10g，金银花 15g。10 剂。

2 月 19 日二诊：上方服 10 剂，血止，大便基本成形，疏黄芪、薏苡败酱散合槐花散 10 剂，巩固疗效，病愈，追访数年未复发。

例二：刘某，男，47 岁，建筑陶瓷厂下岗职工。2005 年 6 月 15 日初诊。

现病史：肛门下血，成苋菜汤色，肛门坠胀 3 年，曾于湖南医学院附二院检查，无痔疮、肿块、息肉。延医多处治疗，往往血止而坠胀不除，肛周常有湿腻感。近来便血，肛门坠胀，肛周湿腻感重。

诊视：患者健谈，有活力，病情自述清楚，脉濡滑，舌红苔白腻。诊为脏毒，乃湿热下注，壅滞大肠使然。治宜益气升阳，清热化湿。

方拟黄芪、薏苡败酱散合槐花散加味。

方药：黄芪 30g，川连 6g，荷叶 10g，薏苡仁 30g，金银花 15g，徐长卿 10g，炒荆芥 10g，蒲公英 15g，旱莲 15g，防风 10g，地榆 15g，茅根 15g，枳壳 10g，槟榔 10g。10 剂。

6 月 26 日二诊：服上方血止，坠胀减半。根据久病气血亏虚情况，在原方基础上加童参 15g，乌梅 15g，山萸肉 20g，再服 10 剂。

7 月 5 日三诊：服完中药，坠胀消失，大便成形，食纳转佳，临床治愈。拟黄芪、薏苡败酱散加川连、厚朴、山萸肉 15g，5 剂善后，追访 1 年未复发。

按：脏毒无专题论述，查《中医名词术语选释》（中医研究院、广东中医学院合编）载"脏毒便血"条释，由肠胃积热，湿热郁滞引起，下血多呈片块状，污浊色暗，大便溏而不畅，胃纳不振，身体倦乏，舌红苔黄腻，脉濡数等，其他典籍均载于"便血"中兼述。笔者认为，诊断脏毒，应结合现代物理检测，删除痔瘘、息肉、肛肠肿瘤等病变，而有大便出血，便溏，污秽，如鱼肠状等，多因恣啖肥甘厚味，肠胃积热，湿热郁滞而成，根据个人体质，分清寒、热、虚、实，临床辨证施治，一般疗效理想。

胸痹（冠心病）

谢某，男，61 岁，桑梓镇大树村农民。2005 年 6 月 2 日初诊。

主诉：胸闷，气喘，稍运动或劳累，走路上坡，爬梯，均感气喘，胸闷，心慌气逼，面红，持续已两年。

诊视：患者脸色红，脉弦，舌红，边有瘀紫，血压 95 ~ 155mmHg。诊为胸痹（冠心病）。宜活血化瘀，温阳通痹为治。

拟瓜蒌薤白白酒汤合炙甘草加味：

方药：瓜蒌 15g，柴胡 10g，桃仁 15g，川芎 6g，薤白 10g，熟地 10g，红花 6g，赤芍 10g，牛膝 10g，桂枝 10g，田七 10g，寸冬 10g，丹参 20g，炙草 6g，5 剂。

同时服用西药丹参片、地奥心血康、阿司匹林肠溶片。

6 月 14 日二诊：上方服 5 剂，患者自行加服 5 剂，共服药 10 剂，高高兴兴地走来门诊部说：服上方，走路、上坡不气喘，人轻松多了，能从事家务、锄菜等轻微劳动。拟血府逐瘀汤与瓜蒌薤白汤加味。

方药：柴胡 10g，熟地 15g，瓜蒌 15g，炙甘草 5g，枳壳 10g，赤芍 10g，丹参 20g，桔梗 10g，当归 10g，郁金 10g，桃仁 10g，川芎 6g，田七 10g，红花 6g，牛膝 10g，地鳖虫 10g。10 剂。

服完 10 剂，一切恢复正常，患者感慨地说："我的病，请好多

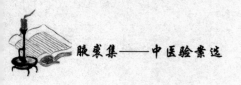

医师未治好，只服你的药有神效。"

按：中医胸痹，属现代医学的冠心病。患者胸闷，气喘，负重更甚，乃心阳不振，心血瘀阻之故，以通阳豁胸、活血化瘀治疗，可增加冠脉血流量，改善心肌供血状况，增强心脏收缩力，故诸症好转。前后服药月余，病愈如初。临床应用活血化瘀法治疗冠心病，见胸前区疼痛，胸憋闷重用瓜蒌、薤白；心悸为主加枣仁、远志、炙甘草，身、面及下肢水肿加茯苓、泽泻、赤小豆，神疲乏力、面白无华加黄芪、党参、龙眼肉。法由证定，药随法转，灵活化裁，庶几无差。

瘀 血 头 痛

谭某，女，48岁，县刀片厂下岗职工。2006年10月2日初诊。

现病史：每天下午，出现郁热（测体温不高），头部憒憒懂懂，头顶沉重，如负鼎盖，有刺痛感，思维迟钝，已三月，加重一月，不能坚持正常劳作，特慕名来诊。

诊视：患者面容晦暗，脉弦涩，舌边尖红，有瘀斑，血压65～110mmHg。询知十二年前跌伤头部，至今头部左侧尚有一凸起可触及，无叩击痛。四诊合参，诊为远年性瘀血头痛，乃瘀血阻滞脑络，思维失聪，不通则痛。宜行气止痛，活血化瘀为治。

方拟血府逐瘀汤加味。

方药：柴胡10g，生地15g，地鳖虫10g，甘草5g，枳壳10g，赤芍10g，血竭10g，桔梗10g，当归10g，苏木10g，桃仁10g，川芎6g，牛膝10g，红花10g，田七10g，菖蒲10g。10剂。

10月23日二诊：上方服10剂，头部顿觉轻松，负鼎样沉重感基本消失，下午打麻将也无痛苦了，思维反应灵敏多了，由原专当"运输队长"，能赢钱了。服药期间放了很多屁，一生的屁集中在一起放了。根据病证转机，二诊处方。

方药：黄芪30g，桔梗10g，川芎6g，桃仁10g，菖蒲10g，党参15g，生地10g，牛膝10g，红花6g，柴胡10g，赤芍10g，地鳖虫10g，血竭10g，枳壳10g，当归5g，田七10g，甘草5g。5剂。

上方服完：病痛若失，患者欢欣雀跃，其说："我的怪病，多处医治，曾到省医院也未治好，你一诊脉就知道有外伤史，从瘀血论治就好了，真是技术到家。"患者的嘉许，既感到欣慰，更觉是一种鞭策。

按：血府逐瘀汤乃清代著名医学家王清任《医林改错》名方，凡胸膈以上瘀血证皆用之特效。该方实为桃红四物汤与四逆散之变通方，由桃仁、红花等11味药组成。桃仁、红花、川芎、当归、赤芍、生地为君，活血化瘀而养血；柴胡、枳壳为臣，行气活血，疏肝解郁；桔梗、枳壳升降上焦之气而宽胸，牛膝通利血脉下行为佐；甘草调和诸药为使。本例为远年性瘀血，为加强行气止痛，活血化瘀之力，于方中加入田七、地鳖虫、血竭、苏木，达到气血双调目的，既解气分郁结，又行血分瘀滞。服药期间，矢气频作，此乃气血调畅之佳兆，故服药后头脑顿感轻松，钝痛消除，头顶如盖若失。

颈 项 强 痛

卢某，女，74岁，城市信用社退休职工。2006年10月27日上午来诊。

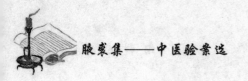

主诉：腰腿疼痛转至肩颈部疼痛 3 天。

现颈项强痛，不能转侧，略畏寒，痛苦不堪。素有风湿痹痛，颈、腰椎骨增生病史。

诊视：患者神清，脉细滑而紧，舌淡苔白滑，血压、体温正常。诊为风湿性头痛。乃素有风湿，复感风寒头痛，头项强几几，转侧受限。治宜祛风通络，解表化湿。方拟桂枝加葛根汤化裁。

方药：黄芪 25g，白芍 10g，补骨脂 20g，羌活 10g，桑枝 20g，血藤 20g，防风 10g，骨碎补 25g，牛膝 10g，桂枝 10g，六汗 15g，姜、枣各 15g，葛根 20g，寄生 20g。3 剂。

上方服 3 剂，疼痛止，颈项转侧自如，周身无任何不适。

按：桂枝加葛根汤为《伤寒论》名方，伤寒第 14 条："太阳病，项背强几几，反汗出恶风者，桂枝加葛根汤主之。"《素问·至真要大论》云："诸痉项强，皆属于湿。"余临床中运用此方加味，治疗表寒虚证的风湿头痛、头项转侧不适、落枕、骨质增生、肩周疼痛等症，屡用屡验，葛根用量可大至 20～50g，盖葛根、白芍均有扩张血管、解痉、镇痛、降压作用，故效验颇佳。

阴 虚 内 热

李某，女，62 岁，上梅镇南正街居民。1993 年 4 月 10 日初诊。

现病史：每天下午低热，体温 37.8～38.5℃，五心烦热，持续数月，加重 7 天。曾延请中医副主任医师诊治多次，前后服药半月罔效，经侄女（中医院办公室打字员）介绍，邀余诊治。

诊视：患者面色潮红，脉虚细带数，舌红少苔，腋温 38℃，血压正常，不咳嗽，无结核病史。询知食纳尚可，二便无异常，晚上有时盗汗，下午颧红，手心发热。诊为阴虚内热，乃阴液亏损，骨蒸潮热使然。治宜滋阴退热，养液生津。拟青蒿鳖甲散加味。

方药：青蒿 15g，丹皮 10g，白薇 15g，秦艽 10g，鳖甲 10g，胡黄连 10g，川柏 10g，童参 15g，银柴胡 10g，知母 10g，生地 15g，地骨皮 10g，大枣 15g。5 剂。

4 月 16 日二诊：上方服药 3 剂，服药当天下午即未发热。5 剂服完，诸症若夫，精神顿爽。与生脉散加乌梅 10g，服 10 剂善后，追访 1 年未复发。

按：本例乃常务副县长之母，前医皆为副主任级名医，并不是不知滋阴退热一法，而如何选方选药，出奇制胜，则各在慧悟，存乎一心矣。本例患者病机乃阴津耗损，骨蒸里热。拟青蒿鳖甲散加味是为对症之方。方中青蒿芳香入脾，清血虚里热，鳖甲为阴类，以骨治骨为君；银柴胡、胡黄连、秦艽、丹皮、地骨皮清虚热为臣；黄柏、知母、生地、白薇滋阴清里热为佐；大枣调和脾胃为使。诸药共伍，合奏滋阴清热、除蒸祛邪之功。

消　渴（糖尿病）

刘某，男，67 岁，新化县氮肥厂退休干部。2007 年 3 月 30 日初诊。

现病史：患者退休后，在深圳协助儿子办企业，因操劳过度，近三月来，口渴引饮，尿多，饭量增多，人体日渐消瘦，在深圳区级医院治疗半个多月，无明显疗效，因属余外甥姑父，慕名回新化就诊。

诊视：患者神清，述病清楚，面容憔悴晦暗，舌红少苔，脉弦

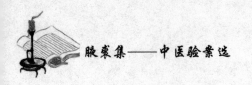

细带数，体温 37.5℃，血压正常，空腹血糖 18.8mmol/L，诊为消渴（阴虚燥热型），西医为糖尿病。应予养阴清热、生津止渴为治。方拟增液汤加味。

方药：黄芪 25g，苍术 15g，五味子 5g，葛根 20g，怀山 15g，生地 15g，山萸肉 15g，元参 15g，桑葚 20g，寸冬 15g，乌梅 15g。5剂。

另给消渴丸 2 瓶。

4 月 7 日二诊：服上方，口渴顿减，晚上由喝开水 4～5 次，减少至 1～2 次，继以养阴清热、补肾润燥为治。

方药：黄芪 30g，寸冬 15g，乌梅 15g，粉草 5g，童参 20g，苍术 15g，鳖甲 10g，粉葛 20g，地骨皮 15g，枣皮 20g，元参 15g，青蒿 15g，山药 15g。5 剂。

4 月 10 日上午三诊：服完上方，其在红十字医院化验，血糖由 18.8mmol/L 下降至 8.1mmol/L，心情畅快，脸色始转红润，气力大增，能操劳家务，已不口渴，二便正常，手脚心已不发热。拟益气健脾、滋阴补肾为治。

方药：黄芪 25g，苍术 15g，怀山 15g，大枣 15g，童参 15g，元参 15g，乌梅 10g，寸冬 15g，桑葚 20g，葛根 20g，生地 15g，枣皮 20g，牛膝 10g。10 剂。

4 月 21 日四诊：上方服完 10 剂，第二次检验血糖为 5.4mmol/L，临床治愈，20 天体重增加 2kg。

按：糖尿病属中老年常发病、多见病，中医乃消渴病之下消证，其基本病机为燥热伤阴，病久津液被劫，由实转虚，阴虚无以化气，致气阴两虚，治以益气养阴、清热生津为主。本例起病不久，治疗失当，虚实并见。笔者采用名医施今墨经验方，参麦散合增液汤，加黄芪配山药，苍术配元参而成。方中麦冬甘寒，清热生津，润肺养胃，偏于上中焦；生地甘苦寒，滋阴清热，补肝肾，偏于下焦；元参苦咸寒，增液清热，入肺胃肾，作用于三焦。三药具养肺、胃、肾之阴液，清三焦之燥热作用。生脉散中党参补脾肺之气，麦冬滋肺胃之津，五味子敛肺肾阴精，肺、脾、肾三脏同治，益气升阳敛精，苍术配元参降血糖，随症加减，收效甚捷。

鼻　渊

曾某，男，68 岁，科头中学退休教师。2007 年 10 月 9 日来诊。

现病史：鼻炎引起额窦炎，持续性钝痛已 3 年。近来常流黄色浊涕，嗅觉不辨香臭，额窦、眉棱骨疼痛不舒，多处延医诊治，服药罔效，其与余乃同乡、同学、同事，特上门咨询求治。

诊视：脉平缓，舌边尖红、苔薄黄，体温、血压正常。询知食纳可，二便正常，鼻孔稍红，黄涕较多，捏按前额，眉棱骨呈钝痛。说话略带鼻音，嗅觉不灵。诊为鼻渊（西医为鼻炎引起额窦炎）。当以清热涤浊、祛风通窍为治。方拟苍耳子散合选奇汤加味。

方药：苍耳 15g，薄荷 10g，菖蒲 10g，辛夷 15g，粉葛 20g，徐长卿 15g，白芷 10g，羌活 10g，败酱草 20g，条芩 10g，防风 10g，甘草 5g。5 剂。

同时配合服西药阿莫西林、中成药藿胆丸。

上方服药 3 剂，疼痛止，浊涕减少，鼻窍通顺，嗅觉可辨香臭，临床治愈。其连续介绍同类病人二例上门就诊。

按：慢性鼻炎乃风寒伏邪化热，久羁迁延不愈，熏蒸清窍，致清阳不升，浊阴不降，壅塞空窍使然。方中苍耳、辛夷、菖蒲通络开窍为君；白芷、薄荷、防风、葛根、祛风、止痛为臣；条芩、徐

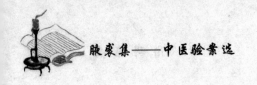

长卿、败酱草清热涤痰为佐；甘草益脾、调和诸药为使。共奏祛风通络、宣窍止痛之功，故多年顽疾，3 剂而痊。

久痢（阿米巴痢）

邹某，女，39 岁，氮肥厂下岗职工家属，为余四姨妹。1986 年 4 月 15 日初诊。

现病史：上年初秋患痢，昼夜圊十多次，七八次不等，大便成洗肉水样，间有冻垢。延医每次以白头翁汤或程氏止痢散投服，病愈十天半月又复发，渐成休息痢，形瘦神疲，甚为懊恼。

诊视：患者形体羸瘦，面色无华，神疲乏力，脉濡滑，舌淡、苔白腻，纳差，小便正常，审视前医处方，皆以痢疾或肠炎诊断，用药不外白头翁汤等方药，毋庸指责。余反复思忖，是否肠道寄生虫作祟？嘱其至人民医院做大便检查，结果于大便中找到数目较多的阿米巴原虫，茅塞顿开，诊为阿米巴痢。因久痢，耗伤气血，当以滋生化源、杀虫止痢为治。

处方异功散合白头翁汤加味。

方药：黄芪 20g，茯苓 10g，秦皮 10g，苦参 15g，党参 15g，枳壳 10g，川连 6g，麦芽 15g，苍术 10g，白头翁 15g，黄柏 10g，甘草 5g。5 剂。

另用《幼幼集成》至圣丹，以鸦胆子去壳取白肉 20 粒左右，桂圆肉包服，日三次，借以杀灭阿米巴原虫。按此方法治疗 3 天，诸症悉除，数年未复发。

按：医者意也，在人思虑。此案众医治疗辨证无谬，而疾病反复不痊。余思忖，应借助现代检测设备，进行物理检测，以求其本，结果一出，疑虑释然，曩日读《幼幼集成》载至圣丹，取法立效，后以黄芪建中汤合异功散，益气健脾善后，身体康复如初。考《医学衷中参西录·鸦胆子解》载："鸦胆子，俗称鸭蛋子，即苦参所结之子，味极苦，性凉，为凉血解毒之要药，善治热性赤痢，二便因热下血，最能清血分之热及肠中之热，防腐生肌，诚有奇效。"特录以资同道参考。

悬饮（渗出性胸膜炎）二例

例一：刘某，男，72岁，冷水江市供销社干部。2003年4月10日初诊。

现病史：5天前患感冒，恶寒发热，咳嗽痰多，气促，伴右胸胁引痛，经用抗生素治疗10天，症状不减，有加重趋势。刻下有胸胁苦满，咳喘气逼，不得平卧，转侧，呼吸胁下痛甚，恶心、干呕等症状。

诊视：患者神清，痛楚面容，脉沉弦略滑，舌边尖红、苔黄腻，听诊右肺呼吸音消失，心率112次/分，律不整（间歇），叩诊右侧呈实音，经人民医院X线摄片，见右侧胸膜积液（量中等），血压90~130mmHg，体温37.8℃。辨为悬饮（西医为渗出性胸膜炎）。当以清热化痰、泻肺逐饮为治。

方拟玉屏风散合葶苈大枣泻肺汤加味。

方药：黄芪25g，茯苓10g，瓜蒌15g，白术10g，苏子15g，椒目10g，甘遂3g，葶苈10g（包煎），法夏10g，姜、枣各15g，枳实10g，条芩10g，杏仁10g，防风10g，紫菀10g。10剂。

同时配合西药点滴消炎1周，结合抗结核治疗。

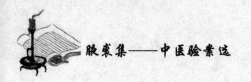

4月25日二诊：上方服药15剂，症状、体征基本消失，X线摄片复查，胸水吸收，肋膈角锐利，胸膜恢复正常。处方玉屏风散合苓术甘汤加减善后。

方药：黄芪20g，桂枝10g，瓜蒌10g，白术10g，苏子15g，防风10g，法夏10g，茯苓10g，童参15g。5剂。

方药服完，病痛若失。

按：本例乃外邪不解，内迫胸肺，痰湿、内饮凝结胁下，少阳躯枢不利，故胸胁胀痛，咳唾、转侧、呼吸牵引胸胁经脉，则疼痛加重；水饮上干于肺，肺气下行受阻，则气短息促，苔白腻、脉沉滑皆水饮内停之候。

方中玉屏风散固卫祛邪，白术、茯苓、法夏、甘遂逐水祛湿，条芩清热，枳实、瓜蒌宽中下气，苏子、葶苈降气平喘，姜枣调和脾胃，诸药合伍，共奏逐水利湿、降气平喘之功。

例二：邹某，女，20岁，炉观镇青山片平原村人。2005年5月14日来诊。

现病史：患者在深圳打工，因加班劳累，感冒风寒，发热，恶寒，头痛，咳嗽气喘，胸胁胀闷，胸痛，在深圳区级医院，以感冒治疗，服西药，挂吊针抗菌消炎，治疗半月，发热头痛症状减轻，胸胁疼痛、咳嗽气短症状加重，经X线摄片，右侧胸膜积液（中量），诊断为渗出性胸膜炎。因医疗费用昂贵，特回家乡治疗。

诊视：患者神清，脸白无华，脉沉弦，舌边尖红，苔白腻中黄，血压正常，体温37.5℃。右侧胸胁胀痛，吸气时疼痛更甚，喘咳气促，咯痰不爽，饮食欠佳，二便无异常，此乃正气耗损，复感外邪，痰湿水饮停于胸胁使然。治宜祛痰逐饮，止咳平喘。方拟葶苈大枣泻肺汤合苓桂术甘汤加减。

方药：童参15g，椒目10g，茯苓10g，法夏10g，甘草5g，葶苈 10g，薏苡仁 20g，桂枝 10g，甘遂 2g，瓜蒌 15g，杏仁 10g，白术 10g，桔梗 10g。10 剂。

同时点滴抗生素消炎一周。

5 月 25 日二诊：经服上方 10 剂，咳止，喘平，胸部已不疼痛，食纳转佳，脸色转红润，胸膜炎症状临床治愈。处方异功散合二陈汤善后。

方药：黄芪 25g，法夏 10g，甘草 3g，党参 15g，瓜蒌 15g，白术 10g，杏仁 10g，陈皮 10g，桔梗 15g。5 剂。

上方服 10 剂，身体康复，1 月后返厂复工。

按：甘遂苦寒，有毒，归肺、肾、大肠经。本例治疗大胆应用于配方中，以少剂量帮助泄水逐饮，有独到之功，但须审定属实证方可应用，不惮饶舌，特加说明。

脉 结 代

李母，56 岁，维山乡维山村五居民组人。1977 年 3 月 17 日上午就诊。

现病史：受不得寒，一接触冷水就受不了，心里感到不踏实，总像做了亏心事，如偷了别人的东西一样，怔忡，心慌，心悸。

诊视：患者神清，面色㿠白无华，脉缓，间歇频作（即结代），形寒肢冷。询知二便正常，食纳尚可，血压、体温正常。诊为心悸（即结代脉），乃心阴心阳两虚，血不营心使然。治宜通阳复脉，滋阴养血。方拟炙甘草汤加味。

方药：炙甘草 15g，阿胶 10g（烊化），党参 15g，桂枝 10g，寸冬 15g，生地 50g，生姜 10g，枣仁 10g，大枣 10 枚。3 剂。

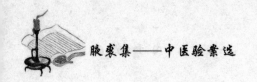

3 天后，李母之女李医师（维山卫生院妇幼医师）回家，其母喜滋滋地告诉她："卫生院又调来一个好郎君，他开的药，我服一剂病就好多了，三剂服完，病痛若失。"李医师如此这般地陈述余，听到病友赞颂，有如耕种获得收获一样兴奋。

按：炙甘草汤又名复脉汤，为张圣《伤寒论》名方，伤寒论177 条载："伤寒，脉结代，心悸动，炙甘草汤主之。"本例正好合拍，李母明显心阴心阳两虚，心悸，主以炙甘草汤，通阳复脉，滋阴养血，切中病机，故药到春回，应手取效。

眩 晕 二 例

例一（高血压眩晕）：孙某，女，62 岁，百货公司退休职工。2006 年 8 月 20 日初诊。

现病史：间歇性眩晕 2 年，近 3 月来反复发作。发作时，天旋地转，呕吐，头痛，乏力，曾在人民医院点滴右旋糖酐加 654 - 2，效果不明显，是日发作，其丈夫挽来门诊部诊治。

诊视：脉弦细，舌质淡红、少苔，脸红，头痛作呕，乏力，血压 95 ~ 165mmHg，此乃肝阳上亢，肝肾亏虚所致。治宜平肝熄风，滋阴补肾。方拟天麻钩藤饮加味。

方药：天麻 30g，牛膝 10g，益母草 15g，大枣 15g，钩藤 15g，杭菊 15g，制首乌 20g，杜仲 15g，夜交藤 10g，石菖蒲 10g，寄生 20g，石决明 20g，枯球 15g。5 剂。

上方服 5 剂，眩晕止，精神好转。守方再服 10 剂，血压降至 80 ~ 130mmHg，食纳转佳，诸症悉除。

按：眩晕一症，成因比较复杂，前贤有"诸风掉眩，皆属于肝""无虚不作眩""无痰不作眩"之论，必须"审症求因""治病求本"。本例属高血压，阴虚阳亢引起的"虚眩"，以天麻钩藤饮加味治疗，切合证机。方中天麻、钩藤、菊花、石决明、益母草、枯球平肝熄风止眩；首乌、茯苓、寄生、牛膝滋阴补肾；菖蒲开窍；大枣和胃。诸药合伍，共奏平肝熄风、滋阴补肾之功，故眩晕止，阴阳归于平衡，血压亦随之降至正常。

例二（颈椎骨质增生致脑供血不足）：刘某，女，67岁，科头乡马田村人。1986年9月12日就诊。

现病史：10天前一天，早晨起床，突然感到天旋地转，即刻昏倒于地，只能平卧，头一转侧，则呕吐频作，胸闷，心烦心躁，纳差，在乡下医治罔效，乘车来中医院就诊，收住门诊观察病房。

诊视：脉弦滑，舌红、苔白腻，血压80~135mmHg，二便正常，体温不高。X线摄片，提示第3~4颈椎骨赘形成。此乃脾虚不运，聚湿生痰，痰浊中阻，风痰上扰清窍使然，治宜健脾祛湿，平肝熄风。以温胆汤加味主之。

方药：法夏10g，竹茹10g，首乌20g，枣仁15g，茯苓10g，白薇10g，桑葚20g，大枣15g，枳实10g，丹参20g，石决明20g，陈皮10g，荷叶10g，菖蒲10g。3剂。

上方服3剂，呕吐止，眩晕症状减轻，能起床扪墙上厕，不需家属搀扶。效不更方，守方再服5剂，病痛若失，痊愈出院。

按：本例眩晕，西医诊为颈椎骨质增生，基底动静供血不足。中医论眩晕，有因肝、因痰、因虚而致者，本例属"无痰不作眩"之病机，故投温胆汤加味立效。方中二陈汤健脾燥湿化痰；枳实、竹茹、荷叶清痰热而止呕；石决明、白薇平肝熄风；丹参活血化瘀；桑葚、首乌滋补肝肾而潜阳；菖蒲、枣仁、大枣通窍宁神，甘缓和中。合奏健脾祛痰、平肝熄风之功，故风痰得除，中焦得运，清阳得升而眩晕即止。

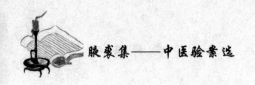

酒　湿

周某，男，68岁，轻工局退休干部。2005年4月2日初诊。

现病史：每天只喝三餐酒当饭，喝了酒不想吃饭。晨起作呕，腹部饱胀钝痛，晚上睡眠不佳，小便可，大便溏。时已三月，加重半月。

诊视：脉弦滑，舌质胖嫩，边沿齿痕明显，舌苔厚腻，血压、体温正常。询知嗜酒如命，厌食。此乃以酒当饭，慢性酒精中毒，引起肝气横溢犯胃，气机不畅，气郁生湿，湿热阻滞，肝胃失和，胃气上逆故晨起作呕，脾胃运化失司，致大便溏泻。宜平肝和胃，清利湿热为治。拟葛花解醒汤加味主之。

方药：葛花15g，猪苓10g，青皮10g，佩兰10g，白豆蔻10g，党参15g，泽泻10g，干姜10g，砂仁10g，白术10g，木香6g，湘曲10g，茯苓10g，苍术10g，藿香10g，大枣15g。5剂。

且嘱其控制酒量，酒后务须吃2~3两米饭，以养胃气。

4月8日二诊：服上方5剂，效验如神，晨起不再呕吐，胃口大开，酒后每餐能食2两米饭，精神倍增。患者希图再服几剂中药，扶植身体，余处方异功散加味善后。

方药：黄芪20g，陈皮10g，山楂15g，党参15g，木香6g，炙甘草5g，茯苓10g，砂仁10g，法夏10g，鸡内金15g。3剂。

上方服3剂，病愈。

按：本例患者饮酒无度，酒湿之毒积于肠胃，葛花解醒汤中葛花独入阳明解酒毒；白豆蔻、砂仁辛散解酒祛湿；党参、二苓、二术、神曲、干姜健脾祛湿；青皮、木香解肝郁，调畅气机；藿香、

佩兰、泽泻祛湿热，芳香化浊除腻苔，导湿热从小便出。内外分消，使中气得补，湿热得去，脾胃乃健。故方证契合，愈病甚捷。

胃脘痛（胃与十二指肠溃疡）

刘某，男，62 岁，煤炭二处退休职工，住洋溪镇白塘片官渡村。2001 年 2 月 28 日初诊。

现病史：胃脘部疼痛 10 余年。早于 1986—1990 年，曾被单位委派去中东坦桑尼亚援外期间，因生活无规律，即开始患胃痛。近 20 年来，未系统治疗，时痛时止。饥饿时更甚，得食痛减，倒酸，有时胃脘胀满，呃逆打嗝。退休后，症状有加重趋势。最近，经红十字医院 X 线钡餐透视，胃与十二指肠有多处龛影，大便常规潜血"＋"。

刻诊：患者面白无华，脉弦缓，舌质淡，有瘀斑，边有齿痕，苔白。体温、血压正常，二便调，胃脘部有压痛。诊为胃痛，乃肝胃不和，气滞血瘀使然。治宜平肝和胃，活血止痛。方拟柴胡疏肝散加味。

方药：黄芪 25g，白芍 10g，延胡索 10g，桃仁 10g，海螵蛸 15g，党参 15g，枳壳 10g，田七 10g，佛手 10g，大枣 15g，柴胡 10g，川楝子 10g，白及 20g，蒲公英 15g。5 剂。

同时配合服西药丽珠得乐、甲硝唑、雷尼替丁三联治疗一个疗程（14 天）。

3 月 6 日二诊：上方服 5 剂，疼痛止，胃胀平，无吐酸呃逆，食纳香，饥饿时胃脘部亦不疼痛。效不更方，仍守方再服 10 剂，以巩固疗效。

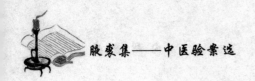

3月16日三诊：服完10剂，诸症悉除，临床治愈，拟柴芍异功散加味善后。

方药：黄芪20g，陈皮10g，鸡内金15g，党参15g，法夏10g，炙甘草5g，柴胡10g，白术10g，生姜15g，茯苓10g，木香6g，大枣15g。5剂。

同时叮嘱患者饮食定时定量，饥饱适度，戒烟酒、辛辣厚味。方药服完，康复如常。追访数年未复发。

按：胃脘痛好发于青壮年，多因不善保养，饮食不节，喜怒无常，情志郁怒所致。本例患者属肝胃不和，气滞血瘀型胃痛。初诊方合柴胡疏肝散、四逆散、金铃子散诸方之力。参、芪健脾益气；柴胡、白芍、川楝子、延胡索疏肝解郁；枳壳、佛手行气去滞；白及、桃仁、田七、海螵蛸活血化瘀、敛酸、愈合溃疡；蒲公英消炎解毒。诸药配伍，共奏调和肝胃、活血化瘀之功，故有药到病除，沉疴立起之验。

盗　汗

曾某，女，48岁，住上梅镇天华南路。2007年11月15日来诊。

现病史：十余年前患过肺结核，经治疗痊愈，病灶钙化。近三年来，晚上入睡即出汗，醒后汗止，衣衫透湿，四季如此，不咳嗽，大小便无异，饮食可，睡眠欠佳，血压、体温正常。

诊视：脉细缓，舌淡红、苔薄白，面色无华，精神欠佳，余正常。

分析：病者患过肺结核，体液耗损，属阴虚体质。结核治愈

后，阴液不足，入睡则阳入于阴，逼汗液外泄，醒后阳出于阴，卫外固密汗敛。汗乃心之液，液损心阴，致心神失养，故睡眠质量不好。汗血同源，失汗即失血，故面色无华，神疲乏力。治宜调和营卫，敛摄心液。

方拟玉屏风散合桂枝龙牡汤加味。

方药：黄芪30g，桂枝10g，龙骨20g，白术10g，白芍10g，桑叶20g，防风10g，牡蛎20g，炙甘草6g。5剂。

11月21日二诊：服上方5剂，盗汗止，精神转佳，食纳、睡眠好，患者欢喜不迭。为巩固疗效，在上方加党参15g，熟地20g，枣仁15g补益气血，养心安神，续服5剂病愈，随访1年未复发。

按：阳加于阴谓之汗。正常汗液排泄，可以调节体温，排出废物，促进新陈代谢。然排泄过度，则成病态。一般有自汗（阳虚，卫表不固）、盗汗（阴虚，体液耗损）、湿热熏蒸闷汗及身体局部汗出（有瘀、痰、热）等区别，贵在谨守病机，相机而治。本例有结核史，属阴虚盗汗，以玉屏风散合桂枝龙牡汤加味，固卫和营，潜敛心液，故方证恰切，疗效理想。方中加一味冬桑叶，收敛汗液，妙不可言。此品一般只知具辛凉解表之用，其止汗之功鲜为人知，实早于《丹溪心法》即有记载："焙干为末，空心米饮调服，止盗汗。"《验方新编》亦有记载，不赘言。

颈椎骨质增生二例

例一：邹某，男，48岁，住上梅镇福景山巷，2004年3月4日来诊。

主诉：肩周贯连手臂疼痛3月，右臂不能反侧抬举，颈部酸胀，

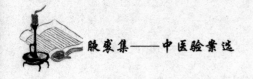

加重 10 天。

诊视：脉缓而紧，舌质红，边有二处瘀斑，舌苔白腻，血压、体温正常，二便无异，食纳尚可。X 线摄片，颈椎第 3～4 节骨赘形成。

分析：年过四十，气血衰半。患者正处壮年多事之秋，因长期劳累，损伤气血，肾气不足，肾主骨生髓，其功能减退，故患此病。宜补益肝肾、通经活络为治。方拟当归补血汤加味。

方药：黄芪 30g，桑枝 20g，杜仲 15g，大枣 15g，当归 6g，姜黄 10g，续断 15g，防风 10g，白芷 6g，枸杞 15g，羌活 10g，威灵仙 10g，鹿衔草 15g，葛根 20g，骨碎补 25g，牛膝 10g。

服 15 剂为一疗程。

3 月 20 日二诊：患者遵嘱服药 15 剂，喜而告曰：药如灵丹，仅服 3 剂，右臂即能抬举。服完 15 剂，劳作活动自如。为巩固疗效，嘱其按原方再服 10 剂，共服药 25 剂，随访 3 年未复发。

按：本方以当归补血汤补益气血为君；骨碎补、杜仲、枸杞、鹿衔草补肾为臣；佐以羌活、防风、葛根、桑枝、威灵仙、续断祛风通络；姜黄、白芷活血祛痛，大枣调和脾胃为使。其中羌活、防风、桑枝、白芷、葛根均善于行上部支节，引诸药直达病所，故疗效理想，诸症若失。

例二：周某，女，47 岁，县经委干部。2004 年 7 月 27 日初诊。

主诉：颈部扭转不适，写作时间一长，感觉酸胀，右手臂麻木，疼痛已半年，加重 1 月。

诊视：患者神清合作，反应机敏，面色白润，脉细缓，舌质淡和、苔薄白，血压、体温正常。询知二便可，纳谷香，根据临床经验，嘱其到中医院 X 线摄片证实，颈椎第 3～4 节骨赘形成。治宜补益气血，祛风通痹。

方药：黄芪 30g，羌活 10g，仙灵脾 10g，六汗 15g，当归 6g，白芷 10g，姜黄 10g，骨碎补 25g，补骨脂 20g，牛膝 10g，甘草 5g，桑枝 20g，威灵仙 10g。10 剂。

患者遵嘱服完 10 剂，诸症若失，不胜欢喜。

按：中医理论认为，形成骨质增生的主要病机是肾虚。明代医家张介宾云："骨赘之形成，多由于肾气之不足，以肾生骨髓而肾又主骨，治宜补肾，益精，兼调气血。"故中年以后，骨质增生乃为常见病、多发病。治疗当以补肾固本、强筋壮骨为原则。方中黄芪、当归益气补血为君；补骨脂、仙灵脾、牛膝补肾为臣；佐以骨碎补、葛根、桑枝、羌活、灵仙、六汗通经活络，姜黄、白芷、血藤祛风止痛；使以甘草调和诸药。共奏补肾壮骨、通络祛痛之功。审察病机施治，斯无失也。

风湿性腰痛

邹某，男，31 岁，原籍炉观青山片平原村，为笔者妻侄，1989年迁往衡阳县长江镇高桥村为袁家倒撑门女婿。2007 年从衡阳来电称："患腰痛，不能转侧，弯腰亦感疼痛，在县内区级医院治疗罔效，想回新化服中药治疗。"其于 2007 年 11 月 9 日乘火车来门诊部就诊。

主诉：腰痛十余天，腰脊正中一腰椎压痛明显。

X 线摄片，无骨质增生、腰椎间盘突出病变，无外伤史，转侧、弯腰痛甚。

诊视：脉濡滑，舌质淡红，边有齿痕，舌苔白腻，体温、血压正常，叩诊腰椎正中一节有压痛，大便溏，日行二次。

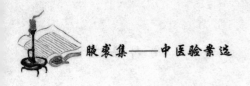

分析：患者年轻力壮，长期从事重型体力劳动，腰部肌群负荷过重，加上常与水湿为事，在田间浸泡，湿邪稽留腰部，外感寒湿，风、寒、湿邪三气杂至，阻滞经络，致气血不通，不通则痛，发为风湿性腰痛。诊为虚寒型风湿腰痛。宜祛风通络、化湿止痛为治。

方拟桂枝芍药知母汤合四妙散加味。

方药：桂枝 10g，牛膝 10g，黄芪 25g，姜、枣各 15g，白芍 10g，姜黄 10g，当归 5g，茯苓 10g，薏苡仁 20g，杜仲 15g，威灵仙 10g，苍术 10g，地鳖虫 10g，知母 10g，川柏 10g，海马 10g。10 剂。

嘱其回娘家安心调治。

11 月 15 日二诊：服上方 5 剂，腰板扭转、弯腰均感舒适，疼痛若失。为巩固疗效，仍以原方加减为治。

方药：黄芪 25g，苍术 10g，海马 10g，忍冬藤 15g，当归 10g，杜仲 15g，桂枝 10g，续断 15g，姜黄 10g，补骨脂 10g，白芍 10g，姜、枣各 15g，薏苡仁 25g，地鳖虫 10g，粉葛 20g。10 剂。

11 月 20 日三诊：上方服完，腰痛痊愈。嘱其将二诊处方捡药 10 剂，带回衡阳善后。后来电告之病愈，表示感谢。

讨论：腰为肾之府，多种原因可致腰痛，诸如肾虚，风、寒、湿邪侵袭，骨质增生、外伤、腰肌劳损、肾结石等。中医认为"通则不痛，痛则不通"。各种腰痛都要通经活络，祛风止痛。本例为风湿性腰痛，始终坚持通经活络，祛风化湿。方中黄芪、当归、芍药补益气血为君，取治风先治血之意；四妙散加六汗、威灵仙祛风胜湿为臣；佐以姜黄、地鳖虫、海马化瘀通络止痛，杜仲、桂枝温经壮腰肾；姜、枣调和脾胃为使。合奏通经活络、祛风化湿之功。药证合拍，故收效甚捷。

重症痛风一例治验

欧某，男，80岁，上梅镇退休干部，2011年5月8日上午来诊。

患者诉：平时喜读医书，略谙医理。这次左手腕关节及手指、手背红肿热痛月余，加重10天，自己想了很多办法，外敷内服罔效，被痛苦折磨得无可奈何，特慕名来诊。

刻诊：患者遐龄高寿，清癯，中等身材，尚思维敏捷，步履矫健，病情叙述清晰。其脸色晦暗，舌边尖红、苔白厚滑腻，脉濡滑，体温、血压正常。左手腕关节至手指手背红肿如馒头，皮肤光亮，疼痛不能触摸。询知食纳可，二便调，未化验过尿酸。余诊为痛风。乃湿热偏盛、瘀毒湿浊之邪久滞关节使然。宜祛风通络、化瘀消毒为治。拟四妙散合五味消毒饮加祛痛风药物组方。

方药：黄芪25g，忍冬藤20g，徐长卿10g，薏苡仁25g，金银花10g，全蝎10g，土茯苓30g，蒲公英15g，桃仁10g，威灵仙10g，川柏10g，红花8g，萆薢10g，泽泻10g，地鳖虫10g，苍术10g，白薇10g，野菊花10g，牛膝10g。3剂。

5月12日上午二诊：上方服3剂，肿势消退2/3，腕关节、手背、五指尚有些许红肿。服药期间，每天腹泻3～4次，尿量增多，略黄，其右脚大趾红肿疼痛，宜继续祛风通络，消除湿浊、瘀毒为治。

拟方：黄芪25g，骨碎补25g，薏苡仁25g，地鳖虫10g，桃仁10g，红花8g，土茯苓30g，全蝎10g，威灵仙10g，泽泻10g，萆薢15g，川柏10g，桂枝10g，忍冬藤20g，苍术10g，大枣15g，徐长

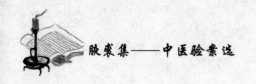

卿 10g。5 剂。

5 月 17 日下午三诊：上方服完，手腕、手背红肿消退，食指与拇指稍红肿，腕关节活动欠佳，手臂抬举自如。服药期间觉疼痛加剧，尚能耐受，但稍动作则气迫，脉搏结代频繁（期前收缩），表现轻度心衰，疏方中加强心药数味。

方药：黄芪 25g，桂枝 10g，骨碎补 20g，桃仁 10g，薏苡仁 25g，丹参 20g，补骨脂 20g，红花 8g，土茯苓 30g，寸冬 10g，地鳖虫 10g，忍冬藤 20g，萆薢 15g，童参 10g，全蝎 10g，枣仁 10g。5 剂。

5 月 22 日上午四诊：上方服完，手腕肿痛全消，右脚大趾肿痛同时消退，痛风临床治愈，根据"久痛必虚、久痛必瘀、久病及肾"的思路，拟培本祛痹善后。

处方：黄芪 30g，威灵仙 10g，补骨脂 20g，鹿衔草 30g，薏苡仁 25g，桂枝 10g，骨碎补 20g，甘草 5g，土茯苓 30g，枣仁 10g，地鳖虫 10g，萆薢 10g，仙灵脾 10g，全蝎 10g。

嘱服 10 剂，以巩固疗效。

按：痛风即中医广义的"历节病"，属西医体内嘌呤代谢紊乱、高尿酸血症的"痛风性关节炎"。笔者在中医大师朱良春"湿、瘀、浊、痹"理论指导下，对此症治疗成竹在胸。第一方，根据肿势严重，为预防病灶化脓溃破，拟四妙散合五味消毒饮加祛痛风药物组方，以祛湿、浊、瘀毒，服后每天腹泻 3 ~ 4 次，小便增多，使湿、浊、瘀毒有出路，故肿势消退迅速。第二方减去金银花、蒲公英、野菊花等大队苦寒药物，以防其苦寒太过，戕伤胃府，增强祛湿、浊、瘀毒药物分量，同时根据出现气迫，脉结代，轻度心衰情况，方药中加入强心药物，服后反映疼痛加剧，乃药物生效之返征作用，安慰其服药勿疑。三诊效不更方，在二方基础上增减继服 5 剂，

痛风临床治愈。根据"久病及肾"思路，四诊以扶正顾本，培本治痹善后，服 10 剂，巩固疗效。治愈本病，笔者在临床中坚持辨证拟方，圆机活法，敏思慎行，丝丝入扣，故愈病甚速，疗效理想。

胆囊和一叶肝脏切除术后腹胀治验

曾某，女，44 岁，上梅镇花山村村民。2014 年 9 月 8 日上午就诊。

患者诉：半月前，因胆囊和肝管结石，在湘雅一院做胆囊和一叶肝脏切除手术，手术成功，伤口愈合好，但出院后到现在，一直腹部胀满，胀得平心口，矢气不通，晚上睡不安寝，纳谷不香，进食更胀，想去长沙复查，先服几剂中药调理再说。

诊视：患者为家乡族叔之女，对笔者备感亲切、信任。面容痛楚，色晦暗，脉缓细涩，舌淡苔白，边有暗紫斑点，血压、体温正常。辨为术后瘀阻气滞，肝胆消化液分泌减少，肝气横溢犯胃，致腹胀。当活血祛瘀、疏肝理气为治。

处方：自拟三香四道散增损。

方药：黄芪 30g，川芎 10g，佛手 10g，西洋参 10g，郁金 10g，当归 10g，柴胡 10g，香附 10g，桃仁 10g，枳壳 10g，云香 6g，红花 6g，赤芍 10g，沉香 6g，田七 10g，地鳖虫 10g，甘草 3g。

嘱服 3 剂，反馈信息，不愈再去长沙复查。7 天后患者来药房为小孩购感冒药，满心欢喜地说："你开的药服 1 剂就明显好转，放了很多屁，胃口转好，3 剂服完，完全好了，通体舒服，不要去长沙复查了。"万万没想到，几味平药，收到如此神奇疗效。

按：患者术后，气血大亏，因胆囊和一叶肝脏切除，消化液减

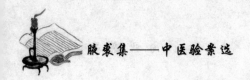

少，肝气横溢犯胃，瘀阻气滞，矢气不通，气机不畅，引起腹胀。六腑以通降为顺，所拟三香四道散甚为合拍，方中黄芪、白参益气补虚为君；四道散疏肝和胃为臣；当归、田七、地鳖虫、桃仁、红花活血祛瘀为佐；木香、香附、佛手、沉香理气和胃通腑为使。共奏疏肝理气、通腑消胀之功。方证相符，如矢中鹄，故效如桴鼓，病痛若失。

重症冠心病治验一得

"冠心病"是现代医学命名，涵盖多种临床心脑血管疾病，如心绞痛、心肌梗死、心律失常、心力衰竭等，属40岁以后中、老年常见病、多发病。

本病在中医古籍中早有记载。《素问·藏气法时论》云："心痛者胸中痛，胁支满，胁下痛，膺背肩间痛。""心痛彻背、背痛彻心"或"痛如锥刺心"。疼痛发作有时，午间乍甚，久不瘥，此与稳定性心绞痛无异。《灵枢·厥病》载："痛如锥刺心……手足逆而通身冷汗出……气微力弱……亦主旦发夕死。"此即不稳定型心绞痛，部分患者属心肌梗死。后汉张仲景在《金匮要略·胸痹心痛短气病脉证治》指出："夫脉当取太过不及，阳微阴弦，即胸痹而痛，所以然者，责其极虚也。今阳虚知在上焦，所以胸痹心痛者，以其阴弦故也。""胸痹，心中痞，气结在胸，胸满胁下逆抢心，枳实薤白汤主之，人参汤亦主之。"

在辨证治疗上，应根据冠心病之病机，"当责其极虚也。"心以血为体，以阳为用，血液运行，有赖于心脏阳气的鼓动，气血不利，不通则痛，故一要补益心血，二要振奋心肠。张仲景所创"瓜蒌薤白白酒汤""复脉汤""枳实半夏桂枝汤""真武汤",清末著名医学大家王清任所创"血府逐瘀汤"均可酌情选用。心力衰竭可应用红参、熟附等温阳强心药;疼痛明显者应加活血祛瘀的丹参、田七、桃仁、红花,甚至可配伍地鳖虫、延胡索、没药、乳香、细辛、檀香、地龙、全蝎等温通理气通络药。故《内经》云"心得炅(指温通)则痛止""瘀滞之邪、非温不通""塞则凝、温则行"即冠心病辨治的基本法则。

病案举隅

曾某,男,78 岁,冷水江市广播局退休职工,居科头乡科头村。2015 年 2 月 5 日就诊。

患者诉:罹患冠心病 10 多年,近年来逐年加重,稍动作即气喘、气迫。最近在冷江医院住院治疗 50 余天,症状缓解不明显。医院建议去长沙大医院行搭桥手术,因费用昂贵,未去,在家服点西药,听天由命。

刻诊:脉虚缓,节律不齐,舌淡瘀紫,脸色虚浮晦暗,双脚浮肿,少气懒言,胸前区痞闷不舒,晚上不能平卧,在火桌边木凳上倚息、休憩。胃纳不馨,每天用点腐豆腐做菜,喝半碗稀粥,因食少,大便 2～3 天一次,小便较前减少,脸虚浮肿晦暗,双脚水肿至膝,病情危殆,朝不虑夕,家属及邻里担心不测,难过春节。

诊断:冠心病重症危险期,属心血瘀阻,心阳不振。

宜补益心气,活血化瘀为治。

处方:炙甘草汤合瓜蒌薤白汤加减。

方药:西洋参 15g,黄芪 30g,丹参 20g,炙甘草 6g,寸冬 10g,当归 10g,瓜蒌 15g,桂枝 10g,地龙 10g,薤白 10g,桃仁 10g,全蝎 10g,地鳖虫 10g,西红花 6g,乳香 10g,田七 10g。3 剂。

共研末,15g 调服,1 天 3 次。服药 1 周,病情大有好转,胃口

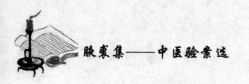

转佳，饮食增进，小便增多，脸虚浮消失，脚肿消减三分有二，胸闷隐痛若失，能平卧，白天可拄杖在阶前散步，安泰度过春节。效不更方，春节后，照原方继捡 3 剂照服。生命出现奇迹，现已能串亲访友，日常生活自理，蠲免了心脏搭桥手术之苦，节省了巨额医疗费用。

按：此方乃复脉汤与瓜蒌薤白半夏汤、丹参饮的合方加减，具有救心、活心强大功效，能清除冠脉瘀阻，补充心肌营养，修复、激活心脏受损细胞，增加心肌活力，加强心肌射血和冠脉血流量，减少心肌耗氧，缓解心肌梗死，减轻心绞痛。方中西洋参、黄芪、寸冬、桂枝、当归益气补血、振奋心阳、滋养心阴；瓜蒌、薤白宽胸、行气；桃仁、西红花、乳香、地鳖虫、田七、丹参活血化瘀，清除冠脉瘀阻；地龙、全蝎具通心络、活心力的作用，增加动物异体蛋白，增强心肌射血和冠脉血流量。诸药合伍，使心脏活力复生，青春再显。收到神乎其神的奇效。盖因方中西洋参、西红花、全蝎诸药市价昂贵，故以散剂冲服，连药渣服下，效验倍增，1 剂可服 6 天，具有简、便、廉、效的特点，各种经济状况的患者均可承受，患者、家属咸称"妙手回春，功同再造"。

中消（甲亢）一例治验

欧某，男，22 岁，炉观镇青山片人。2011 年 5 月 20 日上午来诊。

患者自述：在深圳打工，近一向感到全身不适，能吃，吃了不久又感到饥饿，全身发颤，在当地医院检查治疗，未诊断出什么毛病，特回新化治疗。

刻诊：患者面色晦暗，身体消瘦，语言清晰，神清合作，脉滑带数，舌红苔薄白，心境不佳。据其自述，让他站立，平直双手，以薄纸置其掌背，见薄纸震颤频仍，颈项无异常，无甲状腺肿大，两眼稍突，余疑诊为"甲亢"，嘱其去"红十字医院"检查 F_3、F_4，再处方。经化验 F_3、F_4 增高，但甲状腺素（TSH）下降，诊为"甲状腺功能亢进"，属中医"中消"病，乃燥热使然。宜清阳明之热，滋肝肾之阴以治。拟参麦增液汤加减处方。

方药：黄芪 25g，川连 6g，秦艽 10g，童参 15g，石斛 10g，地骨皮 10g，葛根 20g，胡黄连 10g，甘草 5g，寸冬 10g，知母 10g。3剂。

另处两药：丙硫氧嘧啶 1 瓶，多维他 1 瓶（按说明服）。

5月26日上午二诊：患者自觉精神好转，手与全身不再颤抖，除三餐正常饮食外，不再有饥饿、心慌感。

诊视：患者精神转佳，脸色稍红润，脉弦略滑，舌边尖红、苔薄白带黄，宜继续清热润燥为治。

处方：黄芪 25g，胡黄连 10g，枣皮 15g，太子参 15g，石斛 10g，黄连 6g，葛根 20g，甘草 5g，寸冬 10g，芦荟 6g。5剂。

中药服完，诸恙患除。

按：叶天士《临证指南医案》指出，"能食善饥渴饮，日加瘦瘦"是为中消，乃"心境愁郁，内火自燃"使然。胃热、肾虚、燥渴是"三消"的主要病机。《灵枢·师传》谓"胃中热则消谷，令人悬心善饥"与本例患者甚为洽和，所拟方药是为对症，因辨证准，故选方的疗效彰显。

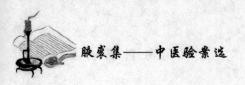

颅脑撞伤引发痫证治验

李某，男，6岁，2013年2月6日下午2时，经笔者忘年交卢永新介绍，其母带李某来新化康源堂药房应诊。

患者母亲代诉：1年前，小孩因撞伤致颅脑瘀血，经医院颅脑外科取瘀手术后，半年来，其智力、认识能力恢复尚好。但此后，小孩出现多动，每月抽搐发作数次，每次持续10多分钟自行恢复。近两月来发作频繁，每天发作1~2次，经长沙多家医院治疗，疗效不显著。经卢总介绍，特慕名来新化就诊。

刻诊：患者年幼无知，问诊无应对能力。见小孩多动，脸色正常，脉虚滑，舌苔薄白，舌质淡，边尖稍红。根据其母代诉分析，诊为术后引发"癫痫"。拟祛风通络、化痰止痫为治。

方拟"克痫丸"加减。

方药：黄芪10g，僵蚕6g，礞石6g，建菖蒲5g，白参6g，地龙6g，竺黄6g，法夏6g，全蝎6g，胆南星6g，白芥子10g，甘草3g，蜈蚣2条，天麻6g，橘红6g。5剂，水煎服，1日3次。

因旧历年关在即，患者及家属急待回长沙过春节，故以"克痫丸"加减拟方。

方药：天麻6g，蜈蚣2条，建菖蒲5g，橘红6g，白参6g，僵蚕6g，白芥子10g，六汗6g，田七6g，全蝎6g，竺黄10g，藜芦3g，钩藤6g，地龙6g，胆南星6g，法夏6g，甘草3g。10剂共研末带回，每次5g调服，日二次，善后调理。

2月28日小卢从深圳来电称："曾伯伯，报告您一个好消息，小孩服药后，痫证明显好转，现已完全控制症状，从未发作过了。

您拟的方药，效如灵丹，代为患者全家致谢。"笔者电嘱小卢：以后宜调服粉药巩固疗效。

按：癫痫是一种突然仆倒，不省人事，口吐涎沫，两目上视，肢体抽搐，或做羊叫等精神失常为主要临床症状的发作性疾病，俗称"羊角风"。病因病机无外痰、火、惊、气、血和先天因素几个方面，"无痰不作痫"，积痰内伏是发病的重要原因。此例患者乃颅脑外伤，祛瘀手术后引发。术后瘀阻大脑脉络，诱发积痰，蒙蔽心窍使然。"定痫丸"加减是为对症之方，补益气血，调理阴阳，化瘀豁痰，平肝熄风，醒脑开窍，故愈病快捷。之后以药末调服，巩固疗效，服药近一月，终使癫痫得以根治。

胸 痛 治 验

刘春荣，男，75 岁，奉家乡奉家村农民。2009 年 2 月 28 日上午来诊。

主诉：胸痛 1 年余，加重 3 月。

经县人民医院摄片，诊为胸膜炎（无积液），有结核纤维钙化灶，胸椎骨质增生。

刻诊：患者神清，中等个子，形体瘦弱。平时嗜烟酒，脉弦带滑，舌质红有紫斑，苔滑腻。询知胸痛为主，咳不甚，睡眠不佳，食纳可，二便调，血压 80～130mmHg。结合摄片，诊为胸痛（西医为结核性胸膜炎与胸椎骨质增生）。此乃气滞血瘀，痰湿中阻使然。宜行气活血、化痰止痛为治。方拟瓜蒌薤白汤加味。

处方：黄芪 25g，白芥子 15g，大枣 15g，白参 15g，郁金 10g，瓜蒌 15g，田七 10g，法夏 10g，降香 6g，薤白 15g，丹参 20g，厚朴

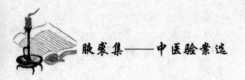

10g，杏仁 10g。5 剂。

加服西药：氨基酸高钙 1 瓶，抗骨增生片 1 瓶，元胡止痛片 1 瓶，维生素 B$_1$1 瓶。

3 月 5 日二诊：服药 5 剂，疼痛减轻，食纳转佳，睡眠好，脉弦滑，舌质红、苔较腻。效不更方，在首方基础上加葶苈子、茯苓各 10g，再服 5 剂，诸羔悉平。

按：本例患者乃气滞血瘀，痰湿中阻，致气血不通，不通则痛。方中黄芪、白参益气补虚为君；瓜蒌、薤白、厚朴、降香、香附行气止痛为臣；佐以茯苓、白芥子、葶苈子化痰祛湿，丹参、郁金、田七、活血化瘀通络；使以大枣和胃，调和诸药。合奏益气活血止痛、化痰祛湿之功，故积年痼疾，旬日蠲愈。

威灵仙治小儿麻痹症和风湿性瘫痪

小儿麻痹症，是脊髓灰质炎病毒侵害儿童所致的一种严重危害儿童健康的流行性疾病；以夏秋季为发病高峰；尤以 5 岁以下儿童感染为常见。由于党和政府的高度关怀，卫生防疫部门普遍推行口服脊髓灰质减毒活疫苗Ⅰ、Ⅱ、Ⅲ型糖丸，至目前为止，发病率已基本控制在零位；但由于预防环节上的疏忽，个别地区仍偶有个别病例发生。

小儿麻痹症属中医的"瘫痪""痹证"范畴。对此症治疗，西医往往感到束手无策，即使治疗亦疗效不理想，功能不能恢复，而致肢体肌肉萎缩，终身致残。中医治疗同样感到棘手。余习医以来，曾目睹治愈 1 例，兹记述如次。

1963 年 4 月上旬，科头乡小浪村小儿脊髓灰质炎流行。有两个肖姓3岁男孩同时患小儿麻痹症，发热后，肢体出现侧瘫。一个小孩家属不信中医，按西医治疗，肌注"地巴唑""加兰他敏"，口服维生素 C、维生素 B_1，通过正规治疗两个疗程（半月一疗程）罔效，致终生体残。一个男孩按吾师肖伯奎（时任小浪诊所中药调剂，1984年9月77岁高龄仙逝）所献秘方：用鲜威灵仙 100～150g，炖瘦猪肉 150g，加水 1500ml，以瓦罐炖至猪肉透熟，炖时不加盖，让药毒充分挥发，药液浓缩至 1000ml，分3次温服肉和汤，每天1剂，连服两月，患儿身体一天比一天康复，慢慢小儿自觉双脚力气恢复正常，完全和健康儿童一样，无任何后遗症。

无独有偶，应用上述单方，治愈1例风湿性全瘫女性患者。1966年5月上旬，科头乡红阳村民邹松青木匠爱人曾某，23岁，因患急性风湿病致全身瘫痪，卧床不起已月余。患者个头不高，聪明活泼，既往体健。患病后，脸色㿠白无华，思维敏捷，脉细滑带数，舌质淡红、苔白略腻，体温、血压正常。诊为"风湿性瘫痪"。延医多位治疗，病情无多大进展。因邹木匠（已出家为和尚）与余过从甚密，交情笃厚，余献吾师肖老秘方。嘱其以鲜威灵仙 250g，猪瘦肉 250g，加水 2000ml，以瓦罐文火炖至 1000ml。炖时不加盖，汤沸后，满屋弥漫呛人药气，至猪肉透熟，分3次温服肉和汤，药液每次不少于 300ml（约一饭碗），连续服药1个月，共用鲜威灵仙总量达 3.5kg。慢慢地曾某能下床行走，生活自理，身体一天比一天壮实，完全治愈。服药期间，月信按时来潮，竟身怀六甲，孕期足月，生下一健壮男婴。全家欢喜不迭。

按：威灵仙味辛咸，性温，有毒，入足太阳膀胱经。功效为祛风湿，通经络，消痰涎，散癖积，主治痛风、顽痹、腰膝冷痛、脚气、疟疾、癥瘕积聚、破伤风、扁桃体炎、诸骨鲠喉。

《本草纲目》载："威灵仙，气温，味微辛咸。辛泄气，咸泄水，故风湿痰饮之病，气壮者服之有捷效。其性大抵疏利，服恐损真气，气弱者亦不可服之。"

《本草经疏》载："威灵仙，主诸风，而为风药之宣导善走者也。"

上述二例病案属中医"痹证""瘫痪"，皆以单方威灵仙炖瘦肉治愈，不谓不是奇迹。"治风先治血，血行风自灭。"考遍本草，在140多种治疗祛风胜湿药中，威灵仙居首位，其威力无比且灵验如仙丹妙药，故冠其名。以大剂威灵仙祛风宣导，以瘦肉补虚健体，祛邪而不伤正，药单力雄，功效两全。不加盖以文火炖煎，使毒性挥发，其祛风宣导善走之性全留于汤液和瘦肉中，故能应手取效，药到病除，始信"单方一味，气死名医"不为虚诞。

牙痛齿衄治验

罗某，男，58岁，水车大田镇人。2013年3月4日下午来诊。

主诉：牙痛、牙龈出血已3月余。

打过多次点滴，服过不少西药，疗效不显，口渴喜冷饮。

刻诊：患者神清合作，脸色红，唇若涂丹，体温、血压正常，脉稍大带滑，舌边尖红、苔黄、口臭。

诊断：胃火上炎，牙痛齿衄。

治则：清胃泻火，凉血解毒。

拟方：清胃散加减。

方药：生地15g，骨碎补25g，丹皮10g，地榆10g，川连6g，当归6g，升麻6g，知母10g，石膏50g，葛根15g，牛膝10g，甘草5g。5剂。

服药 5 剂，牙痛止，齿衄平。

按：清胃散乃金元四大家之一李东垣（1180—1251）《脾胃论》名方，专为胃火上炎所致的牙痛、齿衄而设。患者口渴喜冷饮，一天要喝凉开水 5 ~ 6 杯，故重用生石膏至 50g，助黄连清心胃之火，解毒止渴生津；生地、丹皮、知母、升麻凉血解毒，骨碎补化瘀止痛，牛膝引热下行。辨证准，拟方的，故药到病除，疗效彰显，患者满意。

重度脑震荡后遗症治验

邹某，男，37 岁，新化县炉观镇青山管区九坪村人。2014 年 1 月 9 日经民间草医挚友欧某介绍，由其父带来康源堂大药房名老中医诊治。

其父代诉：儿子赖某于 2009 年 3 月与其妻因口角斗殴，其妻（精神病患者）用木扁担击伤头部右侧，当时昏迷不醒，即送县人民医院急救，住院 4 天后，转长沙湘雅一院住院治疗，经磁共振检查，诊断为蛛网膜下腔出血，大脑右前方血管瘤，颅骨凹陷变形。治疗半月，饮食、大小便、血压正常。苏醒后，记忆丧失，表情淡漠，人事交际不知应酬，性格变异，喜怒无常，躁扰不安，稍不如意，动辄发怒，乱甩东西，问事不知，医院作精神病治疗 20 余天，罔效出院。因经济拮据，迁延近 5 年之久。四处延医，信迷信，服草药，伎俩使尽，病情无丝毫好转，已到末路穷途、消极待毙田地。这次通过欧某介绍，并借助医疗费 1000 元，慕名来诊。

刻诊：患者中等个子，体形偏胖，面白无华，浮肿，眼神呆滞，表情淡漠，问诊不能对答；人事交际不知应酬，与植物人无异。六脉缓涩，舌质淡、苔白腻，舌边有瘀紫多处，触诊头部右侧颅骨稍凹陷。诊为颅脑外伤后遗症（西医为重度脑震荡后遗症）。宜化瘀通络、醒脑开窍为治。拟血府逐瘀汤加味。

处方：黄芪25g，西洋参10g，桃仁10g，寄奴10g，柴胡10g，红花8g，六汗15g，枳壳10g，菖蒲10g，骨碎补25g，桔梗10g，地鳖虫10g，自然铜10g，甘草5g，生地10g，田七10g，苏木10g，川芎10g，当归10g。5剂。

另拟：当归10g，黄芪25g，田七10g，地鳖虫10g，乳、没各10g，寄奴10g，苏木10g，骨碎补25g，菖蒲10g，附片6g，桃仁10g，企桂5g，红花8g。3剂，共研末，每次15g。调国公酒外敷颅脑右侧伤处，绷带包扎固定，两天换药一次。

1月15日二诊：上方服5剂，外敷2次，变化不明显，内服在原方基础上加熟附6g，血竭10g，10剂。

2月25日三诊：上方内服10剂，外敷5次，患者稍觉心胸舒坦，问诊能对答。在内服方内加泽兰10g，全蝎10g，10剂。

3月6日四诊：三诊药方服后，患者烦躁症状减轻，晚上睡眠安神一些。效不更方，再捡10剂。

3月16日五诊：四诊方中加水蛭10g，地龙10g，10剂。

3月26日六诊：五诊方药服完，患者面部水肿已消，神志清醒许多，问诊能对答。自述白天、晚上容易出汗。照五诊处方再捡10剂。

4月8日七诊：患者及其父均反映，病情一天天向愈，但体质虚极，元气大亏，白天、晚上均出汗不止，活动更甚。以原方为基础，重用黄芪、西洋参，增玉屏风散合桂枝龙牡汤加桑叶，益气敛阴止汗，化瘀通络，醒脑开窍，5剂。

4月17日八诊：服上方自汗、盗汗好转，因汗出过多，阴液大耗，大便结燥，晚上蹬圊时间久，便如羊粪。这时患者已神志清醒，脸上有表情，人事交际能正常应酬，以益气滋阴、通便开窍疏方。

方药：黄芪 30g，贡果 15g，当归 6g，苦参 15g，地鳖虫 10g，元参 15g，西洋参 15g，枳壳 15g，田七 10g，芦荟 6g，菖蒲 10g，大黄 10g。5 剂。

4 月 25 日九诊：服药 3 月余，患者临床基本治愈，神志复常，记忆恢复较快，对往事能回忆梗概。患者对康复体魄信念倍增。以十全大补汤增损。

方药：黄芪 30g，田七 10g，仙灵脾 10g，西洋参 15g，鹿角片 3g，企桂 3g，当归 6g，地鳖虫 10g，附片 6g，川芎 10g，白术 10g，菖蒲 10g，熟地 15g，茯苓 10g，牛膝 10g，骨碎补 25g，枣皮 25g，贡果 15g，胆南星 10g，炙甘草 5g。10 剂。

另处脑震荡后遗症健脑方。

方药：红参 15g，骨碎补 25g，血竭 9g，六汗 15g，制马钱子 5g，地龙 12g，自然铜 10g，附片 6g，川芎 15g，制乳、没各 12g，鹿角片 3g，甘草 9g，地鳖虫 20g，炙全蝎 12g，蜂房 10g，当归 20g，紫河车 24g，建菖蒲 6g，贡果 20g，鸡内金 24g，寄奴 10g。5 剂，共研末，每次 15g 米酒或童便调服，日二次，以善后调治。

讨论：本例患者因脑外伤瘀血致重度脑震荡，迁延日久不治，损伤脑神经，致瘀阻脑络，蒙蔽心窍，已与植物人无异。余接诊深感棘手，众说纷纭，一致认为"非神仙手眼，万难回春"。

医者，仁术也。因挚友推崇，家属信赖，不便推托。余深怀"大慈恻隐之心"，姑抱"救死扶伤"信念，决意以数十年临床学、验资质，不遗余力，悉心救治。余囊日遍览前贤伤科典籍，诸如《医宗金鉴外科心法要诀》《医林改错》《血症论》《救伤秘旨》《跌

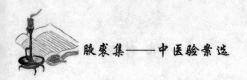

伤妙方》等，深觉清代著名医学大家王清任所创"血府逐瘀汤"颇具临床实用价值。其列举所治证目共 19 种，均应验无谬。凡胸膈以上一切内外伤科病证，均可以此方加减治之。故据患者病史、医史及现症，在对患者九诊治疗过程中，始终以此方随症加减，治疗历时四月余，遵"久病必虚""穷必及肾"治则，祛邪不忘扶正，特别注重顾护元气，通阳活血，祛瘀通络，醒脑开窍，内服、外敷，病情一天天好转。在其临床基本治愈后，以国医大师《朱良春用药经验集》所载脑震荡后遗症"健脑方"5 剂共研末，每次 15g 米酒或童便调服，日二次善后调治。电话咨询，疗效理想，体魄日趋康复，足见中医中药博大精深，威力无比。治愈此例患者，对轻视中医中药，诬说"中医不科学"的民族虚无主义论者，是一个有力回击。

吸白粉重度中毒一例中医治验

2012 年 3 月 12 日上午，炉观镇青山片石屏村青年欧某，32 岁，因吸白粉重度中毒，送人民医院抢救治疗罔效，断为"死症"，责令出院做后事安排。经芳邻欧某介绍，其家属老兄与母亲用轿车送来康源堂大药房，架拽着患者来诊。

其兄代诉：患者吸毒已多年，这次在同伙唆使下，过量吸白粉，致中毒呈休克麻痹状态，送县人民医院抢救，断为"绝症"，必死无疑，责令出院做后事安排。经芳邻推荐，抱九死一生希望，慕名来诊。如有个三长两短，绝不责怪医师。

刻诊：患者脸色煞白，两目失神（瞳孔未散大），唇淡色白，舌淡、苔白，精神疲惫，神志已失去自制力，问诊不能对答，勉强

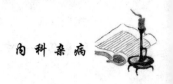

扶坐椅凳子，身体瘫软，脉虚沉缓，听诊心跳音低，心率迟缓，呼吸低微。一派生命危险迹象。

余思考再三，怀抱"大慈恻隐之心""救死扶伤"信念，不便推卸责任。察色、按脉，过细审证，觉得吸白粉中毒，首先是血液、神经中毒，即患者气血被毒素破败，气血大亏是根本；另一方面是毒素残留血液，必须排出体外，方能匡正。根据"扶正即是祛邪，祛邪即是扶正"的治则，疏方从正邪两方面着手，拟八君汤合黄连解毒汤加减。

处方：黄芪30g，茯苓10g，条芩10g，白参15g，枣皮50g，竹乙10g，当归6g，川连10g，前仁15g（包），白术10g，黄柏10g，甘草5g，菖蒲10g。10剂。

另以甘草50g、绿豆200g和粳米300g煮粥，分三餐服食。

诊治处方刚毕，医师兼调剂师罗杰吾同志转达药房老板吴总经理意见："曾老，人民医院都不治疗的危重病人，您不能接诊！出了事故，老板赔不起，你个人也不好交差。"我误解其意，与他争辩顶起牛来，斗了一场嘴。我强调"救死扶伤"是医师的神圣职责，何况家属讲明了"拐了场不要医师负责"，怎能拒病人于千里之外，不予治疗？后经吴总了解真相，出面解释，争论方休。我体会罗医师是好心，也确属吴总的旨意，吴总从药房监视屏幕上看到当时实情，才交代罗医师转达的。顾全大局，为药房着想，我的怄气自然消了。领导、员工心气相通，目标是一致的。

3月22日上午，患者及家属三人，坐轿车来药房复诊，患者已头脑清醒，能蹒跚地走路来药房候诊。全家感激之情，溢于言表。

刻诊：患者神志清晰，问诊应对自如，脸色较前稍转红润，舌质淡和、苔薄白。六脉仍然虚缓，食纳尚可，大小便、血压正常。根据气血大亏，"虚则补之"的治则，以十全大补汤加滋肾养肝的

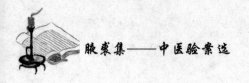

药物组方，善后调理。

处方：黄芪 30g，白术 10g，仙灵脾 10g，菖蒲 10g，当归 6g，茯苓 10g，补骨脂 10g，甘草 6g，白芍 10g，巴戟 10g，熟地 10g，贡果 15g，血藤 20g，川芎 6g，大蓉 10g，附片 5g，白参 15g，枣皮 15g，企桂 3g。20 剂。

遵方服 20 剂，患者康复较快，走路稳健，思维记忆尚可，懂得人事应酬，能帮助做家务劳动。临床基本治愈。

按：吸毒玩命殒生者屡见不鲜，欧某中毒致休克昏愦，生命垂危，因积极抢救治疗，免除一死。以中医中药救治白粉中毒垂危患者甚为罕例。

笔者认为，患者图一时之快，臆想做"神仙"，吸毒过量，白粉进入体内，一是大破气血，二是毒素残留体内，戕害神经、血液，影响正气恢复，故首方以扶正、祛邪相兼而治，匡扶正气，导毒从小溲而出。方中当归补血汤合四君子汤，气血双补，重用枣皮救脱（张锡纯《医学衷中参西录》有详论，不赘述），菖蒲开窍醒神，黄连解毒汤加前仁、竹叶解毒利尿，导毒从小便出。服 10 剂，生机大转。善后以十全大补汤合滋肾养肝药疏方，匡扶正气，故疗效彰显，中毒症状解除，身体迅速康复。"救人一命，胜造七级浮屠"，此之谓也。

心胃阴虚致舌鲜红无苔治验

游某，男，76 岁，涟钢退休职工，住科头乡太宇村。2015 年 3 月 15 日下午就诊。

患者自述：半年多来，舌尖触不得温热食物，辛辣粘不得口。

曾去涟钢职工医院住院、县人民医院、本地诊所、多处中西医门诊，治疗罔效，特慕名延请诊治。

刻诊：患者大脑清醒，思维敏捷，病情叙述清晰，六脉虚细，舌边尖、舌面鲜红无苔。询知纳可，大小便正常，无高血压、糖尿病病史。诊为心胃阴虚。当滋阴养液，潜降浮阳之火。拟增液汤合封髓丹加减为治。

处方：太子参 15g，麦冬 10g，水石斛 15g，生地 10g，玄参 10g，黄柏 10g，砂仁 10g，大枣 15g。5 剂。

3 月 21 日二诊：上方服 5 剂，症状大有好转，能食稍温热的食物，舌尖、舌面鲜红，色泽较前稍淡，在原方基础上加楮实子 15g，粉葛 15g，荷叶 10g。10 剂。

3 月 31 日下午三诊：共服药 15 剂，病情基本痊愈，脉虚细缓，舌尖、舌面鲜红转淡，舌面可见薄白苔，口味转佳，能进温热辛辣食物。难愈痼疾，半月蠲除，中医中药神乎矣。

按：经曰"舌乃心之苗""脾胃开窍于口"，此案系心胃虚火上炎，时日延久，暗耗阴液，故致舌头、舌面鲜红无苔，不能接触热汤、辛辣食物，以增液汤和封髓丹合方加童参、石斛补液生津；方中封髓丹补土伏火，黄柏泻相火，砂仁养胃醒脾，治虚热上炎。二诊在一诊基础上加楮实子、粉葛燮理阴阳。因辨证准、选方的、用药精，如矢中鹄，应手取效。笔者临床应用此法，曾治愈多例类案患者，累用累验，恕不赘述。

多发性肌炎（肌肉肿块）治验

王某某，男，72 岁，县农机局退休干部。2009 年 9 月 30 日

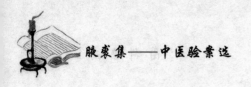

来诊。

患者自述：我得一个古怪病，前后在长沙中南大学湘雅二院住院治疗二次。通过全面检查，多位医师、教授会诊，一直没诊出个名堂。共花费3万多元，治疗无效，特来你处门诊。

病例记录摘要：

2008年8月18日，住中南大学湘雅二院风湿免疫科，出院8月21日，住院诊断：①右上臂肿块切片待查；②右肾囊肿，住院3天。

王某某，男，71岁，四肢肌肉疼痛4年，继发右上臂疼痛3月住院，住风湿免疫科，内侧软组织膨胀，右上臂后侧可扪及4cm×3cm×3cm肿块。8月30日在局麻下行活检术，未见肿瘤组织……

出院医嘱：①回当地医院治疗；

②待石蜡切片报告后，再决定下一步治疗；

③伤口术后14天拆线；

④不适随诊。

出院诊断：①右上臂软组织肿块性质待查，多发性肌炎；

②右肾囊肿。

2008年8月28日，病史如前，病检回报：呈慢性炎症改变，部分肌肉细胞变性，间质多灶性淋巴细胞浸润，切片未见明显肿瘤组织。

体查：见右上臂肿胀明显好转，右上臂肿块较前缩小。

①建议住风湿科治疗，患者及家属拒绝；

②回当地继续治疗。

2008年10月15～16日仍住院检查，开了一些激素类西药（略）。

刻诊：患者精神合作，叙述清晰，面色晦暗，脉滑涩，舌苔白厚腻，舌右青紫一线，舌质暗红。检查右上肢拇指虎口处有 4cm×5cm×3cm 肿块，右上臂外侧有 10cm×5cm×5cm 肿块。

此乃正气内虚，湿热蕴结，致气郁血瘀，痰结湿聚而成肿块，阻滞气血，以致肿胀疼痛。治宜匡扶正气，祛湿热，散结聚。方拟当归补血汤合四妙散加味。

方药：黄芪 30g，木瓜 15g，金银花 15g，浙贝 10g，当归 6g，苍术 15g，天葵 10g，海藻 15g，防风 10g，蒲公英 15g，丹参 20g，甘草 5g。

2009 年 10 月 22 日二诊：服上方 10 剂，肿块稍缩小，自觉患处轻松一些，右上肢外侧仍有肿块 8cm×5cm×5cm，肿胀疼痛，手臂抬举受限。

诊视：脉弦滑，舌苔白厚腻，舌边尖红，右侧有瘀紫。宜益气和血、祛风散瘀为治。方拟玉屏风散合消瘰丸加味。

方药：黄芪 30g，赤芍 10g，牡蛎 20g，白术 10g，全蝎 10g，海藻 15g，防风 10g，苍术 10g，山慈姑 15g，桑枝 10g，浙贝 10g，血藤 30g。16 剂。

2009 年 11 月 8 日三诊：服上方 16 剂肿块消失 1/3，手臂活动自如，疗效明显。

刻诊：脉滑涩，舌苔白厚腻，舌边尖红，右侧有瘀紫一线。拟在方中加重祛风化湿，活血化瘀药物分量。拟玉屏风散合四妙散，加软坚消肿药物。

方药：黄芪 30g，全蝎 10g，元参 10g，莪术 25g，白术 10g，浙贝 10g，牡蛎 20g，三棱 25g，防风 10g，血藤 30g，山慈姑 15g，大枣 15g，苍术 10g，川柏 10g，薏苡仁 20g，牛膝 10g。18 剂。

2009 年 11 月 26 日五诊：上方服药 18 剂，肿块仅留一小砣，（约 2cm×2cm×2cm）未消，饮食不振。

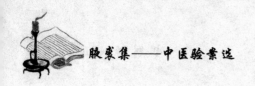

拟方：黄芪 25g，地鳖虫 10g，鸡内金 15g，薏苡仁 25g，姜黄 10g，牛膝 10g，苍术 15g，水蛭 10g，山楂 20g，三棱 25g，桃仁 10g，全蝎 10g，莪术 25g，红花 5g，蛇舌草 15g。10 剂。

2009 年 12 月 6 日六诊：上方服 10 剂，胃口有改善，饮食增进，舌苔厚腻较前稍薄，舌质红，仍有瘀紫。

拟方：黄芪 25g，莪术 25g，全蝎 10g，大枣 15g，薏苡仁 30g，三棱 25g，蛇舌草 15g，姜黄 10g，地鳖虫 10g，枯球 15g，海桐皮 15g，水蛭 10g，牛膝 15g。10 剂。

2009 年 12 月 16 日七诊：上方服 10 剂，肿块消失，已不疼痛，但自觉精神欠佳，仍拟扶正祛邪、祛风消肿为治。

拟方：黄芪 30g，苍术 25g，三棱 25g，全蝎 10g，水蛭 10g，党参 15g，土茯苓 20g，地鳖虫 10g，姜黄 10g，薏苡仁 30g，莪术 25g，枯球 15g，海桐皮 10g。20 剂。

2010 年 1 月 6 日八诊：上方服 20 剂，肿块全部消失，痛楚悉除，脉弦滑，舌苔白，舌质红，瘀紫尚存，以健脾祛湿通络为治。

拟方：黄芪 25g，薏苡仁 25g，血竭 10g，蛇舌草 15g，党参 10g，三棱 25g，地鳖虫 10g，枯球 15g，白术 10g，莪术 25g，水蛭 10g，苍术 10g，赤芍 10g，全蝎 10g。5 剂。

2010 年 1 月 11 日九诊：上方服 5 剂，自觉病情痊愈，精神转佳，患处肿块未扪及，皮肤柔软，无任何痛楚和不良感觉。

刻诊：脉弦滑，舌苔薄白，舌质淡红，瘀紫全消，食纳可，精神振奋，脸与肤色转红润。为巩固疗效，以健脾祛湿、通经活络为治。

拟方：黄芪 30g，薏苡仁 20g，莪术 15g，党参 15g，木瓜 15g，全蝎 10g，茯苓 15g，仙灵脾 10g，牛膝 10g，苍术 15g，三棱 15g，大枣 15g。5 剂。

上方服 5 剂停药，以饮食调理。

讨论：本病例，不明原因的肌肉肿胀，已发病相继 4 年，从脚腿至手臂多处形成肿块，疼痛不舒。曾延余诊治，经祛风胜湿、舒筋活络、活血化瘀、软坚散结治疗，不时肿胀消失，后又复发四肢游走不定，多次到上级医院检查治疗，做组织活检，排除恶性肿瘤，诊为多发性肌炎，经治罔效，再次找上门来，决意服中药治疗。

根据患者病证，余认定其为正气内虚，由于气滞、血瘀、痰结、湿聚、热毒相互搏结，积聚日久而致肿块。在治疗过程中，坚持"治病求本""审因论治"，始终抓住扶正祛邪、祛风化湿、活血化瘀三个环节，根据症状变化，辨证疏方，特别在拟方中注重以虫蚁搜剔的全蝎、水蛭、地鳖虫及软坚散结、活血化瘀的浙贝、牡蛎、三棱、莪术、桃仁、红花、蛇舌草、夏枯球、山慈姑等药物组方，以增强活血化瘀、消散肿块的作用。故多年疾患，持续服药两个多月，终使西医感到棘手无法回春的病证得以治愈，病痛悉除，康复如初。其服药期间，未服任何西药，从未打过点滴。足见中医中药疗效高，经济便捷，且无任何毒副作用。治愈本病，为弘扬国粹，发扬中医特色，保障人民健康提供了一个有力实证。

灵芝妙用

王某某，男，78 岁，县农机局退休职工，住上梅镇北渡管区抽曲弯村。曾患四肢肌肉疼痛，上臂右侧局部肿块。于 2008 年 8 月前往长沙湘雅二院二次住院治疗，花医疗费用 3 万余元。经化验，切片活检，排除肿瘤，诊为"多发性皮肌炎"。服过不少消炎、激素

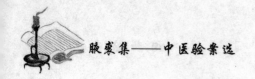

类西药罔效，嘱回本地中医治疗。

患者与余是故交，对余十分信任。余从 2009 年 9 月 30 日接诊，其不明原因的局部肌肉肿胀，已相继发病 4 年，至 2010 年 1 月 11 日，据其在上级医院住院检查结论，辨证施治，前后九诊，连服中药 94 剂。

余认定患者为正气内虚，由于气滞、血瘀、痰结、湿聚、热毒相互搏结，积聚日久而致肿块。坚持"治病求本""审因诊治"，始终抓住扶正祛邪、祛风化湿、活血化瘀三个环节，根据症状变化辨证疏方。拟方中注重应用虫蚁搜剔的全蝎、水蛭、地鳖虫及软坚散结及活血化瘀的浙贝、元参、三棱、莪术、桃仁、红花、蛇舌草、枯球、山慈姑等药物组方，多年病患，经持续 3 个月系统治疗，基本治愈，肌肉肿块消失，病情稳定 5 年未发作。

时至 2015 年 5 月患者皮肌炎复发，上臂出现局部肿胀疼痛。症状较 5 年前稍轻，嘱其服单方"野生灵芝粉"，每次 10g，日三次，以温开水冲服，连服 3 个月，局部肿块竟奇迹般消失，且无任何毒副作用。服药后容颜焕发，脸色由晦涩转红润，生命外在体征精、气、神俱佳，收到意想不到的特殊功效。

考灵芝在多种本草、药物学上均有记载。明李明珍著《本草纲目》中灵芝有青、赤、黄、白、黑、紫六种，性味甘、平，无毒，归心、肺、肝、肾经，具益精、补肾、祛风作用。《中药大辞典》《中国药典》载，其主治虚劳、咳嗽、气喘、失眠、消化不良、慢性胃炎、白细胞减少、冠心病、心律失常、急慢性肝炎等疾病。《中药大辞典》总结其有十大功效：即抗肿瘤、保肝解毒、心血管系统多种疾病，抗神经衰弱，治高血压、糖尿病、急慢性支气管哮喘，抗过敏，美容焕颜，特别是抗肿瘤疗效显著。

人体自身免疫功能低下或失调，是肿瘤发生扩展的重要原因，灵芝是最佳免疫功能调节和激活剂之一，免疫力提高了，抗肿瘤作用即增强，灵芝通过促进白细胞介素－2的生成，促进单核－巨噬细胞的吞噬功能，提高造血能力尤其是白细胞指标水平，能有效地抑制肿瘤和癌细胞的生成，无任何毒副作用，避免了化疗药物的副作用。

新的药理作用分析：

灵芝含有灵芝多糖、有机锗、甾体、多种氨基酸、多种矿物质、香豆精、甘露醇、麦角甾醇；灵芝多糖是灵芝中特有的一种多糖，灵芝中有机锗的含量为人参的4倍，国内、外通过大量的药理分析和临床实验表明，灵芝治疗慢性支气管炎、关节炎、冠心病、心绞痛、高血压、肝炎、肾炎、胃病、智力迟缓、神经衰弱及癌症有疗效。

患者王某某服用野生灵芝粉（每次10g，1天3次冲服），连服3月，皮肌炎肿块消失，诸症悉除，且容颜焕发、精神清爽、雀斑消失、面色红润。收到"单方一味，气死名医"的神奇疗效。故特做个案追踪记述，或对同道有所裨益。

幻视幻觉一例治验

梁某某，女，77岁，科头乡太宇村三组村民。2015年1月6日上午就诊。

患者系本村居民尹某某（84岁，堪舆师）续弦。尹与余是老故交，即日在太宇桥墟场偶尔相聚。闲谈中述其老伴有一怪病：不论白天、黑夜经常看到一队队高矮不一的人在眼前经过，已持续半年多了。老伴习惯了，心里也不胆怯。曾请道士扫邪，画符贴到门

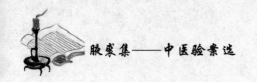

上，装在衣袋里，没一点作用。不知到底是什么病邪作祟，是否可以治好。余说："有办法治疗，可以将那些形影收拾。"他即带老伴至其门生刘丰正店面诊视。

刻诊：患者神志清楚，体质虚羸，面色㿠白无华，眼小，目眶下陷，讲话声气低微，脉虚细缓，舌淡苔少。诊为心阴虚，气阳虚微，心血不足，心失所养。目得血则能视，目失所养，致幻视幻觉，看到高低形影在眼前走动。当滋养心阴、安神定志为治。拟参麦散加减。

处方：西洋参15g，合欢10g，寸冬10g，菖蒲6g，山萸肉15g，元参10g，磁石10g，贡果15g，石斛10g，枣仁10g，女贞子20g，丹参15g，远志6g，旱莲草10g，桑葚15g，大枣15g。3剂。

1月9日下午3点，余从康源堂大药房坐诊下班后，乘班车回家，至太宇桥端下车碰到尹师傅，其喜而告曰："老伴服药一剂，效验不显，二剂、三剂服完，眼前各种形影全部消形匿迹，诸症若失，人也精神多了。你比道士的阴教功夫还高强，还是要信科学。"听到嘉许，余自是高兴，应手取效当在意料之中也。

按：经曰："心主神明。"幻视幻觉当责之于心，心血虚致心阴虚，血不营心，神不守舍；目得血则能视，心血虚致肝血亦虚，目不得血则视觉模糊，心神失养，致幻觉幻视，昼夜眼前出现鬼魅。方中西洋参补益心气，滋养心阴为君；益以贡果、山萸肉、二至丸、桑葚补益心、肝、肾三脏之阴为臣；丹参、合欢、菖蒲、枣仁、远志、磁石安神定志、潜敛浮阳、镇邪吸魅为佐；大枣健脾养心为使。诸药合伍，共奏养血滋阴、安神定志、镇邪吸魅之功。方中磁石一味，入肾，镇养真精，治恐怯怔忡，明目益眼力，建有殊功，不可或缺。故平药三剂见奇功，半年痼疾，一朝蠲除，善莫大焉。

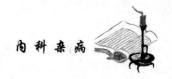

食不知味一例治验

2014 年 2 月 20 日中午，康源堂大药房中药师欧某某，男，44 岁。其不仅中药调剂业务熟稔，而且中医基础理论根底扎实。诊余跟余谈及，近一周以来，口淡食不知味，能食但无一点口味，吃东西如嚼木渣，味觉不灵。请余疏方，企服几剂开胃中药。

余素知欧师平时嗜酒，有酒精肝，脸色晦暗，嘴唇殷紫。诊其脉濡滑，舌质淡，苔腐腻。此乃酒毒伤肝，肝气横溢犯胃，酒湿滋滞，致伤胃气。脾胃开窍于口，味觉失灵。欧自拟"葛花解醒汤"问是否对症。余说："你我想到一块，思维合拍，应以除湿醒脾，开启味觉为治。"

处方：砂仁 10g，童参 15g，青皮 10g，白蔻 10g，菖蒲 10g，苍术 10g，茯苓 10g，荷叶 10g，甘草 3g，法夏 10g，佩兰 10g。3 剂。

3 剂服完，欧师笑逐颜开告余："服一剂即胃口大开，3 剂服完，便有味觉，饭量增加，吃什么菜都味道好。"

按：此乃酒湿伤胃，湿滞胃脘，致味觉失灵使然。方中砂仁为君醒胃解酒毒；茯苓、法夏、佩兰除湿为臣；青皮、白蔻、菖蒲、荷叶疏肝理气开胃为佐；童参扶正，甘草调和诸药为使。共奏疏肝理气、醒脾开胃之功，故如矢中鹄，奏效甚捷。

黑便（胃出血）

陈某，男，76 岁，住新街，为孤寡老人，无妻室子嗣。2007 年

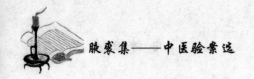

3 月 10 日上午来诊。

患者自述：有肝炎、胃痛史，昨天应朋友宴请，兴至强服红酒（葡萄酒）一杯，当天归家即感胃脘不适，隐隐胀痛，今早拉出沥青样黑色大便，精神顿感萎惫，在人民医院大便检验，潜血（＋＋＋），吩咐住院，碍于经济，特来门诊部求诊。

诊视：患者面色晦暗无华，脉弦缓，舌紫苔白腻，神疲乏力，不喜多言，食纳欠佳，小便正常，血压 65～120mmHg。此乃酒食伤胃，胃络受戕，溃疡复发，引起出血。治宜健脾益气，化瘀止血。方拟黄芪建中汤加味。

方药：黄芪 25g，炮干姜 10g，白及 30g，仙鹤草 15g，党参15g，田七 10g，海螵蛸 10g，大枣 15g，白芍 15g，桃仁 10g，佛手10g，桂枝 6g，红花 5g，生地榆 15g。3 剂。

同时配合西药点滴抗生素，加注止血剂 3 天。

上方服药 1 剂，大便前黑后黄，出血即止。3 剂服完，诸症悉除。嘱其戒酒，忌食炙煿辛辣，注意调养善后，随访半年未复发。

按：胃为气血之海，本例系胃络戕伤便血。方中以黄芪、党参味甘补气生血为君；炮干姜、桂枝温通胃络，白芍柔肝敛阴，田七、桃仁、红花行血祛瘀为臣；佐以白及、海螵蛸、地榆、仙鹤草愈溃止血，去腐生肌；大枣和胃健脾为使。合奏补气生血、化瘀止血之功，故药到病除，应手取效。

咯血（支气管扩张）

曾某，男，64 岁，维山乡石屋村农民，现住上梅镇工农河街。2007 年 11 月 25 日初诊。

主诉：间断咯血半年，有时量少，有时量多，每次咯血，很少延医诊治，皆以白及粉50g，调红砂糖适量，服3次血止，过一段时间又复发。此次咯血盈碗，有些吓人，到人民医院X线摄片，无结核，诊为支气管扩张咯血，嘱住院治疗，碍于医药费负担，且与余有故旧之谊，故上门求诊。

诊视：患者面白无华，嘴唇殷红，脉细缓，舌质红，有瘀点，苔薄白而干，时有燥咳，血压、体温正常。询知食纳可，二便正常，睡眠好，无烟酒嗜好。略感咽痒，一痒即咳，咳则出血，色鲜红，有时略带黑色，诊为支气管扩张咯血。病发秋令，乃燥邪犯肺，燥热灼伤气道，热伤阳络则血上行，发为咯血。治宜清燥润肺，化瘀止血。方拟清燥救肺汤加味。

方药：沙参15g，寸冬15g，桃仁10g，田七10g，仙鹤草15g，生地15g，元参10g，百部15g，荷叶10g，茅根15g，炙枇杷叶10g，白及30g，阿胶珠10g，百合15g，大枣15g。5剂。

11月30日二诊：上方服1剂，咯血即止。服完5剂，诸症悉平。患者喜告："方药神效。"处方参麦散加味善后。

方药：童参15g，白及20g，寸冬10g，白芍15g，百部10g，乌梅10g，百合15g，五味子3g。

上方坚持服药10剂，患者觉得轻松自如，随访半年未复发。

按：支气管扩张咯血属中医咳血范畴，临证必须分清胃吐血（血黑夹有食物残渣）、肺结核咳血（有结核病史），本病例无结核病史，无胃病史，故诊为支气管扩张咯血确切。病发秋令，一派燥邪伤肺症状，以清燥润肺，化瘀止血得宜。方中沙参、麦冬、生地、元参润肺滋阴清热为君；白及、桃仁、田七活血化瘀，敛肺止血为臣；佐以百部、百合、炙枇杷叶宣肺止咳。合奏润燥清肺、化瘀止血之功，故疗效彰显。

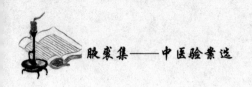

口　干

杨某，男，80岁，黄泥坳中学退休教师，住新街总工会。长余10岁，乃为余师，过从甚密。2006年12月14日初诊。

患者自述：口干，晚上更甚，清早起来，必用舌头转动上津润湿方感舒服，病已半载，曾延儒医杨某诊治多次，所拟方药，不外增液、参麦之属，罔效；同时大便结燥，数天不圊，甚为痛楚。特商治于余。

诊视：脉虚缓，舌红少苔，唇红。询知大便结，已4天未圊，食纳尚可，体温、血压正常，曾于人民医院化验，血糖、尿糖正常，不口渴。

分析：患者舌红少苔、唇红、口干，皆一派阴虚之象，前医用增液汤合生脉散，辨治不谬。余思忖：久病"穷必及肾"，肾阴虚衰，虚阳上越而口干，肾水亏虚，津液不得上承。阴损及阳，阳虚则大便结燥，数日不圊。治宜滋阴温肾，引火归源。

方药：晒参10g，女贞子20g，寸冬15g，旱莲草15g，生地15g，元参15g，企桂3g，桑葚子20g，石斛15g，附片10g，五味子3g。5剂。

12月20日二诊：服上方，口干好转，大便畅通。效不更方，原方再服5剂。方药服完，诸症皆瘳，半年痼疾如失。

按：经曰："阴平阳秘，精神乃治。"人体阴阳处于相对平衡状态，即健康无病，阴损及阳，阳损及阴。明代医学家张景岳云："善补阳者，必于阴中求阳，则阳得阴助，而生化无穷；善补阴者，必于阳中求阴，则阴得阳升而泉源不竭。"故对阴虚患者，必从阴阳互根论治，则疗效显著。本例患者阴虚，津液不得上承而口干，此乃肾之虚火上越，灼伤口津所致。大便秘结，脉细缓，又是肾阳不足之征，方中佐以企桂、附片温煦肾阳，引火归宅，故同时使大便得以温通，收到"一箭双雕"之效。"用药如用兵"，运用之妙，存乎一心矣。

肾与尿路结石

罗某，男，24岁，燎原乡梅树村居民，出租车司机，系笔者姨甥。2001年4月17日初诊。

患者自述：右腰部疼痛半年，有时呈绞痛状，汗出，伴呕吐，并有血尿史。近来已发作3次，每次须到人民医院注射度冷丁方能止痛。这次又出现肾绞痛，特来求诊。

诊视：患者体质健壮，精力充沛，脸色红润。脉弦紧，舌质淡红，苔白腻中黄。询知二便可，食纳正常。痛时呈绞痛状，疼痛缓解，照常工作。诊为"石淋"（西医为肾与尿路结石）。宜清热祛湿、通利排石为治。方拟尿路排石汤加味。

方药：海金沙15g，猪苓15g，琥珀10g，木通10g，泽泻10g，六一散30g（冲服），前仁15g，牛膝10g，瞿麦15g，金钱草15g，鸡内金15g，王不留行子10g。10剂。

同时配合西药点滴抗菌消炎，解痉止痛3天。嘱其多喝开水，晨起跑步或跳跃半小时。

4月27日二诊：服药期间未发生疼痛，3天后，偶然觉尿道涩痛，小便断续不畅，加大腹压，在尿瓶中排出小结石2粒（0.3cm×0.6cm大小）。嘱将上方再服10剂。之后再未出现腰痛。患者告

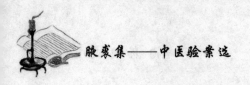

曰："服药 20 剂，前后排出结石大小共 7 颗，经 X 线摄片，肾与尿路无结石阴影，追访多年未复发。"

按：肾与尿路结石，大多为下焦湿热蕴酿而成。年轻人实证居多，老年也有气滞血瘀，气道不行所致者。本例患者年轻体壮，能耐攻伐，始终以尿路排石汤加味治疗。方中鸡内金化石健脾为君；海金沙、金钱草、瞿麦、琥珀、六一散排石清湿热为臣；佐以前仁、木通、猪苓、泽泻、留行子利小便通石淋，牛膝壮腰肾，引药下行。共奏清利湿热、排石通淋之功。

外伤性胸痛

安某，男，43 岁，农业银行干部。2006 年 4 月 18 日来诊。

现病史：3 天前因追还贷款，与歹徒搏斗，右胸胁被拳头击伤，当时鼓起勇气搏斗，未感觉不适。第二天呼吸、咳嗽均感刺痛；且右胸部乳下青紫 3cm×3cm，当即服白药一支（分五次调服），外贴田七镇痛膏，略有好转，经人民医院 X 线摄片，无明显骨折。特上门求诊。

刻诊：脉弦紧，舌质淡红，边有齿痕，且有小瘀点二处，询知二便可，食纳正常。检查胸部，右胸乳下有青紫处一块，略呈血肿，约 5cm×5cm。诊为外伤性胸胁疼痛。当以活血化瘀、行气止痛为治。方拟血府逐瘀汤加味。

方药：生地 15g，枳壳 10g，地鳖虫 10g，当归 10g，桔梗 10g，田七 10g，川芎 10g，桃红 10g，牛膝 10g，柴胡 10g，红花 10g，甘草 5g。5 剂。

同时嘱其用红花油外擦后，贴田七镇痛膏。

4月23日二诊：患者自述服药2剂，疼痛即止。5剂服完，病痛若失，咳嗽出气无碍，运动自如。根据患者气血有亏情况，处方桃红四物汤加味善后。

方药：黄芪25g，红花10g，当归10g，牛膝10g，党参15g，生地10g，川芎6g，甘草5g，桃仁10g，赤芍10g，郁金10g。5剂。

方药服完，康复如初。

按：血府逐瘀汤为清代名医王清任《医林改错》名方。凡胸膈以上外伤瘀血，运用此方均有显效。本方由桃红四物汤合四逆散，加桔梗、牛膝一升一降组合而成。

中医认为："通则不痛，痛则不通。"患者胸胁为歹徒拳头击伤，呈刺痛，有局部瘀血征，经络气血瘀阻。方中桃红四物汤活血祛瘀，四逆散平肝理气止痛，地鳖虫、田七加强化瘀止痛之功，桔梗、柴胡引药上行，直达病所，牛膝引离经之血下行，升降适度，气血通调。合奏活血化瘀、理气止痛之功。故效验如神。此方屡用屡验，足见前贤遣药组方，匠心独运也。

乙肝三阳转阴二例

例一：戴某，女，23岁，琅瑭镇琅瑭小学代课教师。1999年2月15日初诊。

现病史：乏力，厌油，伴腹胀、食欲不振，每天上完几节课，只想睡觉。半月前到人民医院化验，诊为"乙肝"大三阳（即表面抗原、E抗原和核心抗体同时出现阳性）。为防止传染，学校批准其休息治疗。经父亲（琅瑭镇中心小学教导主任）介绍，特上门求诊。

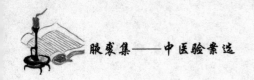

　　诊视：患者脸呈菜色，巩膜略黄，脉弦滑，舌淡苔腻。询知厌油、食纳差、腹胀已月余。小便黄，大便溏（日行二次），诊为"乙肝"伴黄疸型肝炎。乃因肝气郁结、湿热病毒之邪侵袭所致，治宜清化湿热，舒肝和胃。

　　自拟乙肝三阳转阴方。

　　方药：黄芪 25g，蝉蜕 10g，豨莶草 10g，板蓝根 15g，僵蚕 10g，猪苓 10g，虎杖 10g，蜂房 10g，茵陈 20g，紫草 15g，豆根 10g，川楝子 10g，贯众 15g，蛇舌草 15g，甘草 5g。15 剂。

　　同时处方乙肝宁冲剂 3 条，加服肌苷、护肝片。

　　3 月 1 日二诊：服上方 15 剂，食纳正常，厌油、腹胀、症状好转，小便转清；精神转佳，倦怠消除，脸色初转红润。效不更方，嘱将"三阳转阴方"再服 30 剂。

　　4 月 2 日三诊：二诊服药 1 月，力气恢复，精神倍增，疏原方继服 30 剂，其遵嘱，认真服药 1 月调养，经人民医院做肝功能与乙肝全套化验，三阳转阴，临床治愈。其父女特带些花生、干茹片，上门致谢。追访数年未复发，小戴早已去深圳某工厂打工。

　　按：乙肝，是临床上一个十分棘手的病症，余临床中亦感困惑。然余能虚心学习，注重知识更新与知识积累。凡书报与业务杂志上刊登的有关经验，均注意搜集整理。曾在实习带教中，反复强调"要善于运用专家方""借他山石攻己之玉"，真正学一手绝技。余自拟"三阳转阴方"，受《中医中药报》《朱良春用药经验集》启示，结合个人用药心得，因人因症，辨证施治，疗效可靠。一般应服药两月以上，至少服药 70 天。本例患者属乙肝大三阳，同时伴活动性肝炎，证明其感染乙肝病毒，正在病毒繁殖活动期，具有传染性。故服药期间嘱其与家属分餐，注意食具高温消毒，以利预防和治疗。

自拟方中，黄芪益气固表利水为君；板蓝根、虎杖、重楼、紫草、贯众、豆根、蛇舌草抗乙肝病毒，茵陈、猪苓清肝经湿热为臣；佐以川楝子行肝气，蝉蜕、僵蚕配伍豨莶草、蜂房，使表面抗原转阴；使以甘草健脾、调和诸药。合奏清利湿热、杀灭乙肝病毒之功。

例二：杨某，男，48岁，槎溪镇杨家村农民。2002年7月8日来诊。

现病史：患乙肝已一年半，经治罔效。多次到区医院化验，仍是1、3、5项同时阳性，即"大三阳"。精神倦怠，食纳不佳，腰膝酸软。外出打工，工厂不收，在家务农太累，吃不消。特慕名求诊。

诊视：患者面色无华，脉弦缓，舌质红、苔少。询知纳差，小便略黄，大便不成形。肝区隐隐作痛。诊为乙肝，属肝阴亏损夹毒型。治宜滋养肝肾，清肝化毒。方拟"乙肝三阳转阴汤"加味。

方药：黄芪30g，紫草15g，豨莶草10g，枸杞15g，童参15g，贯众10g，蜂房10g，甘松10g，板蓝根15g，豆根10g，川楝子10g，鸡骨草10g，虎杖15g，猪苓10g，延胡索10g，大枣15g，重楼10g，蝉蜕10g，丹参20g，蛇舌草15g，僵蚕10g，制首乌20g。30剂。

同时加服西药乙肝宁冲剂和护肝片。

8月10日二诊：服上方30剂，精神大振，肝区隐痛消失，纳谷香，睡眠好，大便成形，每天一次，脉缓略弦，舌转淡红，有薄白苔。上方减重楼、川楝子、延胡索，继服30剂。

9月12日三诊：上方服完30剂，其主动到红十字医院化验，乙肝三阳消失，患者欣喜，十月份到深圳打工。

讨论：本例乙肝属肝阴亏损夹乙肝病毒，故在"乙肝三阳转阴方"中加制首乌、枸杞滋肾养肝，加甘松、鸡骨草平肝和胃，金铃

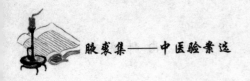

子散理气止痛，圆机活法，故疗效理想。

便 秘

李某，女，22岁，未婚，大学毕业待业，住天华中路。2007年12月20日初诊。

现病史：便结5年，曾延请县内名老中医多名诊治，均以大肠火论，处方通利大便的大黄或番泻叶之剂，服后腹泻一两天，药后大便更结，5~7天一行，干结难出，必服通利药方圊，甚为苦恼。

诊视：患者中等身材，精神一般，面色尚润，双目眶有紫色一圈，脉缓舌淡红，苔薄黄。询知食纳尚可，小便无异，大便已7天未圊。诊为"脾约"（西医为慢性结肠炎或功能性便秘）。乃胃肠津液不足，传导失司使然。宜开宣肺气、润肠通便为治。方选润肠丸加味。

方药：当归10g，火麻仁10g，大蓉20g，生地15g，桃仁10g，大枣15g，寸冬10g，杏仁10g，桔梗10g，元参10g，莱菔子20g，紫菀15g，枳壳10g，决明子20g。5剂。

同时配合服西药阿莫西林、肠康片。

12月28日二诊：服上方感觉舒服，大便一日一行，食纳馨，停药两天，未见任何不适，要求根治，以除痛苦。效不更方，在上方中加槐米10g，再续10剂，以巩固疗效，停服西药。

2008年1月15日，患者来门诊部告知：服药后，一切正常，且双眼眶黑圈同时消失。不想再服中药。基于临床治愈，嘱其注重颐养善后。

按：本例患者便秘，前医大多以大肠积滞实证论治，每与大黄、番泻叶通下，获一时之快，药后气阴更伤，便秘更甚。余思虑良久，颖悟"提壶揭盖"法。肺与大肠相表里，肺气不宣致大肠传导失司，则大便秘结。于是在润肠丸基础上，加杏仁、桔梗、紫菀获良效。

盖杏仁、桔梗、紫菀开宣肺气，亦能通利二便；上窍开泄，下窍自通，且加大蓉补肾润肠，双眼睑黑圈亦随之消失。随访3月无反复。

痛　风

袁某，男，74岁，退休干部，住城关二校。2006年3月14日初诊。

主诉：右脚拇趾红肿热痛1周，不能穿鞋，走路跛行，痛苦不堪。

诊视：患者搀扶着爱人来门诊部，痛楚面容，脉弦紧，舌质红、苔白腻中黄。检查右脚拇趾红肿热痛，血压偏高。询知3天前在红十字会医院化验，尿液中尿酸盐偏高，经服西药秋水仙碱疗效不显。诊为痛风。此乃风、寒、湿、热之邪侵袭，久稽局部经络所致，气血痹阻，不通则痛。当以清热化湿、宣痹定痛为治。方拟四妙散加味。

方药：金银花15g，牛膝15g，土茯苓20g，苍术15g，黄芪25g，防己10g，薏苡仁30g，赤芍10g，徐长卿15g，川柏10g，姜黄10g，甘草5g。5剂。

同时点滴青霉素，抗菌消炎3天。

3月20日二诊：经服药、点滴，痛楚解除，不用搀扶，能坚持

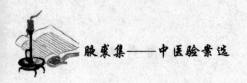

走路来门诊部，脚趾红肿消退。效不更方，继处上方加忍冬藤 15g，再服 10 剂巩固疗效，恢复健康。时隔 1 月，其在长沙女婿处，因饮食不慎复发一次，将二诊处方服药 5 剂病愈，随访年余未复发。

按：风、寒、湿三气杂至合而为痹。痹者，不通之谓。乃经络气血痹阻不通，不通则痛。临床一般分风、寒、湿、热四型论治。本例属湿热偏甚型，故以四妙散加味治疗。方中四妙散祛湿清热为君；金银花、防己祛湿热，黄芪、赤芍、姜黄益气、活血化瘀、止痛为臣；佐以土茯苓、徐长卿祛湿通痹；使以甘草调和诸药。共奏清热祛湿、宣痹定痛之功。故如矢中鹄，效验立见。

男性精少不育

曾某，男，32 岁，科头乡塘湾村农民，为笔者祖籍芳邻。2006 年 12 月 20 来诊。

现病史：婚后 7 年不育，女方妇检生育功能正常；男方检查，精虫少，且精虫活动力低。男方曾练过武功，身强体壮，性生活正常。双方求嗣心切，特慕名求诊。

诊视：患者个子敦实，气色好，脉平缓，舌质淡红、苔薄白。询知纳馨，二便正常。此乃阴精不足，肾虚不育。应以滋阴补肾、益精填髓为治。方拟益精育麟丸加味。

方药：熟地 30g，菟丝子 30g，巴戟天 25g，茯苓 30g，仙灵脾 15g，覆盆子 25g，前仁 10g，炒韭子 15g，补骨脂 30g，五味子 5g，仙茅 10g，企桂 5g，核桃肉 10g，大蓉 15g，沉香 5g，枸杞 15g，鹿茸片 5g。

上 17 味 5 剂为一料，加黄狗肾连鞭五具，共焙干研末，蜜炼为

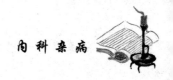

丸，梧桐子大，约 2kg 许，每次 2 丸，日二次，淡盐水送下，连服 45 天。

2007 年 3 月 6 日，其随夫南下广州打工的夫人李氏来门诊诊视，显孕脉，余问："停经多久了？"

"已孕二月，请开点保胎药。"处方芩术四物汤与香砂六君子汤加减 5 剂。嘱其休息养胎，少干重活，适当注意营养。2007 年 12 月 11 日，其来中医院妇产科分娩，顺产一健壮男婴。

按：本例不育，为男方精虫少，活动力低，经服丸药一料受孕。《素问·上古天真论》曰："肾者主水，受五藏六府之精而藏之，故五藏盛，乃能泻。"《素问·阴阳应象大论》："精不足者，补之以味。"方中熟地味厚补精为君；臣以五味子、茯苓、仙茅、巴戟天、大蓉、补骨脂、仙灵脾、核桃肉补肾壮阳；佐以鹿茸、黄狗肾（连鞭）血肉有情之品，直接填精补髓；使以企桂温肾，沉香引药下行。合奏补肾壮阳、种子育麟之功。故数年夙愿，一朝赏还，皆大欢喜。

阳　　痿

曾某，男，32 岁，乡干部，住上梅镇工农河街。2002 年 5 月 14 日初诊。

现病史：婚后两年不育，做爱阳事举而不坚，持续时间短，略感腰酸膝软，神疲乏力。因公事繁忙，睡眠不佳，有慢性肠炎，大便不成形，每天 2~3 行。曾延治县内名老中医多处，各有见解，服药罔效。

刻诊：患者面色无华，脉缓，舌质淡和、苔白略腻。询知食纳

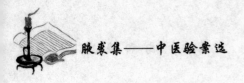

欠佳，大便溏。此乃心、脾、肾虚弱所致阳痿。治宜补益心脾，滋肾壮阳。

方拟四君子汤合二仙汤加味。

方药：黄芪 25g，熟地 15g，仙茅 10g，蜂房 10g，党参 15g，山萸肉 20g，仙灵脾 15g，蜈蚣 3 条，茯苓 10g，枸杞 20g，巴戟天 10g，芡实 15g，益智 10g，韭子 10g。5 剂。

5 月 10 日二诊：服上方 5 剂，效果理想。房事正常，交媾阳事坚举，持续时间延长，胃口较佳，睡眠好转，大便成形，一天一行。脸色转红润，精力较前充沛。要求制丸药服用，省时省事，以巩固疗效。将上方加鹿茸 5g，白参 5g，大蓉 10g，共捡 10 剂，烤干研末，蜜炼为丸，梧桐子大，每次 2 丸，一天两次，连服二月。一年后，其爱人生育一健壮男婴，夫妇欢喜。

按：阳痿成因复杂，不外房事不节，恣情纵欲，或少年好奇手淫过频，损伤肾精，也有因情绪紧张，临事不用，或思虑烦劳，心、脾、肾受损，食欲不振，阳明虚，化源不足，精气虚，宗筋弛纵，阳事不举；或因湿热为患，宗筋弛纵，阳事不举等。故治疗必审证求因，治病求本，方能奏效。本例患者乃公务繁忙，劳累过度，心、脾、肾皆虚。故以健脾补肾为治，切中病机。方中四君子、黄芪、熟地健脾益气，滋生化源为君；臣以枣皮、贡果、益智、巴戟、大蓉补肾益精；佐以二仙、韭子壮阳；使以蜂房、蜈蚣通络助雄。诸药合伍，心、脾、肾同治，补肾壮阳，故预期育麟种子。

呃　逆

肖某，男，50 岁，维山乡横溪村农民，2005 年 4 月 20 日来诊。

主诉：呃逆一年余。

在乡卫生院延医服中药，打点滴反复治疗，呃逆如故，特上门求治。

诊视：患者面色㿠白，舌边尖红，苔白略腻。询知呃逆声高，胃脘胀痛，食纳欠佳，小便无异，大便略溏，日行 1～2 次，血压、体温正常。此乃肝胃不和，内有湿热，气逆上冲所致。治宜和胃降逆，清热祛湿。方拟柴胡疏肝散合丁香柿蒂汤加味。

方药：柴胡 10g，公丁 6g，荷叶 10g，白芍 10g，沉香 6g，竹茹 15g，枳壳 10g，柿蒂 10g，大枣 10g，川芎 6g，川连 6g，香附 10g，吴萸 5g。5 剂。

另服四磨口服液一盒。

5 月 26 日二诊：服上方呃逆发作次数减少，胃胀撑痛消除，食纳转佳，精神好转。方拟香砂六君子汤合丁香柿蒂汤加减。

方药：黄芪 25g，陈皮 10g，沉香 6g，大枣 15g，童参 15g，白术 10g，菖蒲 10g，法夏 10g，茯苓 10g，丹参 20g，砂仁 10g，公丁 6g，荷叶 10g。5 剂。

继服四磨汤口服液一盒。

5 月 2 日三诊：服上方，呃逆停作，脸色红润，诸证悉平，患者喜形于色，处方六君子汤加黄芪健脾益气、和胃降逆善后，随访 2 年未复发。

按：呃逆乃胃气上逆所致的病证，成因有寒、热、虚、实之

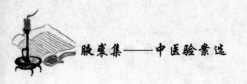

别，本例系肝胃不和，湿热阻滞而成，以平肝理气、和胃降逆乃愈。

胆石症合并胆囊炎

刘某，男，40岁，审计局干部。2007年9月2日上午初诊。

现病史：曾有胆绞痛史，在县人民医院住院治疗，抗菌消炎，疼痛缓解出院。近来，胃脘胀痛，B超显示胆总管扩张，有结石光团和声像。食纳不佳，厌油腻，嗳气，精神疲惫。

刻诊：患者形容憔悴，精神萎靡，脉弦略紧，舌质淡和，边缘有齿痕，苔白腻。体温、血压正常，心窝部偏右有压痛，肝脏未扪及。此乃肝郁气滞，肝经湿热蕴结使然。治宜疏肝利胆，理气止痛。

方拟柴胡疏肝散合黄连汤加味。

方药：黄芪25g，延胡索10g，蒲公英15g，青皮10g，党参15g，川连6g，丹参20g，琥珀10g，柴胡10g，法夏10g，金钱草20g，留行子10g，川楝子10g，干姜6g，鸡内金15g，甘草5g。5剂。

同时服西药阿莫西林和消炎利胆片。

9月14日二诊：服上方5剂，疼痛消失，食纳转佳，精神好转，能坚持正常上班；其自行将原方继服5剂，去人民医院B超检查，胆总管缩至正常。结石光团和声像消失。根据病情，方拟四君子汤加味。

方药：黄芪30g，青皮10g，琥珀10g，党参15g，鸡内金15g，牛膝10g，白术10g，金钱草20g，姜、枣各15g，法夏10g，丹参

20g。5 剂。

方药服完，一切恢复正常。

按：胆囊炎属中医"胁痛"范畴，此病多数合并结石，感染炎症反复发作，疼痛难忍，皆因肝胆湿热，肝气郁滞所致。本例患者经住院消炎，疼痛缓解后，胃脘胀痛不舒，要求服中药治疗。根据病后体虚，形容憔悴情状，在拟疏肝利胆、理气止痛方中，加黄芪、党参补益脾胃，资助化源；金钱草、琥珀、鸡内金利胆化石，疗效倍增。故能达到止痛、排石双向疗效。

癫　　证

曾某，男，25 岁，住科头乡科头村四居民组，系笔者亲侄。1993 年 3 月 14 日初诊。

其爱人杨某代诉：患者开手扶拖拉机搞运输。2 月 21 日晚，给小浪村肖某送一车煤，夜半而归。当晚正值农历二月初一，没有月亮，天黑如漆，四野寂寥。卸煤归来，在过小浪至科头约 2.5km 路长的竹山垅时，间或闻到猫头鹰"快哭""快哭"的凄切哀鸣，患者平时听说此处常有鬼魅出没的传闻，内心恐惧，精神骤然紧张，不由一阵寒噤，起一身鸡皮疙瘩。将手扶拖拉机车速加码到最高档次，狂奔到家。到家后，衣衫被冷汗浸透，人完全瘫软在床，草草洗沐后就睡下了。闭上眼睛就是噩梦，不时惊恐爬起两目圆睁。此后如失神守，沉默寡言，忧忧闷闷，语无伦次，神志仿佛已半月，延请当地名医治疗罔效。

诊视：患者神志淡漠，目光呆滞，平时活力如失，脉虚缓，舌质淡，边有齿痕，苔白腻，食纳不香，二便无异，喜细碎言语，语无伦次，嬉笑无常。此乃惊恐所致的癫证（西医为精神分裂症），属心脾不足，惊恐伤肾，痰浊上壅，蒙蔽心窍使然。治宜镇心安神，祛痰开窍。方拟温胆汤加味。

方药：法夏10g，枳实10g，枣仁15g，茯苓10g，胆南星10g，大枣15g，陈皮10g，朱砂10g，生铁落20g，竹茹10g，菖蒲10g。5剂。

3月21日二诊：服药5剂，人已清醒许多，能识辨亲疏，操持家务。方拟琥珀散加味。

方药：党参15g，菖蒲10g，合欢15g，琥珀15g，制乳香10g，郁金10g，茯神15g，枣仁15g，炙甘草6g，远志6g，朱砂6g。5剂。

3月26日三诊：服完上方，神志完全清醒，食纳转佳。方拟归脾养心丸善后。服药10剂，诸症悉平，随访数年未复发。

按：经曰："重阴则癫。""阳并于阴则癫。""恐伤肾。"本例癫证乃惊恐所致，惊恐则心气逆乱，痰浊上壅，蒙蔽心窍。谨守病机，治疗首先祛痰开窍，次以镇心安神，然后滋养心肾之阴，丝丝入扣，成竹在胸，故愈病甚捷。

腰　　痛

徐某，男，81岁，工商银行领导干部。2008年2月5日出诊。

主诉：腰痛，不能转侧，放射到右髋关节一星期，加重3天。

因眼底病变，双目失明，行动维艰，特邀余上门诊治。

诊视：患者神清，大脑思维敏捷，脸色红润，脉弦滑，舌质红、苔白腻中黄。体温、血压正常，食纳欠佳，二便可。腰部有叩击痛。诊为腰痹，印象为腰椎骨赘形成（后经人民医院 X 线摄片证实）。宜补肾通痹、祛风止痛为治。方拟当归补血汤加味。

方药：黄芪30g，杜仲20g，葛根20g，全蝎10g，当归6g，木瓜15g，姜黄10g，牛膝10g，骨碎补25g，寄生2g，细辛5g，血藤20g，威灵仙10g，甘草6g，补骨脂2g，仙灵脾10g。5 剂。

2 月 26 日二诊：上方服完5 剂，腰痛减轻，能自由转侧，活动自如。其嘱保姆在大桥药店将原方再捡5 剂，共服10 剂，诸症若失，仅处方西药鳗钙1 瓶，维生素 B_1 1 瓶，抗骨增生片2 瓶善后。

按：本例属风湿性腰痹，乃骨赘形成，痹阻经络，气血流通不畅，不通则痛。明代医学家张景岳云："骨赘之形成，多由肾气之不足，以肾生骨髓而肾又主骨，治宜补肾、益精，兼调气血。"治风先治血，血行风自灭。方中黄芪、当归补气生血为君；臣以补骨脂、仙灵脾、杜仲、牛膝温补肾气；佐以全蝎、血藤、寄生、葛根、木瓜、灵仙祛风通络；使以姜黄、细辛活血止痛、通窍；甘草调和诸药。共奏补气生血、通痹止痛之功，故桴鼓相应，药到病除。

面瘫（面神经麻痹）

张某，女，35 岁，建筑陶瓷厂下岗职工。2008 年 3 月 4 日初诊。

患者自述：左面部不适3 天，首先头面轻微疼痛，3 月 2 日开始，觉嘴唇不灵活，对镜发现眼斜嘴歪，吐痰不顺，言语略謇，因畏惧侧瘫，特上门求诊。

诊视：患者神清，讲话吐词稍有障碍，左眼斜，嘴向右歪，脉细缓，舌质红、苔白。询知食纳尚可，二便正常，体温、血压无

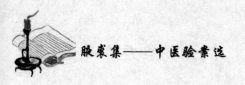

异，余无不适。诊为"类中风"（西医为面神经麻痹）。此乃正气虚弱，感受外风，风邪中络痹阻面络，致口眼㖞斜，面部肌肤麻木不仁，言语謇涩。治宜祛风通络，扶正祛邪。方拟牵正散加味。

方药：僵蚕10g，黄芪25g，蜈蚣2条，全蝎10g，党参15g，粉葛20g，白附子10g，白术10g，炙甘草5g，天麻10g，防风10g，钩藤10g，川芎6g。10剂。

3月15日二诊：上方服10剂，病情大有好转，脸部表情不感别扭，讲话流利，吐痰不㖞，口眼基本复正。效不更方，在上方中加菖蒲10g，赤芍10g，继服10剂，以巩固疗效。方药服完，病瘥。

按：面瘫，俗称"㖞嘴风"（西医为面神经麻痹症），《金匮》载为"风邪中络"，明确指出其病机为"正气引邪，㖞僻不遂""邪在于络，肌肤不仁"。本案乃晚上加班，头靠窗户感受风寒，引动内风，致口眼㖞斜诸症。方中僵蚕、全蝎、白附子、天麻、钩藤、防风、蜈蚣祛风通络，搜剔经络之邪；黄芪、党参、白术健脾益气；菖蒲、赤芍化痰开窍祛瘀；炙草调和诸药。共奏祛风通络、益气固表之功。故方中病机，药到病除。

失　眠

马某，女，62岁，住上梅镇天华南路。2007年4月12日来诊。

患者自述：晚上不能入睡已月余，精神疲倦，乏力，白天也无睡意。中西药吃了很多，医师看过几个，都不见效。

诊视：患者精明，不轻易相信医师，首次来诊，抱着试试看的态度。其素患慢性支气管炎，稍一感冒，则喘咳气逼。视其脸色少华，唇淡，脉虚缓，舌红苔白。询知食不甘味，二便调，体温、血压正常。此属肝血不足，心失所养，阳不交阴，神不守舍而不寐。治宜补血潜阳，宁心安神。自拟安神入寐汤。

方药：黄精30g，茯神15g，法夏20g，合欢10g，酸枣仁15g，百合20g，知母10g，蜜远志6g，炙甘草5g，枯球15g，甘松6g。5剂。

另处刺五加1瓶，谷维素1瓶，维生素 B_1 1瓶，各2片，日三次。

4月18日二诊：上方服1剂，当晚即安睡。5剂服完，食纳转佳，精神振奋，不寐诸症悉平。随访1年未复发。

按：不寐成因复杂。本例属肝血亏少，心失所养，阳不入于阴则不寐。自拟安神入寐汤，以黄精补益心脾安神为君；法夏、甘松、枯球、茯神、百合燥湿健脾为臣；佐以酸枣仁、合欢、远志宁心定志，安神入寐，知母滋阴潜浮阳之火；炙草补脾宁神，调和诸药。合奏补益肝血、养心安神之效，故药到病除，立见效果。此方应用于各种原因所致的不寐证，均有显效。

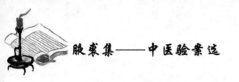

妇科疾病

痛　经

谢某，女，14 岁，北渡乡金滩村人，初中在校学生。2003 年 3 月 12 日初诊。

其母代诉：小女孩月信初潮害羞，腹痛，腰痛，不敢告诉母亲，已痛经 3 月，本月有加重趋势。

诊视：患者发育中等，面色不泽，脉细而紧，舌质红、苔白，饮食欠佳，二便如常。询知正在经期。以前每次行经 3 天前，小腹、腰骶部疼痛难忍，行经量不多，呈黑色，延续 6～7 天，影响学习质量。诊为原发性痛经。乃胞宫发育不良，胞脉瘀阻，行经不畅。治宜活血化瘀，调经止痛。方拟桃红四物汤加味。

方药：生地 10g，桃仁 10g，川楝子 10g，茜草 10g，当归 10g，红花 6g，延胡索 10g，五灵脂 10g，赤芍 10g，丹皮 10g，山楂 15g，甘草 3g，川芎 6g，益母草 15g，丹参 15g。5 剂。

同时嘱服花红片 1 盒，当归胶 1 瓶，安宫黄体酮片 4mg，每天 3 次，持续 5 天。

3 月 18 日二诊：其母带来复诊，患者自述服药后，行经较前月通畅，持续 3 天即止，小腹、腰痛减轻。嘱将上方，每月于行经前服 5 剂，连服 2 月。3 个月后，月信周期准确，再未出现痛经，诸症皆平，学习成绩有提高。

按：痛经乃妇科常见病、多发病，即经期或行经前后，小腹出现痉挛性疼痛，可放射至腰骶部，有时伴恶心、呕吐，甚至头痛、腹泻频频等症状。分原发性与继发性痛经两种。本例系原发性痛经，乃胞宫发育不良，胞脉瘀阻所致之痛经。方中四物汤补益气血

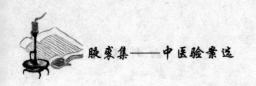

为君；桃仁、红花、茜草、五灵脂活血化瘀为臣；金铃子散行气止痛为佐；使以甘草调和诸药。共奏活血化瘀、行经止痛之功。方药切合病机，故药到春回，诸症悉平。

青春期子宫出血

杨某，女，14 岁，住天华南路，初三在校学生。2005 年 3 月 22 日来诊。

本人害羞，其母代白："小孩 13 岁初潮，周期不准。近 3 月来，月事淋沥不尽，持续 20 多天，流血不止。"

诊视：患者唇淡色白，面无光泽。脉濡细，舌淡苔白，月初来潮，已持续 20 多天，仍淋沥不尽。诊为青春期功能性子宫出血。乃为初潮不久，胞宫发育不良，精神紧张所致，流血持续时间久，故成失血性贫血貌。宜补益脾肾、调经止血为治。方拟四君子汤加味。

方药：黄芪 30g，白芍 10g，五灵脂 10g，益母草 15g，蒲黄 10g（包煎），白术 10g，女贞子 20g，山楂 20g，茯苓 10g，旱莲 15g，仙鹤草 15g，当归 6g，鸡冠花 15g，阿胶珠 15g。5 剂。

同时配合点滴消炎止血，肌注缩宫素，每天 1 次，持续 3 天。

3 月 28 日二诊：经服上方 5 剂，出血已止，精神转佳，处方丹栀逍遥散加阿胶、艾叶 5 剂善后。随访 1 年，月事正常，再未出现子宫出血。

讨论：经详细检查，排除炎症肿瘤，或病理妊娠异常现象，以出血为突出症状者，称为功能性子宫出血。本例属青春期子宫出血，即月事初潮，胞宫发育不良，精神紧张，内分泌失调所致。上方黄芪、白术、茯苓、当归、白芍、阿胶珠益气健脾补血；益母、女贞、旱莲、冠花、灵脂、蒲黄、仙鹤草行血、凉血、止血。同时补益肝肾。诸药合伍，共奏健脾益气、止血安宫之效。方证契合，故收效甚捷。

白　　带

陶某，女，48岁，维山乡石屋村农民。1980年4月5日上午来诊。

自述：带下清稀，量多，每天换裤子多次，裤子经常是湿的，污秽羞于见人，外出常招引苍蝇叮屁股，已患病半年，加重1月。

诊视：患者面色㿠白无华，脉濡滑，舌质淡、苔白腻，舌边有齿痕。诊为白带。乃气阳虚陷，脾虚湿注使然。治宜健脾益气，固冲止带。方拟完带汤加味。

方药：黄芪30g，苍术15g，炒荆芥10g，芡实15g，焦术15g，前仁15g（包煎），陈皮10g，企桂6g，白芍15g，柴胡10g，海螵蛸15g，附片10g，龙、牡各20g，甘草5g。5剂。

4月11日二诊：上方服5剂带止。效不更方，嘱将原方再捡5剂。方药服完，患者精神转佳，面色转红润。带愈，如释重负。

按：带下一证，可因风湿、湿热、血瘀、气虚、滴虫等多种原因引起。本例为气阳虚衰，脾阳不运，故见带下清稀，量多。治以益气健脾，佐以龙骨、牡蛎、海蛸收涩止带之品，加企桂、附片温补冲任，使脾气健而湿气消。白带自止矣。

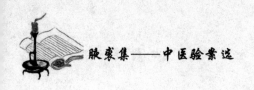

调 经 种 子

罗某，女，31 岁，住洋溪镇新街。2004 年 3 月 14 日上午初诊。

自述：婚后 4 年不孕，月经后期，量少，色黑，经前乳房胀痛，小腹疼痛，贯连腰骶。本人及爱人乃个体医生，曾自己处方，服过很多西药、调经药罔效，特慕名求诊。

刻诊：患者善于辞令，满面春风。脉虚细涩，舌淡苔白，边有小瘀紫数点。询知月经衍期 10～15 天不等，经期乳房胀痛，小腹、腰骶部疼痛。经妇幼保健站检查，输卵管通畅，子宫及附件无异常，男方精液检查正常。此乃气滞血瘀，月经不调不孕。治宜养血疏肝，活血调经。方拟桃红四物汤合柴胡疏肝散加味。

方药：当归 10g，桃仁 10g，益母草 15g，延胡索 10g，川芎 6g，红花 6g，鸡血藤 20g，甘草 5g，赤、白芍各 10g，丹参 15g，柴胡 10g，生地 15g，香附 10g，川楝子 10g。10 剂。

加服乌鸡白凤丸五盒，每天 2 次，每次 1 粒。

3 月 25 日二诊：上方服 10 剂，月信 35 天来潮，经量较服药前增多，色转红，乳房胀痛减轻，小腹、腰部疼痛不甚。仍以养血调经、补益肝肾为治。方拟桃红四物汤加味。

方药：熟地 15g，红花 6g，贡果 15g，当归 10g，益母草 15g，女贞子 20g，川芎 6g，六汗 15g，旱莲草 15g，白芍 10g，菟丝子 15g（包煎），艾叶 6g，桃仁 10g，仙灵脾 15g，大枣 15g。10 剂。

4 月 6 日三诊：上方服 10 剂，精神好转，乳房胀痛消失，小腹、腰部无任何不适，并喜而告曰："月经延期，自行尿妊娠试验阳性，已上身一月。有挑食喜酸，作呕早孕反应。"拟香砂六君子

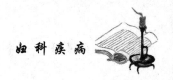

汤加味，滋肾养胎。

方药：党参 15g，砂仁 10g，寄生 15g，法夏 10g，木香 6g，六汗 15g，茯苓 10g，熟地 15g，枸杞 15g，陈皮 10g，苏杆 15g，炙甘草 6g。10 剂。

并嘱其休息养胎，少干重活。12 月下旬，顺产一男婴，阖家欢欣。

按：凭笔者经验，排除男方生殖功能障碍，女方不孕，大多是月经不调所致。其病因病机，不外为先天不足，肾气虚弱，冲任失调，或胞宫虚寒，或劳伤气血，致经期紊乱。其他如七情内伤，肝气郁结；或外感六淫，邪犯冲任；以及气滞血瘀均能引起月经不调，而致不孕。当然也有因肿瘤等其他原因导致的不孕。本例乃气滞血瘀，致月经衍期不孕。治以疏肝理气，活血化瘀，补益气血，调经种子。身孕后以养血滋肾，固护胎元，致胎儿发育良好，预期生产。

小产失血危重症

曾某，女，35 岁，维山乡芦家桥村人。1977 年 3 月 10 日上午出诊。

其夫代诉：因小产，出血半月不止，经当地诊所医师救治无效，后转人民医院清宫，重用止血药，仍断续流血。因失血过多，脸色白如窗纸，脉微欲绝，从人民医院抬回，做了后事准备。患者家属抱一线希望，再三邀余出诊。

刻诊：患者极度虚弱，脸色惨白，脉微欲绝，舌淡苔白，声息低微，不思饮食。二便尚可。辨为气血暴脱。当以益气生血、止血

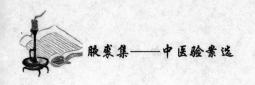

固脱为首务。方拟补中益气汤加味。

方药：晒参10g，炒升麻10g，陈皮10g，炙甘草5g，焦术10g，柴胡10g，红参50g，生黄芪30g，当归6g，附片10g。3剂。

3月14日二诊：上方进药1剂，患者精神稍振，流血减少。3剂服完，血止，能进稀饭，可下床走动。与归脾汤10剂善后。

方药：黄芪30g，白术10g，木香6g，当归6g，晒参10g，炙甘草6g，龙眼肉10g，茯神10g，姜、枣各15g，枣仁10g，远志6g。

方药服完，身体基本康复，终于将患者从死亡边沿挽救回来。

按："气为血帅，血为气母。"经曰："阳生则阴长，此其义也。"本例患者大量失血，气随血脱。大剂补中益气汤补益中气，红参补血止血强心，附片回阳固脱。方药切中病机，如逆水挽舟，确保生命无虞矣。

滑　胎

曾某，女，25岁，四都乡雷鸣山村农妇。1978年10月9日来诊。

自述：结婚2年，流产3次，每次上身2~3月即流血，吃保胎药罔效。这次已停经1月，尿妊娠试验阳性。特上门求诊，以及早预防流产。

诊视：患者中等个子，面白少华，脉虚滑，舌淡苔白，食纳欠佳，喜酸挑食，二便如常，血压、体温正常。诊为滑胎（西医为习惯性流产）。此乃气血不足，胎元不固使然。宜补益气血，固肾安胎为治。方拟寿胎丸加味。

方药：党参15g，菟丝子15g，枸杞15g，黄芪20g，寄生15g，砂仁 10g，白术 10g，续断 15g，艾叶 6g，条芩 10g，苏杆 10g，阿胶珠 10g。

上方每月服 15 剂，连服 3 月。另外嘱其用南瓜白根适量炖瘦肉，待南瓜根炖化为度，吃肉喝汤，每月 4~5 次，并交代其注意休息养胎，少操持家务。

11 月 11 日二诊：患者遵嘱而行，服药期间，胃口转佳。感到精神舒适，无任何不佳征兆。如此反复治疗 3 个月，胎元发育良好。1979 年 6 月顺产一健壮男婴。

按：连续 3 次以上自然流产，称习惯性流产，中医称"滑胎"。乃为肝肾不足，气血亏虚，冲任失养，胎元不固使然。方中党参、黄芪、阿胶珠益气健脾为君；菟丝子、寄生、续断、枸杞补肾固胎为臣；佐以条芩、砂仁、苏杆健胃醒脾，滋生化源；使以艾叶暖宫安胎。共奏补益气血、固肾、养胎之功。更辅以民间验方，白南瓜根炖瘦肉，补益脾气而通冲任，固护胎元。故流产可止，胎元可固。

重 症 子 痫

肖某，女，22 岁，维山乡石屋村人。1980 年 6 月 13 日下午，该村卫生室乡村医师曾某某邀余出诊。

患者丈夫代诉：爱人已孕九月，病前月余，胎气水肿严重，出现头痛、眩晕。是日下午三时许，突然发生神志昏迷，颈项强直，牙关紧闭，口角流涎，手足抽搐。曾医师诊为"羊角风"，拙于治疗，故延余会诊。

刻诊：患者昏迷病榻，抽搐时作，家属用剪刀别着嘴巴，别掉

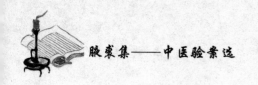

门牙4颗，满口鲜血。每次抽搐，全家骤然紧张，吼天震地，急得敲打鼎盖，鸣金示威，借以驱邪，求得心里安慰。诊脉弦紧有力，腋温38.5℃，诊为子痫。治宜平肝熄风，中西救治。

西医：首先镇静止痉，用5%葡萄糖30ml推注氯丙嗪2支，滴注甘露醇250ml，脱水降压，渐次抽搐减少，发作时间延长；同时做好接生准备。至凌晨四点，小孩刚一出生，产妇即脸色苍白，六脉俱无，出现休克，即刻肌注去甲肾上腺素、尼可刹米抗心力衰竭与呼吸衰竭，针刺人中、合谷、十宣等急救穴位，渐次有微弱呼吸、心跳，此时出现痰浊上壅，阻塞气道，又急切抽痰。与乡村医师、接生员密切配合，抢救至黎明，产妇呼吸从容，脉搏平缓，血压、体温正常，终使母子平安，阖家欢喜。中药处方参麦散合生化汤加减，调理半月而安。

按：子痫乃妊产三大危证之一。其病机为孕妇聚血养胎，因肝肾亏损，肾阳敷布障碍，致气化阻遏，水湿停聚肌肤，发为水肿；肝肾之阳不足，则肝阳偏亢，亢奋无制，肝风内动，至抽搐昏迷。本例属重症子痫，产前、产期、产后均抽搐频作，本应急送县级医院抢救治疗，盖因边远山区，离县城太远，交通不便，只能就地抢救治疗。由于抢救及时，措施得力，医务人员配合默契，终从死神手里把生命夺了回来，使母子平安。事过心有余悸，抢救一例重症子痫，真乃一场揪心的紧张战斗。

产 后 血 崩

阿媛，28岁，科头乡科头村四组居民。1968年8月23日生下三毛，刚半月余，一切情况正常。9月18日阿媛觉精神清爽，起床在室外走动，操持一些家务。适时四姨子来家探视。下午5点左右，阿媛感觉不适，胯下有热流外涌，其视大惊，乃血崩也。即卧床，用去草纸数扎，流血不止，用破衣服垫上也浸透了，床下均是血渍。阿媛感到口干饥饿，嘱姨子给点茶汤饭吃，刚吃上几口，即昏迷过去，不省人事。乡里人以为是小姨上门探视，带来邪孽，是产罗鬼找上门了。惊动很多邻里上门探视。其时家属住在一间夹小拖屋里，来往人群拥挤嘈杂，有出主意把渔网罩上阿媛的（不让产罗鬼抓去）；有鸣铳、打锣的，以吓退产鬼。情况十分危急。适时余尚在学校当值未归，情况概然不知。姨子到学校将余喊回，此时已下午8点，月上树梢。余诊视后，感到情况不妙，即小跑步至1kg外的乡卫生院，喊来刘医师上门急诊。来回不到1小时。这时阿媛已脸色惨白，血晕休克，不省人事，脉微欲绝，生命垂危。余急用红参加侧柏炭煎水，别开嘴巴频频灌服。刘医师即用50%葡萄糖配上止血芳酸静脉推注。渐渐血流减少，阿媛苏醒，能辨亲疏。约经20分钟抢救，流血方止，终将阿媛从死亡边沿抢救过来。随即处方《傅青主女科》救败求生汤10剂善后。

方药：红参20g，熟地30g，附片6g，当归10g，枣皮25g，黄芪50g，正山15g，白术10g，枣仁15g。

此方补气以回元阳，阳回而气回，自可摄血以归神，生精而续命矣。

按：产后半月许，血崩昏晕，多系不慎房帏或劳累所致。阿媛血崩乃系劳累所致。产后自觉气清神爽，走动操劳，不知慎养，乃至劳累损伤未复胞宫血络，酿成血崩。气随血脱，而致休克，生命垂危。遵"有形之血不能速生，无形之气所当急固"之旨，急用独参汤合侧柏炭煎水频频灌服，使气回崩止，力挽生命于垂危。

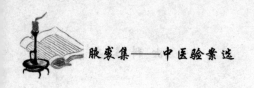

体 丰 不 孕

罗某，女，28 岁，潮水乡潮水村农民。1970 年 2 月 5 日初诊。

自述：婚后 6 年不育。男方检查无问题。患者体胖肌肥，天气稍寒，则畏寒，嘴唇青紫。延医治疗，多以滋补阴血为治，阿胶吃了不少，终不受孕，特商治于余。

刻诊：患者体魄丰腴，畏寒，嘴唇青紫，脉细缓，舌胖嫩有齿痕，苔薄白，食纳可，二便如常，月信衍期 10 余天，血色淡红。辨为肾阳虚衰，冲任失调。当以温补肾阳、调理冲任为治。

方拟桂附地黄丸加味。

方药：企桂 6g，泽泻 10g，炙甘草 5g，熟附 10g，山萸肉 15g，熟地 15g，贡果 15g，丹皮 10g，仙灵脾 15g，茯苓 10g，正山 15g。15 剂。

2 月 25 日二诊：上方服 15 剂，患者自觉精神大振，再不畏寒，月信 28 天，且经色较前红活，性生活质量较前有提高。处方龟鹿二仙丹 10 剂。

方药：龟胶 10g（烊化），鹿胶 10g（烊化），贡果 15g，人参 15g。水煎甜米酒调服。

服上方 2 月后身孕，1970 年 11 月下旬顺产一男婴。

按：本例患者体质丰腴，形寒肢冷，属肾阳虚衰，月事衍期不孕。盖"肥人多气虚"，由气虚发展至阳虚，寒滞冲任，月信衍期，不能正常排卵。经服阳八味，温补肾阴肾阳，调理冲任，阴阳平衡，月事以时下。继服龟鹿二仙丹，补肾益精，故能受孕种子。

盆 腔 炎

游某，女，26岁，县档案局干部。1986年3月10日来诊。

自述：盆腔疼痛，白带多，多处延医治疗罔效，特上门求诊。

诊视：患者仪态端庄，毫不隐曲，自我陈述了主要病情。脉虚缓，舌淡、苔白腻，纳差，小便可，大便溏。面色无华，精神抑郁内向，腰骶部有叩击痛。询知其因节育，人工流产5次，因工作劳累，未能正常休息，酿成此病。已延续半年，痛楚难言。四诊合参，诊为盆腔炎。乃气血亏虚，肝、脾、肾虚弱，湿热下注使然。治宜补益气血，清热止带。方拟完带汤加味。

方药：黄芪30g，苍术10g，陈皮10g，海螵蛸10g，党参15g，正山15g，蒲公英15g，甘草5g，白芍10g，前仁15g（包煎），丹参20g，益母草15g，柴胡10g，鸡冠花10g，炒芥穗10g，茜草10g。10剂。

3月21日二诊：服上方10剂，病情好转，食欲转佳，大便成形，白带减少，盆腔疼痛止，气色好转，精神沛然。在上方基础上加女贞子20g，旱莲草15g，枣皮、枣仁各10g，继服10剂，病愈。随访1年未复发。

按：妇女以血为先天。本例患者因人工流产过多，工作紧张，致气血亏虚，湿盛火衰，湿热下注，致盆腔疼痛。完带汤乃肝、脾、肾三经同治，寓补于散，寄消于升，升提肝木之气，使脾健湿消，白带自止，更加益母、丹参、海螵蛸活血化瘀止痛，故诸症悉除，康复如初。

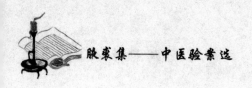

不完全性流产

邹某，女，28 岁，炉观镇青山片石屏村人。1986 年 5 月 20 日来诊。

现病史：因小产堕胎，一直流血不止已月余，流血时多，时少，色黑，时有血块，小腹钝痛，人已虚脱，卧床不起已 10 天。延医治疗罔效，迷信求神禳灾，以致生命垂危。因系笔者满姨子，令其乘车速来县城就诊。

诊视：患者神清，脸色晦暗，唇淡色白，少气懒言，声息低微，脉细缓弱，舌质紫暗，苔灰黑。询知因小产流血不止。诊为不完全性流产。乃残留胎盘或婴幼残体未排出，以致流血不止。

处理：急送院本部妇产科行清宫手术。刮出大钵残留胎盘及婴幼残体，已腐烂秽臭。彻底将残留物清除后，续来门诊部治疗。以活血化瘀、补益气血为治。方拟生化汤合独圣汤加味。

方药：黄芪 50g，川芎 6g，炮姜 10g，当归 10g，桃仁 10g，五灵脂 10g，山楂 50g，生地 10g，红花 6g，蒲黄 10g（包煎），甘草 6g。5 剂。

同时配合点滴青霉素、甲硝唑抗菌消炎 5 天。因患者经济拮据，嘱其回乡医治，电话咨询病情。

5 月 25 日电话询诊：流血已止，精神转佳，能下床操持家务。电话拟八君汤加味。

方药：黄芪 50g，熟地 15g，红参 15g，川芎 6g，炙甘草 5g，当归 10g，白芍 10g，丹参 15g，茯苓 10g，益母草 15g，白术 10g，枣仁 10g。15 剂。

经半月调理，体魄康复。

按：不完全性流产，主要症状是持续性阴道流血，血量多少不一。乃部分胎盘或婴幼残体未排除干净，致流血不止。严重可致休克，同时可并发内膜炎、败血症等多种妇科疾病，以至危及生命。本例患者因处理及时，调治得当，力挽生命于垂危，方免殒命。

不惮饶舌，这里必谆谆告诫患者，应破除迷信，相信科学。否则将自酿其灾，自食苦果。

阴 部 瘙 痒

曹某，女，38岁，曹家镇鹧鸪村人。2007年12月8日来诊。

自述：阴部瘙痒，如有虫蚀，月信前后更甚。带下黄色，黏稠，量中等，秽臭熏人。食纳如常，大小便无异，体温、血压正常。

刻诊：患者面色红润，脉弦滑，舌边尖红、苔白腻中黄。询知丈夫在家当老实农民，无性病感染史。此乃肝脾郁热，湿热之邪浸注胞脉使然。宜清利湿热、杀虫止痒为治。方拟龙胆泻肝汤加味。

方药：龙胆草6g，丹皮10g，苍术15g，柴胡10g，生地15g，薏苡仁20g，山栀10g，前仁15g（包煎），土茯苓15g，条芩10g，泽泻10g，蛇床子6g，地肤子10g，甘草5g。5剂。

另拟坐浴外洗方。

方药：龙胆草15g，苦参20g，白矾20g，防风15g，苍术15g，花椒10g，白鲜皮15g，蛇床子10g，土茯苓30g，地肤子10g。

煎水坐浴。外洗，每天2次。

2008年5月15日二诊：经治一个疗程，诸症好转，食纳香，睡眠好，白带减少，瘙痒很少发作。拟四君子汤加味健脾益气善后。

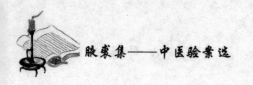

处方：黄芪 25g，茯苓 10g，旱莲草 15g，党参 15g，前仁 15g（包煎），炙甘草 5g，白术 10g，贡果 15g，苍术 10g，女贞子 15g。5 剂。

方药服完，病愈，随访半年未复发。

按：本例阴痒、白带，乃肝经湿热浸注胞宫所致，以龙胆泻肝汤加味，清利湿热，杀虫止带。方证吻合，切中病机，故愈病甚速。

乳癖（乳腺小叶增生）

张某，女，48 岁，百货公司下岗职工。2006 年 5 月 20 初诊。

自述：两乳房均有小肿块数枚已 5 年，掐压有疼痛感，肋间时有隐痛，喜呼长气。恐生癌变，特慕名求诊。

诊视：患者面色红润，姿色较姣，脉缓涩，舌质淡、苔薄白。询知纳馨，二便如常，喜太息，肋间时有隐痛。此乃肝气郁结，气血凝滞乳络所致。治宜疏肝理气，软坚散结。方拟柴胡疏肝散合消瘰丸加味。

方药：柴胡 10g，青皮 10g，浙贝 15g，地鳖虫 10g，甲珠 10g，白芍 10g，郁金 15g，元参 10g，三棱 10g，丝瓜络 10g，川芎 6g，牡蛎 20g，海藻 15g，莪术 10g，仙灵脾 10g，鹿角霜 10g。

上方服 10 剂为一疗程。

6 月 1 日二诊：10 剂服完，两乳肿块缩小，肋间疼痛减轻，心胸豁然开朗。效不更方，在原方基础上加黄芪 20g，党参 15g，继服 15 剂。

6 月 16 日三诊：方药服完，乳房肿块消失，肋间隐痛根除，心气平和，情志畅达。拟八君汤加山萸肉 20g，黄芪 30g，10 剂善后调养。

按：乳腺增生，中医属"乳癖"。乃肝郁气滞，痰瘀互结于乳络而成。方中柴胡疏肝散加郁金疏肝解郁，消瘰丸加海藻化痰散结，地鳖虫、三棱、莪术、甲珠、丝瓜络化瘀通络；仙灵脾、鹿角霜补肾通阳。合奏疏肝解郁、化瘀散结、温阳补肾之功。故疗效理想。

草药治老年性血崩

李某，女，55 岁，青石街居民。1979 年 3 月 15 日上午来诊。

自述：经水已断 7 年。3 天来不明原因阴道出血，量中等，时多时少。经多名妇科医师诊治，B 超检查无肿瘤及附件炎，点滴消炎止血罔效。

诊视：患者面色无华，脉细弦，舌质淡、苔薄白。食纳可，二便调，体温、血压正常。辨为老年血崩。宜补益气血、祛瘀止血为治。先以草药验方止血塞流为务。

方药：荷叶 30g，科鸡婆草根 60g（洗净）。

两药烤干研末，米甜酒分 3 次调服。服 1 次血流大减，3 次血崩即止。然后疏以当归补血汤（《傅青主女科》方）澄源畅流善后。

按：老年血崩，排除妇科肿瘤等器质性病变，皆因情绪恚怒，精神抑郁，或劳累，或房帏不慎，损伤阴络所致。草药荷叶、科鸡婆草，烤干研末，米甜酒调服，止血效果立验。盖荷叶，《本草纲目》载：性味苦、涩，平。"生发元气，补助脾胃，涩精浊，散瘀血，消水肿，痈肿，发痘证。治吐血、咯血、下血、溺血、血淋、崩中、产后恶血、损伤败血。"科鸡婆草为草本植物，其叶和皮肤接触像毛虫刺人一样痒痛。其根烤干研末能止血（未见典籍记载）。后以当归补血汤益气生血，化瘀止血，故血崩止，康复如初。

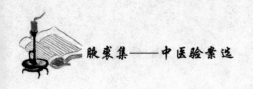

功能性子宫出血治验

孟爱华，女，42岁，康源堂大药房员工。2011年3月26日上午询诊。

自述：我刚刚年过四旬，就出现月经不正常现象。这次流血不断已持续20来天，时多时少，很是烦恼。经县人民医院、妇幼保健院几位医师诊断为"功能性子宫出血"，屡服中西药罔效。由于失血过多，精神倦怠，四肢乏力，严重影响工作。请悉心诊治，为我解除病苦。

刻诊：小孟思维敏捷，人情练达，病情陈述清晰。脸色㿠白无华，唇淡色白，精神倦怠，呈贫血貌，脉濡细，舌淡苔白，血压、体温正常。询知其子宫出血已20余天，每天出血量较多，诊为功能性子宫出血。宜补气生血、化瘀止血为治。方拟四物汤加失笑散增减。

方药：黄芪30g，益母草15g，五灵脂10g，山楂30g，当归6g，仙鹤草15g，蒲黄10g，阿胶珠15g，白芍10g，川芎6g。

嘱服3剂。

遵医嘱，服药2剂，血量逐渐减少。3剂服完，子宫出血即止。嘱其服用阿胶补血颗粒和四物膏等成药，以培本善后。追访数月，月事正常。

按：妇女子宫出血，一般按血证"截流、澄源、培本"三步治疗。此例子宫出血，流血时间较长，失血过多，当以截流为首务。方中黄芪、四物补气生血为主；益母草、茜草活血化瘀为辅；失笑散加山楂为独圣汤，止血健宫为佐；阿胶珠止血补血为使。俱药相伍，三步合一，故预期奏效。

儿科疾病

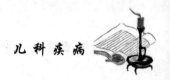

五个月婴儿麻疹

曾某，男，5个月，维山乡维山村曾某独生子。1982年3月25日，其母抱来卫生院门诊。

母代诉：小孩刚满5个月，发热、咳嗽1天即请医师治疗，每与抗菌消炎药，当时好一点，第二天又是如是，发热、咳嗽、眼泪、鼻涕不止。已延期7天。邀余诊治。

诊视：患儿眼泪、鼻涕、咳嗽，一派重感症状，体温（肛）38.5℃，舌质红、苔薄黄。询知哺乳减退，二便正常，经过细微观察检查，发现小孩耳后至颈部有红色隐疹，用压舌板别开口腔，两咽峡有科布利氏斑点；结合当时正值麻疹流行季节，患儿又与麻疹患者有接近史等情况，诊为麻疹。宜清热解表、解毒透疹为治。方拟升麻葛根汤与银翘散加减。

方药：升麻5g，牛蒡子6g，桔梗6g，葛根6g，连翘6g，荆芥6g，赤芍6g，金银花6g，甘草6g，竹叶6g，薄荷6g。3剂。

上方仅服1剂，全身疹子透绽。3剂热退而安，哺乳正常。

按：婴幼在6个月内，具有与生俱来的自然免疫力，一般不会染上流行性疾病。此例麻疹诊断，全凭检查仔细，结合流行季节，与麻疹患儿接触史等情况。小孩已是5个月，自然免疫力逐渐降低，乃至消失。四诊合参，确诊无疑，按麻疹分期论治，患儿透诊顺利，热退而安，未出现任何并发症。

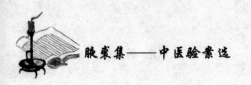

阴 分 伏 热

曾某，男，2岁，维山乡林屋村曾某之子。1978年5月21日，其母抱来卫生院就诊。

代诉：小孩患麻疹后，最易感冒。一患病就是发热，咳嗽，厌食，体质越来越差。

刻诊：患儿面色㿠白，鼻沟粉红，咳嗽间作，少痰，指纹沉紫，舌质红、苔腐而白，不思饮食，体温38.7℃（肛）。辨为风寒感冒。治宜辛温解表，宣肺止咳。方拟参苏饮加味。

方药：童参10g，前胡6g，桔梗6g，苏叶6g，杏仁6g，甘草1g，化橘红6g，粉葛10g。

5月25日二诊：上方服3剂，病情好转，咳嗽稀少，但体温仍波动在37.5～38.5℃，稽留不去，神疲乏力，舌红苔剥，指纹沉紫。此乃久病，气阴耗损，阴虚伏热之征。拟滋阴退热、收敛精气为治。处方参麦散加味。

方药：晒参6g，知母6g，五味子1g，寸冬6g，秦艽6g，石斛6g，地骨皮6g，川柏5g，牡蛎15g。3剂。

上方服3剂，热退神安，饮食增进，气色一天天好转。随访半年，体泰无恙。

按：本例为患儿麻疹病愈后，出现的一系列阴虚伏热症状。以参麦散加味治疗切中病机。方中晒参益气生津，降温退热为君；麦冬、石斛甘寒，养阴清热生津为臣；佐以川柏、知母、秦艽、地骨皮清虚热；使以五味、牡蛎敛阴生津。合奏益气生津、清热养阴之功。故治疗得当，药到春回。

胎赤（蜂窝织炎）

曾某，男，出生 40 天，天龙山公社茅岭大队曾某之子。1974年 5 月 3 日来诊。

母代诉：小孩出生刚 40 天，近 3 天来经常啼哭，哺乳差，右胸至肩胛处红肿一块，触痛，高热。

诊视：小儿指纹红紫，延至命关，舌红、苔黄，体温 40.5℃（肛温），诊为胎赤（新生儿蜂窝织炎）。余告诉患者家属：此为化脓性疾患，易并发脓毒血症，预后不良。笔者胸怀恻隐之心，一方面耐心解释、安慰，一方面积极治疗。中西结合，西药以青霉素（皮试）8 万 U 滴注 5 天，抗菌消炎。中药以清热解毒为治。方拟蒋氏化毒丹加味。

方药：犀角 6g，元参 5g，金银花 6g，赤芍 6g，川连 5g，薄荷5g，连翘 6g，青黛 5g，桔梗 5g，生大黄 5g，蒲公英 6g，甘草 2g。

灯心草煎水调服，每日喂 5～6 次，代茶饮。

5 月 9 日二诊：中西结合，积极治疗，调养得当。3 天后，体温正常，红肿消退，小儿食欲转佳。5 天后，诸症悉平。继以消炎解毒、扶正祛邪为治。拟五味清毒饮加味。

方药：黄芪 10g，连翘 6g，地丁 6g，蒲公英 6g，党参 6g，竹叶6g，天葵 6g，甘草 2g，金银花 6g，菊花 6g，白薇 6g。

煎水代茶饮，日服 5～6 次。

服完 5 剂，红肿完全消退，无任何痕迹，小儿饮食、睡眠、大小便均好，康复如初，阖家欣喜。

按：胎赤载于《医宗金鉴·幼科杂病心法》新生门，乃孕妇过

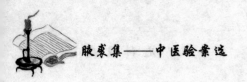

食辛热，热毒温结胞宫，藏于血分，传给胎儿而成痈毒。方中犀角、元参、赤芍凉血清热为君；金银花、连翘、蒲公英、川连、生大黄、青黛清热解毒为臣；佐以桔梗、薄荷引药直达病所；使以甘草调和诸药。共奏清热解毒、消痈祛邪之功。故使患儿化险为夷，确保生命无虞。

久泻虚脱

刘某，男，7岁，维山乡公社杉木大队刘某之子。1977年2月21日上午来诊。

父代诉：泄泻半月，经区医院输液，抗菌消炎无效，仍泄泻不止，且午后低热，夜热早凉，水样便，不臭。后送县人民医院，输液治疗罔效。无法，只好转公社卫生院治疗。

诊视：患儿重病容，精神萎靡，唇淡色白，脉细弱，舌淡伴有齿痕。少苔、厌食、小便少。乃为久病必虚，午后低热，夜热早凉，属气阴两伤，水样便不臭，证明中焦有寒，阳不化水。治宜温中祛寒，益气固脱。方拟连理汤加味。

方药：种光参6g，川连3g，焦白术6g，附片6g，苍术6g，前仁10g（包煎），干姜3g，炙甘草3g。3剂。

2月25日二诊：上方服2剂泻止，3剂病瘥。以参麦散补益气阴善后，身体迅速得以康复。

按：本例患儿属脾胃虚寒泄泻。久泻气阴耗损，连续使用抗生素，体质更加虚弱。连理汤温中祛寒清余热。方中种光参益气生津为君；白术、苍术健脾祛湿止泻为臣；佐以干姜、附子温中祛寒，少量川连清余热而健胃；使以炙甘草调和益中。共奏温中祛寒、固脱止泻之功，更以参麦散补益气阴善后，故泻止春回，立收桴鼓之效。

新生儿黄疸二例

例一：罗某，男，生下 3 天，住科头乡太宇村。1984 年 3 月 2 日出诊。

母代诉：婴儿出生 2 天后，全身黄疸，两目金黄，小便黄，大便溏，哺乳尚可，睡眠好，偶有吐乳。

诊视：患儿精神尚好，两目炯炯有神，全身、面目黄如橘色，体温正常。诊为新生儿黄疸。乃母体孕期湿热浸淫传给胎儿所致。宜清利湿热、化湿退黄为治。

方药：茵陈 10g，竹叶 5g，大枣 6g，前仁 5g（包煎），草梢 3g。5 剂。

每剂煎 3 次，合为一起，以奶瓶盛装调红糖代茶饮。日喂 8 ～ 10 次（加温频服）。

3 月 7 日来诊：上方调治 5 天，目黄渐退，皮肤黄色变淡。效不更方，嘱将上方连服 15 天，黄疸消退，两目清亮，食纳佳，大小便正常，临床治愈。

例二：曾某，男婴，出生 3 天。太石乡曾某之子。2007 年 12 月 10 日初诊。

母代诉：婴儿在县人民医院剖腹出生。出生 3 天，面目及全身逐渐黄染，不发热，哺乳正常，小便黄，大便溏。医院产科医师建议上省儿科医院检查治疗。今特坐小轿车抱来门诊部就诊。

诊视：患儿面目俱黄，全身黄如橘色，发育中等，舌红润，苔

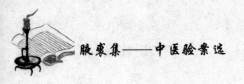

薄黄，余正常。诊为新生儿黄疸。乃母体孕期感染湿热之邪，移于胎儿所致。以清利小便、化湿退黄为治。方拟茵陈五苓散加味。

方药：茵陈 10g，猪苓 10g，前仁 6g（包煎），焦术 6g，泽泻 6g，草梢 2g，茯苓 6g，竹叶 6g。5 剂。

日一剂，煎水代茶饮，以奶瓶盛装调红砂糖喂服，1 天 6～8 次。

12 月 15 日二诊：上方服 5 剂，面目及全身黄疸逐渐消退，小孩生长健壮。嘱每天以茵陈 10g、大枣 10g 煎水代茶，坚持喂服 1 月，以巩固疗效。

按：新生儿黄疸，又名"胎黄"，乃孕妇感染湿热之邪，移于婴儿所致，为新生儿常见病证。轻证可不药而愈，重证应分辨湿热孰为偏重而治。余在临床中，一般以茵陈、红枣两味煎水代茶，治疗半月至 20 天即可消退黄疸，达到治疗目的。《金匮要略》载："诸病黄家，但利其小便。"盖茵陈主诸家黄疸，清利小便，导湿热从小便出；大枣健脾益胃。两药相伍，一君一臣，健脾利湿，故可应手取效。

麻疹两例

例一：曾某，男，3 岁，维山乡公社林屋大队曾某之子。1978 年 3 月 9 日其父抱来就诊。

父代诉：小儿发热、咳嗽、眼泪、鼻涕、喷嚏，一派感冒症状已两天。经某医师注射退热针，服 1/2 粒安乃静，热退，全身冷汗，咳嗽更甚，出现呼吸急促、气逼险候。

诊视：患儿呈一派机能低下征象，脸色㿠白，口唇带紫，呼吸急促，脉沉细而数，舌淡苔白，口腔咽峡黏膜第一臼齿两边有针头大小微白色斑点（科布利氏斑点）。根据流行季节和周围麻疹病例情况，患儿诊为麻疹内陷症，正在发热透疹期。误服安乃静，大汗淋漓，正气耗损，不能鼓舞透疹，致疹毒内陷。宜辛温透表、止咳平喘为治。方拟升麻葛根汤加味。

方药：童参10g，葛根6g，蝉蜕6g，牛蒡子6g，荆芥6g，赤芍6g，薄荷5g，芫荽子6g，防风6g，杏仁6g，地龙3g，甘草2g，升麻5g，麻黄5g，菖蒲3g。3剂。

3月11日二诊：上方服1剂汗止，咳喘平。服2剂后，则见耳后及颜面疹透明显，继则四肢及全身疹子透绽，呈淡红色，鲜活。根据顺疹情况，处方竹叶柳蒡汤2剂。

方药：童参10g，粉葛6g，知母6g，元参6g，竹乙6g，蝉蜕5g，甘草2g，西河柳6g，荆芥6g，牛蒡子6g，桔梗6g。

上方服2剂后，从11月3日疹子开始收没，处方参麦散加味善后，预期康复。

体会：小儿麻疹多流行于冬春季节，属麻疹传染性病毒致病。根据流行季节、传染源及症状，诊断不难。按初期、透疹、收没三期论治，一般预后良好。本例患者初期用安乃静退热，出汗过多，损伤正气，不能鼓舞麻毒外透，以致出现内陷逆症。以辛温透表，扶正解毒，致疹透正复，逆水挽舟，风帆顺畅。

例二：王某，2岁，住上梅镇天华南路。2007年2月21日其母抱来求诊。

母代诉：小孩起病似感冒症状，眼泪、鼻涕、喷嚏、眼红、咳嗽气喘，高热不退，3天后耳后颈部、额部稀疏绽有红疹，急送县人民医院，医院小儿科医师感到棘手，看到小孩体弱，又有先天性斜视，似真似假地说："这小孩救活也是残疾，不如丢弃算了。"其

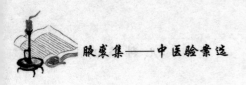

母感愤，抱来门诊部就诊。

诊视：患孩透疹不彻，咳嗽气逼，鼻翼扇动，嘴唇发绀，舌质殷红带紫，苔白腻，体温39.8℃，指纹紫暗，穿关透甲，听诊两肺满布干、湿啰音，口渴喜冷饮。诊为麻疹合并肺炎。当以解毒透疹、宣肺平喘为治。方拟麻杏石甘汤加味。

方药：麻绒6g，葛根6g，西河柳6g，杏仁6g，赤芍6g，地龙5g，石膏15g，蝉蜕5g，菖蒲3g，升麻5g，薄荷5g，甘草2g。3剂。

同时配合医药点滴，抗菌消炎。

2月25日二诊：经中西医结合治疗3天，症状大有好转。体温退至37.8℃，疹子全身透出，连眼睑内、脚叉皆是疹子，呼吸缓和，咳稀喘平，指纹转红，由命关退至气关。继续以清热解毒为治。

方药：童参6g，蒲公英10g，赤芍6g，竹叶6g，水牛角10g，金银花10g，生地6g，紫草10g，丹皮6g，甘草2g。3剂。

继续点滴，抗菌消炎3天。

2月28日三诊：小孩疹子开始收没，全身皮肤干燥，有白色鳞屑脱落，体温37.5℃，舌红少苔，以滋阴润燥为治。

方药：童参10g，桑皮6g，大枣6g，寸冬6g，竹叶6g，花粉6g，知母6g。3剂。

停止点滴。3剂后，诸症悉平，病愈。

讨论：麻疹并发肺炎，是麻疹危重症，但治疗得当，调护周到，一般可转危为安。本例患者，其母与医护人员密切配合，使小儿安全得救。在喘咳危急阶段，于方药中少佐地龙、菖蒲，具有开窍、降气平喘之功，可力挽生命于垂危，乃余临床之一得。

上 消 症

曾某，男，5 岁，维山乡横溪村曾某之独生子。1977 年 4 月 14 日上午来诊。

其父代诉：小孩腹泻 1 月余，经乡村医师治疗无效。转为消渴，饮水无度，饮多少，溺多少。乡村医师处方中石膏分量很重，服后病情更重，特来求诊。

诊视：患儿羸瘦，脸色无华，双目紧闭，脉虚缓，舌淡苔白，渴饮无度，小便清长，烦躁易怒。此乃久泻体液消耗，命门火衰，火不化水，津液枯竭，饮水自救。治宜益气生津，温补命门。方拟参麦散合增液汤加味。

方药：生晒参 10g，石斛 10g，寸冬 10g，芦根 10g，生地 10g，企桂 3g，附片 5g，五味子 1g。3 剂。

4 月 18 日二诊：上方如灵丹妙药，服 1 剂则病愈大半。3 剂后，再不渴饮，小便正常。但小孩双目紧闭、烦躁易怒，继发眼疳。乃体液耗损之故。仍以增液消疳为治。

方药：生晒参 10g，生地 6g，寸冬 10g，望月砂 6g，沙苑子 6g，石斛 10g，夜明沙 6g，五味子 1g，元参 6g。7 剂。

上方服完 7 剂，眼疳愈，诸症皆平。

按：赵养葵《医贯》云："盖因命门火衰，不能蒸腐水谷，水谷之气不能熏蒸，上润乎肺，如釜底无薪，锅盖干燥，故渴。至于肺亦无所禀，不能四布水津，并行五经，其所饮之水，未经火化，直入膀胱，正谓饮一升溲一升，饮一斗溲一斗。"正合《灵枢·本藏》"肾脆，则善病消瘅"之"阳虚水亏"病机。本病例与上述病

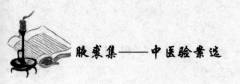

机吻合。方中参麦合增液汤益气生津而止渴，企桂、附片温补命门，引火归源，故消渴立止。继病眼痈，方中加平肝消痈之药，预期而瘥。

急性风湿热

杨某，男，9岁，北渡乡前峰村人，在校学生。1993年3月10日下午初诊。

其母代诉：小孩中午12点开始，全身疼痛，两腿不能行走，腰部疼痛，即刻到芦茅江煤矿职工医院就诊，莫名所患，其说像小儿麻痹症，又不像，交代家属到县级医院治疗。在无可奈何情况下，背来就诊。

刻诊：患儿神清，急性病容，自云两腿疼痛不能下地行走，膝关节有压痛，腰背部叩击痛，体温38.9℃，脉滑数，舌红苔腻。诊为急性风湿热。治宜清热祛湿，通络止痛。方拟苍术白虎汤加味。

方药：苍术10g，川柏10g，知母10g，牛膝10g，石膏20g，忍冬藤15g，薏苡仁15g，蒲公英10g，甘草3g。3剂。

同时以西药青霉素钠80万U每日2次肌注，抗链球菌感染，另加注维生素B_{12}与维丁钙各1支，每日1次。其母将信将疑。余胸有成竹地安慰云："明天小孩能自己走来打针。"

3月11日上午二诊：上方服药1剂，仅肌注1次，果然神效，小孩自己来诊所打针，体温退至正常。如法服药1周，诸症悉平，病愈如初。

按：急性风湿热，好发于青少年。其正在生长发育旺盛期，因营养缺乏（如缺钙），加风、寒、湿邪侵袭，痹阻经脉，郁而化热，故见如上诸症。以白虎汤清其热，四妙散去其湿，加忍冬藤、蒲公英助四妙散清热祛湿，通经止痛。方证契合，故疗效如神，预期病愈。

气 虚 咳 嗽

曾某，女，4岁，天龙山乡横排村曾某之独生女。1977年12月26日初诊。

其父代诉：小儿咳嗽、痰少，饮食不振，体质羸弱，特上门求诊。

诊视：患儿面色无华，神疲乏力，脉细缓，舌淡苔白，体温36.5℃，听诊心肺无异常，咳嗽间作，痰稀白。辨为肺、脾气虚咳嗽。治宜健脾益气，宣肺止咳。方拟香砂六君子汤加味。

方药：党参10g，陈皮10g，桔梗6g，白术6g，木香3g，百部10g，茯苓6g，杏仁6g，炙甘草3g，法夏6g，紫菀6g。10剂。

同时处方维生素B_{12}、维丁钙各10支，每天各1支肌注1次。

1978年1月10日二诊：上方服药10剂后，咳嗽止，食纳增进，精神好转，但出现夜尿频多，一晚小便10余次，且有盗汗。以补肾敛汗为治，方拟缩泉丸加味。

方药：黄芪15g，怀山10g，龟板6g，白术6g，乌药6g，浮小麦6g，防风6g，党参10g，甘草3g，益智6g，龙、牡各10g。5剂。

上方服完5剂病愈，体质一天天健壮。

按：此例患儿属肺、脾气虚咳嗽。脾虚运化失司，水谷精微不能上输于肺，肺气肃降无权，故咳嗽时见；肌肉皮毛失养，致神疲乏力，形体羸弱。六君子汤补气健脾，杏仁、紫菀、桔梗、百部宣

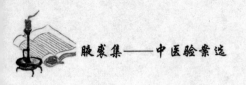

肺止咳。切合病机，故虚咳即止。后出现夜尿频多，盗汗，乃久病肾虚之故。缩泉丸加党参、黄芪、龟板、龙骨、牡蛎益气摄津，滋肾敛汗，故效验立见。愈病甚捷。

口　疮

曾某，女，5岁，科头乡科头村族叔满女。1975年11月10来诊。

其母代诉：一段时间来，小女饮食乏味，精神疲乏，小溲短赤，口舌糜烂，口臭，喜冷饮，加剧3天。

诊视：患者烦闷不乐，口渴欲饮井水，口舌生疮，口臭，舌红苔黄腻，脉滑带数，体温37.6℃。此乃手少阴心经热盛，心火上炎而成口疮，心与小肠相表里，心移热于小肠，故见小溲短赤。治宜清热利尿，导热下行。方拟黄连导赤散加味。

方药：生地10g，川连5g，前仁6g，木通5g，石膏15g，竹叶10g，草梢3g。3剂。

上方服3剂，患儿再不口渴，口臭除，饮食增进，口疮基本痊愈。

按：本例口疮症为心火上炎所致。方中黄连清心胃之火为主；生地清热凉血养阴，木通降心火通利小便为辅；竹叶清心除烦，石膏清胃火而生津止渴为佐；使以草梢泻火直达膀胱。共奏清心胃之火，导热从小便而出之功。

婴儿眼睑红肿

弃婴康某，女，9个月，住东正街，为余表妹刘某抱养。1987年4月2日初诊。

抚母代诉：小孩发育不良，体重不足3kg，怀着菩提之心，悉心抚养。因患眼疾，特邀余上门就诊。

诊视：患儿双眼睑红肿如毛桃，用手指撑开眼睑尚看不到眼球，稍一挤压，则随眼泪流出脓样眼屎，指纹紫滞延及命关。辨为肉轮湿热证。乃为脾胃湿热上蒸之故。宜清肝明目、清热祛湿为治。方拟黄连导赤散加味。

方药：生地6g，龙胆草5g，木通5g，川柏6g，竹叶6g，前仁6g，川连3g，六一散10g。3剂。

表妹怕有闪失，即使不死，若双目失明，会贻误小孩终生。千叮咛万嘱咐，嘱余每天业余上门诊视一次。将药捡回煎好，耐心喂服，每天4次，每次喂一小杯。仅服1剂，第二天诊视时，已病愈大半，双眼能睁开视人。余赞叹表妹："亏你有耐心。"小精灵则用眼斜视余，似乞怜又似责怪。真没想到，几味中药竟如此神效，一夜之间能使患儿重见光明。

4月5日二诊：服药3剂，眼疾基本痊愈。因虑方药苦寒太过，耗伤正气。拟健脾祛湿、清热利溲为治。方拟参苓白术散加味。

方药：童参6g，砂仁3g，川柏6g，茯苓6g，莲肉6g，甘草2g，扁豆6g，桔梗6g，薏苡仁6g，前仁6g（包煎）。3剂。

3月6日诊视：服上方，小孩双目又起眼屎，目眦有些许溃糜。余思忖：乃湿热未尽，进补过早，将方中砂仁去掉继服。3剂服完，

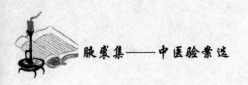

溃糜迅速痊愈，双目清亮有神，活泼可爱。表妹一家将其视如宝贝心肝。

按：加味导赤散于《叶氏眼科良方》《简明眼科》《百问》《神应易知录》诸书均有记载。龙胆草泻肝明目为君；黄连清心脾之热为臣；佐以木通、竹乙、川柏、前仁导热从小便出。合奏清肝明目、利溲导热之功。方药切合病机，故效验卓著。参苓白术散健脾祛湿收功，诸恙悉平。

疳　积

曾某，男，4岁，科头乡科头村二居民组曾某之子。1984年4月2日初诊。

其母代诉：小孩半年来，一直厌食，嗜咸辣，肠鸣腹胀，大便溏泻，日行3~4次，爱发怒气，心烦心躁，身体羸瘦。

诊视：患儿面黄肌瘦，毛发不荣，脉濡滑，舌瘦，边尖红，苔白腻。面部有虫斑，体温不高。询知纳差挑食，性格倔强，易怒，小便可，大便溏。诊为疳积。乃消化不良，气血乏源所致。当以益气健脾、化积消疳为治。方拟肥儿丸加味。

方药：党参6g，麦芽10g，山楂6g，焦术6g，川连3g，使君子6g，神曲6g，胡黄连6g，芦荟6g，甘草2g。5剂。

同时驱除肠道蛔虫。

4月7日：上方服5剂，食纳增进，挑食习性有改变，大便成形，日行1~2次，脾气烦躁好转。仍以健脾消疳为治。

处方：焦三仙（山楂、神曲、麦芽）10g，鸡内金20g，怀山30g。即1：2：3共10剂，烤干研末，每次10g，红砂糖调服，调养

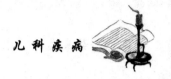

20天。

4月28日三诊：上方调养20天后，疳积诸症悉除，小孩营养状况有所改善，脸色、毛发润泽。为巩固疗效，余嘱其捞取厕中白蛆约500g，置井水中漂净，待蛆通体透白为度，然后用砂锅文火炒至焦黄，研末，每次10g调红砂糖冲服，日三次。调养半月，小孩生长发育健壮。

按："诸疳责之于脾"。北宋著名儿科医学家钱乙在《小儿药证直决》明确指出"疳皆脾胃病"。疳积多种，皆因脾气虚弱，消化不良，化源不足所致。

本例患者消化不良，挑食，烦怒，消瘦，疳积已成，虚中夹实，故首以肥儿丸补虚清热，驱除肠道蛔虫。继以焦三仙、鸡内金、怀山健脾消食，滋生化源，消疳化积。然后以五谷虫，将息调养。故疳积诸症悉除，小孩得以健康生长。

余在治疗疳积临床中，每以五谷虫单味烤干研末，调怀山或藕粉，和粑喂小孩，一切疳积均可治愈。考《中药大辞典》载"五谷虫"，性味咸、寒，无毒，入脾胃二经；功用主治：清热、消滞，治疳积、腹胀、疳疮。其药源充足，唾手可得，价廉、简便、疗效好，值得推崇。此外，治疗疳积，只是三分医药，七分调理，要十分注重调养，对小孩既不能娇生惯养，又不可饥饱过度。俗话说"要得小儿安，三分饥和寒"，营养、寒温适度，方能使小孩健康成长，是以无疳积之虞矣。

婴幼儿化脓性中耳炎

欧某，男，6月，炉观镇青山片石屏村欧某之子。2008年5月

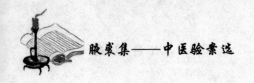

15 日其母抱来门诊部就诊。

母代诉：3 天来，小孩晚上、白天有时啼哭，不知何故，特来求诊。

诊视：小儿发育中等，双目传神，脸色红润，体温正常。指纹鲜红，略及气关。检查右耳外耳道有少许脓液。此乃卧位哺乳，乳汁流入耳窍，感染化脓之故。宜内外兼治，解毒排脓。方拟五味消毒饮加味。

方药：金银花 6g，天葵 6g，菖蒲 3g，连翘 6g，白薇 6g，甘草 1g，菊花 6g，蒲公英 6g，地丁 6g，竹叶 6g。3 剂。

1 剂分 3 次煎水，装入奶瓶代茶饮，日喂 6～8 次。另以梅片 1g，川连 10g，青黛 5g，枯矾 5g，共研末，纱布过筛，瓶装备用。以药棉签蘸双氧水清洗耳道，将脓液排除，拧干，以药末少许吹入内耳道，1 天 1 次。上药具收敛伤口、抗菌消炎止痛之功。同时口服罗红霉素颗粒，每次半包，1 天 3 次。

5 月 19 日二诊：通过 3 天内服、外治，小孩耳炎病愈，一切正常。余叮嘱其母取坐位哺乳，以免乳汁经咽鼓管流入鼓室，引起化脓感染。

按：婴幼儿急性化脓性中耳炎，成因比较复杂，因其解剖、生理与生物免疫学等特点，其炎症表现特殊。本例患者主要是晚上卧位哺乳，乳汁经咽鼓管流入鼓室，引起感染化脓，因病属初起，内外兼治，病即顿愈。

完 谷 不 化

王某，女，5 岁。住天华南路。1976 年 11 月 7 日上午来诊。

其父代诉：小孩就是一个毛病，吃什么屙什么，完谷不化，肠胃像个过道，如竹筒倒豆子，一头进，一头出，吃进的东西，屙出来原封不动，吃得多，又不腹泻，延请多名医师治疗无效。

诊视：小孩神清，面色㿠白无华，少气懒言，脉虚缓，舌淡苔白，边有齿痕，询知吃得多，屙得多，完谷不化。此乃脾胃气虚，火不化食使然。治宜温阳益气，滋生化源。

方拟四君子汤加味。

方药：晒参 10g，黄芪 15g，鸡内金 10g，茯苓 10g，企桂 3g，焦三仙各 10g，焦术 10g，附片 6g，炙甘草 3g。3 剂。

上方服 3 剂，食纳有节制，大便正常，精神好转，脸色转红润，诸症若失。

按：此例乃脾胃气虚，脾阳不振，火不化食。服药后，脾气升举，釜底添薪，消化正常，化源充足，故身体很快得到康复。

腹　　痛

曾某，男，11 岁，天龙山横排村曾某之子。1980 年 6 月 30 日来诊。

现病史：患儿因腹痛，呕吐，屙茄汁样血便，经区医院治疗无效，转县人民医院住院半月，病情未缓解，回卫生院治疗，患儿父亲延余诊治。

诊视：患儿体质羸瘦，唇淡色白，呈贫血貌，脉弦紧，舌淡、苔白中黄，满腹有压痛，降结肠部位呈节段性肠型，体温 37.6℃。辨为肠道积滞，燥屎阻塞。治宜通下积滞，解毒止痛。方拟大黄牡丹汤合小承气汤加味。

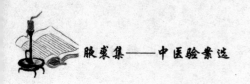

方药：大黄 10g，杏仁 10g，甘草 3g，丹皮 10g，枳壳 10g，桃仁 10g，厚朴 10g，冬瓜仁 20g，芒硝 15g。3 剂。

7 月 2 日二诊：上方服药 2 剂，矢气频转。3 剂服完，得燥矢 10 余枚，肠型消失，腹痛顿除。拟益气健脾为治。方拟四君子汤加味。

方药：黄芪 15g，石斛 10g，大枣 10g，童参 10g，芡实 15g，莲肉 10g，白术 10g，茯苓 10g，鸡内金 10g，炙甘草 3g。5 剂。

同时加服补血露，驱除肠道蛔虫。方药服完，小孩饮食大增，精神好转，脸色始有红润，调理半月而安。

按：此例为肠道积滞，燥屎阻塞而腹痛。"六腑以通降为顺"。方中大黄泻热解毒，丹皮凉血散瘀为主；辅以芒硝、桃仁、冬瓜仁通便润肠，通下积滞，泻热排毒；甘草调和诸药。共奏通下积滞、排毒祛痛之功。故诸症悉除，调理而安。

痿　证

曾某，男，7 岁，维山乡杉木村人。1980 年 3 月 30 日由其父背来卫生院就诊。

现病史：小孩患痿证，双下肢痿软不用，延多名医师诊治罔效。

诊治：患者神清，面色无华，脉虚缓，舌淡、苔白。双足痿软，不能行走，体温正常，大小便无异。辨为痿证。此乃阳明脾胃虚弱，水谷精微运化失司，致宗筋不润，筋脉弛纵使然。治宜启脾健胃，补益中气。方拟补中益气汤加味。

方药：黄芪 30g，当归 6g，柴胡 10g，党参 15g，砂仁 10g，陈皮 10g，白术 10g，升麻 6g，炙甘草 5g。5 剂。

4 月 5 日二诊：上方服 5 剂，小孩即能下地行走，精神好转。效不更方，守方再服 15 剂，病瘥。

按：痿证是指筋脉弛缓，手足痿软无力的一种病证。以下肢不能随意运动，行走不便为多见。经曰："治痿独取阳明。""阳明者，五藏六府之海，主润宗筋，宗筋主束骨而利关节也。"本例患者延医多处，余审其方药大致无谬，仅增一味砂仁即显效。考砂仁具有启脾健胃作用，促化水谷精微，使运化得司，宗筋得润，故疗效彰显，愈病甚捷。

蛔虫性腹痛

罗某，男，8 岁，火车站搬运大队罗某之子。1990 年 7 月 22 日上午来诊。

其父代诉：腹部疼痛 2 天，以脐周为甚，时痛时止，加剧 1 天。

诊视：患儿发育中等，面色无华，脉弦紧，舌红、苔白，疼痛部位可触及条状肠型。体温不高，饮食欠佳，二便可。诊为蛔虫性腹痛。乃感冒风寒，蛔虫躁扰肠道，阻碍气机之故。治宜调畅气机，驱蛔止痛。方拟四逆散加味。

方药：柴胡 10g，川连 5g，白芍 10g，花片 10g，川楝子 10g，厚朴 10g，延胡索 10g，使君子 10g。3 剂。

同时肌注解痉止痛和抗菌消炎的针剂，日二次，坚持 3 天治疗。另嘱其用葱白 10 余茎，苦楝皮（去粗皮呈白色）适量（约 50g），二酒糟适量（约 50g），共捣碎成泥，外敷脐部，绷带固定。其父遵嘱，如法炮制外敷。

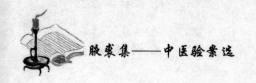

7月23日二诊：其父带小孩来门诊部打针，喜而告曰："中药只服1剂，敷药仅半小时，腹部疼痛即止，早晨厕蛔虫一大堆，小孩病痛若失，活泼蹦跳，百无邪事。"

按：葱白、苦楝白皮、二酒糟捣泥外敷，具有温通肠道、驱蛔止痛作用。借二酒糟酒性透过肌肤，其力倍增。此为实践中所得经验方，对蛔虫性腹痛有特效。

小 儿 疝 气

邹某，男，3岁，住工农河街，为建筑公司邹包头之子。1996年3月10日来诊。

现病史：小孩跟着其父上街逛超市，忽然哭喊，说"肚子痛"。急背来门诊部就诊。

诊视：患儿痛楚面容，舌淡苔白，脉浮紧，体温正常，解开裤子，发现右腹股沟处，有一硬坨，有触痛。诊为腹股沟狐疝。余安慰患儿，不要着急，让其平卧，即用手为其轻轻揉搓，使肠段上收复位，渐渐肿坨不见，疼痛即止。为其用绷带斜绑疝孔，小孩即能下地行走。此乃中气不足，因寒小肠下坠使然。治宜升提中气，行气止痛。方拟补中益气汤加减。

方药：升麻6g，橘核10g，柴胡10g，荔核10g，黄芪20g，小茴10g，党参10g，前仁10g。3剂。

上方服3剂，病愈，随访1年未复发。

按：疝乃气虚下陷，小肠下垂，由疝孔坠入腹股沟或脬胞而成。因寒凝气滞，气机不畅，经脉不利，致胀痛难忍。厥阴肝经绕阴器，抵少腹，故本病与肝经关系密切。气机不畅乃主要病机。本病好发于先天不足之小儿或中气虚弱的老年，皆因中气下陷，筋脉迟缓，不能摄纳故也。

本例患者属小儿狐疝，施以手法复位，包扎固定，佐以中药治疗，故药到春回。平时则嘱其以黄芪20g，橘核、荔核、前仁各10g，煎水代茶，日一剂。持续半月，既可治疗，又可预防本病发生。

鼠妇治鹅口疮

欧某，女，1岁，青山乡平原村人，为余外甥。1991年3月10日上午，其母抱来门诊部就诊。

母代诉：近来，小孩经常啼哭，坐卧不安，口角流涎，不喜吃食、哺乳，舌上、口腔两峡、上腭长许多白色斑点，状如凝乳。乡卫生院医师打了几天青霉素，白斑有增无减。

诊视：小孩体质瘦弱，不发热，指纹淡滞，透气关，舌质红，舌面、两峡、上腭长多个白色斑点，高出黏膜，四周无红晕。诊为鹅口疮（即雪口），乃心脾二经积热上蒸所至。宜清泄心脾积热为治。拟导赤散加减。

方药：生地6g，木通3g，竹叶6g，前仁6g，川连3g，山栀6g，人中黄6g，薄荷6g，荷叶6g。

水煎3次，合在一起约300ml，奶瓶盛装分4~6次服用。

另用鼠妇（地虱）20个焙干，加冰片少许共研末吹口，日二次。

3月14日二诊：上方服3剂，外用药末吹口，白色斑点迅速痊愈。小孩哺乳、饮食增进。精神转佳。其母说："特别是外用药，

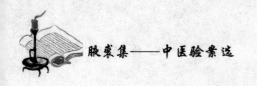

一用见效，仅吹敷 3 次，鹅口疮即全部消失，真是效验如神。"

按：小儿鹅口疮俗称雪口，好发于 1 岁以下婴孩（西医为霉菌感染），乃心脾二经积热使然。本例患者内服黄连导赤散，清泄心脾积热，导热从小便出。外用鼠妇末吹敷口疮，内外兼治，故病愈甚速。

鼠妇末制法：在火地板或土砖下捕捉地虱，用夹子夹住置于热米汤中烫死，取出焙干，加少许冰片共研末，瓶装备用。可用输液管剪成 2 寸（6.7cm）长吹管，一端削成鱼口斜面，盛装药末，吹入口腔患部即可。考《中药大辞典》载：鼠妇功用主治："破血、利水、解毒、止痛。治久疟、疟母，经闭癥瘕，惊风撮口，口齿疼痛，鹅口诸疮。"兹录以供同道参考。

"甘温除大热"一法应用举隅

谢家栋，男，9 个月，婴幼儿，住上梅镇上梅中路左侧，为余外孙。2011 年 7 月 27 日下午 5 点电话询诊。

接满女怀谷电话称："满崽患扁桃体炎，高热，已打点滴 3 天，高热 39℃ 以上，持续 4 天不退，化验血常规，白细胞下降只有 1500，请爷爷开点中药服。"其求治心切，急得说话哽噎。余说："不要着急，小孩因暑热感冒，不应随意打点滴，发热、扁桃体炎，小小毛病，持续用抗生素消炎，致白细胞下降，喂点中药就好了。"因寓居梅苑资江一桥西侧，离女孩家相隔 1.5km 之遥，当即电话拟方如次。

方药：黄芪10g，苏叶6g，金银花6g，童参6g，僵蚕6g，蒲公英6g，香薷6g，蜂房3g，射干6g，扁豆6g，竹叶6g，西瓜翠衣15g

（自入），六一散 10g（开水冲兑服）。

嘱当即去"康源堂大药房"捡药 2 剂，随即煎水代茶频服。

7 月 28 日早晨 8 点，满女怀谷电话告曰："满崽服中药 1 剂后，体温降至正常，笑逐颜开，没事了，请爷爷、奶奶放心。"话语透露满心欢喜之情，其云："还要去医院化验血常规才落心。"余成竹在胸安慰说："不要人为再给小孩增加痛苦，白细胞肯定会升上来的。"

7 月 29 日，女儿与女婿来"康源堂"说："小孩病情稳定好转，到医院化验白细胞已增至 8000。"为巩固疗效，余嘱其将原方减金银花、蒲公英，加一枝黄花，再捡 3 剂，巩固疗效。追访诸恙悉平。

按：本病例本是小恙，不值一书，然方药寓"甘温除大热"的深刻道理。

小孩为稚阴稚阳之体，不耐风寒，因感暑受空调风寒，上呼吸道感染，扁桃体红肿，引起发热，服点中药，清暑益气即可退热。其求愈心切，重西轻中，弄巧成拙，连续 3 天每天几组点滴，致小孩正气受戕，白细胞下降，无力御邪，持续高热不退。余所拟清暑益气，甘温退热方药，扶正祛邪，一剂中鹄。

甘温除大热乃治疗气虚发热的方法。方中黄芪、童参益气匡正，甘温除热；香薷、扁豆、苏叶、竹叶、西瓜翠衣清暑解表祛湿，僵蚕、蜂房、射干、蒲公英清利咽喉，软坚散结，消扁桃体炎。按现代医学药理作用，黄芪、童参、蜂房均有增强人体免疫力、升白细胞功效，故拟方与病证合拍，预期奏功。

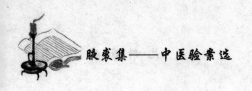

小孩急性风湿

袁红，女，9 岁，在校学生，住新洋路。2013 年 7 月 22 日其奶奶带来就诊。

奶奶代诉：孩子前天下午，忽然走路不稳，呈舞蹈步态，生怕跌跤，自述双膝关节稍疼痛，且饮食减少，不喜言语，心情不乐。昨天请医师看了病，服药不效。

诊视：患者神清，面色㿠白无华，舌淡、苔白稍腻厚，脉虚缓，走路不稳，呈舞蹈状。

诊断：急性风湿。乃感受暑湿，因风扇或空调风邪外侵，致经络闭塞，诱发急性风湿。

治则：祛风通络，清暑胜湿。

方拟四妙散加味。

方药：黄芪 15g，牛膝 10g，甘草 3g，童参 10g，苍术 10g，忍冬藤 15g，金银花 10g，鹿衔草 10g，连翘 10g，路路通 10g。3 剂。

7 月 25 日二诊：奶奶代诉，药如灵丹，3 剂服完，小孩精神好转，活泼多了，走路平稳、轻松，讲话也有力了。

刻诊：小孩心情愉悦，笑逐颜开，并主动走路给大家看，不再偏斜；脸色转红，舌质淡红，苔薄白，脉平缓。继以祛风通络、补益气血为治。

方药：黄芪 15g，党参 10g，茯苓 10g，木瓜 10g，川柏 10g，当归 3g，忍冬藤 15g，薏苡仁 15g，金银花 10g，鹿衔草 10g，连翘 10g，路路通 10g，牛膝 10g，蒲公英 10g，甘草 3g，苍术 10g。3 剂。

同时处方铁、锌、钙、硒口服液三盒，多维他 1 瓶。

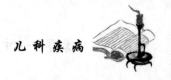

追访：方药服完，康复如初。

口渴厌食治验

罗某某，男，13 岁，初一学生，系余外孙，住福景山巷。

资料：患者父母外出广东打工，寄居外祖父母家，餐宿一起。近两月来，不喜言语，脸色晦暗、厌食，每餐吃鸡蛋多点饭。饭前自备一杯开水，一口饭一口水，勉强将那鸡蛋多的饭食完。因无其他不适，自行来去，无人过问。其外婆观察细微，总觉得小孩身体有毛病，嘱余为其诊治。

刻诊：患者唇若涂丹，脸色晦暗，脉细带数，舌红舌薄黄。询知晚上盗汗，大便溏溏，1 天 1 次，小便短小色黄，口渴厌食。辨为脾胃蕴热，脾疳初成。宜健脾消疳、清热导积为治。方拟肥儿丸加味。

处方：童参 15g，鸡内金 10g，甘草 3g，白术 10g，胡黄连 10g，神曲 10g，山楂 10g，麦芽 15g，使君子 10g，川连 6g，芦荟 6g。3 剂。

患者不胜中药，首剂服 2 次，全部呕吐出来。在训斥下，第 3 次服药一小茶盅汤药未吐。

第二天患者自觉病情有好转，吃饭时喝水次数减少，他鼓起勇气，汤液少量多餐频服，勉将余下 2 剂服完，未出现呕吐。2 剂服完，吃饭时再不喝水，且口味转佳，饭量大增，每餐能吃一碗米饭。嘴唇殷红变淡，心情感到舒畅。奶奶问："爷爷医术如何？""挺好，药到病除。"余问："是否再服 3 剂，以巩固疗效。""我自己感觉病好了，不用再服。"

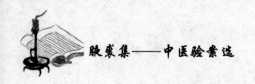

按：患者父母不在身边，生活自理，虽有外祖母护持，毕竟照护不周。其在校喜食零食，嗜好麻辣类垃圾食品，损伤脾胃，酿成脾胃积热，致成唇红、渴饮、厌食、盗汗、消瘦等脾疳诸症。肥儿丸是为对症选方，该方出于《和剂局方》，专为小儿脾疳、虫积诸证而设。由于脾虚，食纳不佳，生化乏源，故肌肤不荣，脸色晦暗；食、虫俱积，致生内热，口渴、盗汗，身体消瘦。方中童参、白术健脾，益气生津；神曲、麦芽、山楂、鸡内金消食导积，川连、胡黄连清内热止汗；使君、芦荟驱虫消积；甘草调和诸药。共奏健脾清热、化积消疳之功。故疗效彰显，平药3剂，诸恙悉除。

食物堵塞气道休克抢救案

2010年5月21日中午，余"解甲归田"，在家乡科头村赋闲。适时村民曾微抱着5个月的小孩刘小毛，直奔二儿曾少红村卫生室，悲号呼喊"何下台，何搞法，救命！救命！"当时余正在大门口与人聊天，见婴儿脸青、唇紫、眼翻白，已窒息休克，当时小孩母亲急得昏了过去。余断定："这是喂食，食物堵塞气道窒息休克！"已来不及思考和检查，即给小孩掐人中、承浆、合谷、曲池等急救穴位，嘱在家休假的满女怀谷（中医院妇科医师），从婴幼口中插入食指至咽部，转环刺激呕吐。片刻，小孩即痉挛换气，呕出些许面食，并开嗓哭出声来，窒息解除，脸色、嘴唇逐渐转红润，小儿得救了！其母听到小孩哭声，从昏迷中清醒，转忧为喜，高兴地将小孩抱了回去。

下午，因窒息抢救，小儿感染发热，二儿少红给挂点滴，抗菌消炎，2天后恢复健康，活泼天真，逗人喜爱。

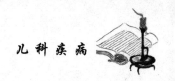

按：此例患儿乃喂食失误，吞咽不顺，食物堵塞气道，引起窒息性休克，命在须臾，十分危急。当时家属及旁人都主张送县医院抢救。余说："时间就是生命，来不及了，这样做，不上几分钟，小孩便会丧生。这样枉死的实例太多了。"余挺身而出，力排众议，主动承担抢救义务，略施小技，小儿性命便重获新生。余常以前贤章次公名言"儿女性情，英雄肝胆，神仙手眼，菩萨心肠"四句话作为座右铭，济世活人，决不苟全个人声誉，推诿职责。此乃一贯修为，深受百姓和患者称许。

外科疾病

腮 腺 炎

曾某，男，7岁，维山公社林屋大队曾某之子，小学二年级学生。1978年10月22日来诊。

父代诉：小孩在学校读书，现在学生中腮腺炎流行。其从昨天起，发热、头痛，左耳垂下腮部肿大，一定染上腮腺炎了。

诊视：患儿左腮腺部位蔓肿（肤色不变），有触痛，脉浮带数，舌红苔黄，颈项扭转不适，体温38.5℃。询知纳可，二便正常。诊为流行性腮腺炎。乃感染腮腺病毒，壅于少阳经络，至耳下腮颊蔓肿，坚硬作痛。治宜疏风消肿，解毒止痛。方拟普剂消毒饮。

方药：牛蒡子10g，桔梗10g，柴胡10g，薄荷10g，川连5g，板蓝根12g，连翘12g，甘草3g，条芩10g，马勃10g（包煎），僵蚕12g，元参10g，升麻6g。3剂。

另嘱用一枝蒿10g，分3天磨米泔水外涂，日三次。

10月25日二诊：通过内服、外涂，症状迅速好转，左腮感染较轻，两边腮腺肿胀，同时消除，诸症悉平。

按：流行性腮腺炎，中医称为"痄腮"或"发颐"，乃腮腺病毒通过空气传播，从口鼻而入致病。明代医家陈实功在《外科正宗》中指出"痄腮因天时不正感发，传染而得"。此论十分恰切。本例患者内服普济消毒饮解毒消肿，用一枝蒿磨米泔水外涂，消炎散结止痛，故愈病甚速。考《中药大辞典》载：一枝蒿性味辛甘，微温，有毒，具有活血祛风、止痛解毒作用。主治跌打损伤、风湿疼痛、痞块、痈肿。一般外用，不宜内服。

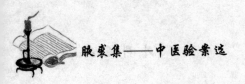

颚下淋巴结炎

喻某,男,9岁,住城关镇青石街。1987年5月14日其母带来门诊部就诊。

母代诉:颚下长有两个坨坨,有枇杷核大,已7天。

诊视:患儿神清,面色无华,脉细缓,舌淡红、苔薄白。体温正常。询知纳可,二便正常,检查咽部无明显炎症,鄂下淋巴结左右各一枚,肿大如枇杷核,手扪具活动性。此乃痰湿壅结所致。治宜清化痰湿,软坚散结。方拟海甘消瘰丸加味。

方药:元参10g,海藻10g,柴胡10g,浙贝10g,百部10g,山慈姑10g,牡蛎15g,青皮10g,枯球10g,昆布10g,桃仁10g,甘草3g。5剂。

5月20日二诊:服上方5剂,其母带来门诊部诊视,用手扪及颚下,肿核基本消失,仅有两粒绿豆大小的坨坨了。效不更方,将前方加黄芪15g,童参10g,再捡药10剂。10剂服完,淋巴结肿大完全消失,小孩食纳大增,精神好转。

按:古云:"怪病责之于痰。"此例颚下淋巴结肿大,无炎症诱因,乃痰湿凝结所致。海甘消瘰丸切中病机,故疗效理想。方中甘草与海藻配伍为相反药物,但新的药理作用,其化学有效成分,两药相伍无任何不良反应,取其相反相成效果,软坚散结作用更佳。

颚下淋巴结肿

欧某，男，37 岁，青山乡石屏村农民，为余表弟。1993 年 4 月 12 日来诊。

主诉：颚下生两个大肿坨已 10 余天，乡卫生院医生说是"甲状腺肿瘤，只能开刀，没办法治疗"，特上门求诊。

诊视：患者神清，脉弦滑，舌红苔黄，咽峡有些许红肿，检查颚下两侧各有一个蛋大的肿块，触有热感，质硬，有活动感，边沿清楚。诊为颚下淋巴结肿，乃痰热郁结，积聚而成。治宜清热化痰，软坚散结。方拟海甘消瘰丸加味。

方药：牡蛎 20g，枯球 20g，海藻 15g，柴胡 10g，元参 10g，百部 15g，青皮 12g，蛇舌草 15g，山慈姑 10g，浙贝 10g，昆布 15g，桃仁 10g，甘草 6g。

嘱服 60 剂为一疗程。其宗嘱药服 17 剂（其间 2 剂未服），实服 15 剂，肿块全部消散，患者兴奋不迭，奔走相告。

服药期间，卫生院一年资高的老医师，见处方中甘草与海藻相伍，惊叹不已，问是谁处的方，交代其将甘草摘除，不然毒死人勿怪言之不预。患者未被"旁人误"，对原方深信不疑，照服无虞，肿块终于消失。

按：消瘰丸见《医学心悟》一书，由元参、贝母、牡蛎组成，主治瘰疬、痰核，在此基础上加昆布、海藻、枯球、山慈姑、蛇舌草加强其软坚散结、清热化痰之功，更加青皮入肝开郁，桃仁、红花活血化瘀，甘草调和诸药，其与海藻、昆布相伍，相反相成，消肿之力倍增，故病愈甚速。

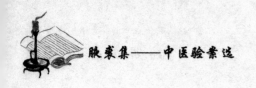

瘿　瘤

向某，女，23 岁，已婚，生男婴已 4 月，尚哺乳。住城关镇城南街。1989 年 9 月 20 日来诊。

主诉：声音嘶哑半年，加重 1 月。

诊视：患者神清、声嘶、面色㿠白少华，脉弦细，舌红、苔薄白，咽喉不痛不痒，微觉口干，食纳尚可，二便如常。余无不适。观察颈部稍大，甲状腺明显肿大。诊为单纯性甲状腺肿，中医属"瘿瘤"，乃气郁痰结使然。治宜益气开音，化痰消瘿。方拟海藻玉壶汤加味。

方药：沙参 15g，元参 10g，法夏 10g，寸冬 10g，牡蛎 20g，枯球 15g，花粉 10g，大海 10g，蛇舌草 10g，玉蝴蝶 10g，昆布 12g，甘草 12g，浙贝 10g，海藻 12g。15 剂。

方中海藻配甘草，乃属十八反禁忌药，取其相反相成效果，其软坚散结作用更强。

10 月 16 日二诊：患者守方服药 15 剂，反映良好，声嘶好转，语言清晰，颈下瘿肿缩小大半。效不更方，在原方基础上加柴胡 10g，再服 20 剂。

待方药服完，瘿肿消失，说话声音清亮，诸症皆平。其平时喜唱流行歌曲，病愈后，春风满面，歌声不绝于耳。

按：颈部甲状腺肿大，中医属"瘿瘤"范畴，乃忧思恚怒，肝气郁结，脾失健运，气滞痰凝而成。《诸病源候论》云："瘿者，由忧恚气结所生。"用海藻玉壶汤加味治疗，理气解郁，化痰散瘿。声嘶加沙参、寸冬、花粉、玉蝴蝶，滋阴养肺，故疗效立见，诸恙悉平。

睾丸肿大二例

例一：曾某，男，24 岁，天龙山乡狮子石村农民。1989 年 10 月 5 日上午来诊。

自述：因习武，不慎跌伤胪胞，左睾丸肿大如鸡蛋大，隐痛，咳嗽牵引作痛，自恃体魄健壮，带伤忍痛继续练功，加重 3 天。

诊视：患者神清，身体强健。脉弦紧，舌质红，边有瘀点，苔薄黄，检查左侧睾丸肿大一倍。诊为外伤性瘀血水肿。治宜活血化瘀，消肿止痛。方拟桂枝茯苓丸加味。

方药：桂枝 10g，桃仁 10g，田七 10g，赤芍 10g，茯苓 10g，蒲公英 15g，地鳖虫 10g，甘草 5g，丹皮 10g，金银花 15g，赤豆 15g，红花 10g，橘核 10g，牛膝 10g。5 剂。

上方服完 5 剂，肿痛全消，睾丸左右大小一致。

例二：谢某，男，19 岁，怀化铁路局工人。1989 年 7 月 20 日上午来诊。

主诉：双侧睾丸肿大半月，隐痛。

多次延医治疗无效。

诊视：患者体质健壮，脉弦滑，舌质暗红、苔白滑腻，食纳可，二便无异常。检查双侧睾丸，附睾略大。询知半月前曾与人开玩笑，跌了一跤，当时没介意。诊为瘀血致肿，阻碍膀胱气化。治宜活血化瘀，消肿止痛。方拟桂枝茯苓丸加味。

方药：桂枝 10g，橘核 10g，前仁 15g（包煎），茯苓 10g，荔核 10g，桃仁 10g，小茴 6g，白芍 10g，红花 10g，土茯苓 10g，六一散

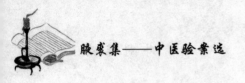

30g（冲服）。15 剂。

通过服药 15 剂，肿消痛止，附睾大小如常。

按：桂枝茯苓丸为《金匮要略》主治妇科多种瘀血疾患的名方。余应用于男性睾丸肿大有特效。方中桃仁、红花、丹皮行血祛瘀，消散肿结；桂枝温通气血，促膀胱气化；芍药缓急，橘核、荔核、小茴行气止痛；茯苓淡渗利湿；牛膝导药下行。诸药共奏祛瘀消肿、行气止痛之功。方证契合，故奏效甚捷。

顽固性荨麻疹二例

例一：李某，女，9 岁，住上梅镇李家院。1998 年 7 月 31 日下午就诊。

父代诉：几年来风丹反复发作，曾注射组胺蛋白、转移因子未见好转。今天发作，特上门求诊。

诊视：患者神清，痛楚面容，脉浮数，舌红、苔薄黄，食纳可，二便如常。体温 39.7℃，遍身疹块，有的呈圆形，有的呈地图样，奇痒。诊为荨麻疹。乃感冒风寒，郁于肌腠，化热透于肌表所致。宜疏风透表、化湿消疹为治。方拟玉屏风散加味。

方药：黄芪 20g，荆芥 10g，白鲜皮 10g，白术 10g，紫草 15g，蝉蜕 6g，苍术 10g，葛根 10g，蒺藜 10g，防风 10g，赤芍 10g，甘草 3g。3 剂。

另以西药抗敏消炎应急处理。

（1）0.9% NS 100ml

青霉素 80 万 U ×4 支 皮试
地塞松　　　　5mg　静滴

(2) 5% NS 250ml

维生素 C 1g

西咪地丁　2 支 〉静滴

(3) 扑尔敏 1 支

维丁钙　　2 支 〉肌注

滴注后，热退，疹块消失。

8月4日二诊：上方服完，诸症皆平。处方玉屏风散合四君子汤5剂善后。随访2年未复发。

按：荨麻疹，乃肺卫不固，感受风、寒、湿、热之邪，郁于肌腠，致营卫失和，化热生风而成。以西药抗敏治标，中药以玉屏风散加味，益气固表，祛风化湿，清热，消疹治本。标本兼治，内外调和，故病愈甚捷。

例二：吴某，女，31 岁，住民政局职工大楼。为余外甥媳妇。2007 年 5 月 21 日初诊。

自述："风丹"反复发作 3 月余，生小孩后 1 月左右即发作，西药打点滴当时有好转，过几天又发，奇痒，身上皮肤被抓破多处。想服中药根治，特上门求诊。

诊视：患者面色㿠白少华，舌质淡，边有齿痕，苔薄白而腻，脉濡滑，二便调，睡眠欠佳。此乃表卫不固，风邪袭于肌表所致。治宜益气固表，祛风消疹。方拟玉屏风散加味。

方药：黄芪 30g，防风 10g，白鲜皮 10g，徐长卿 10g，白术 10g，荆芥 10g，紫草 15g，白花蛇 20g，苍术 10g，赤芍 10g，僵蚕 10g，乌梅 10g，甘草 5g。5 剂。

5月28日二诊：患者自述服上方5剂，感觉良好，服药期间风丹未发作。在原方基础上加麻黄、桂枝各6g，紫背浮萍10g，以温散风寒，加强抗敏功效，再服5剂。

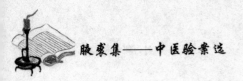

6月5日三诊：诸症好转，处方八君子汤加薏苡仁30g，10剂，善后调养。此后再未复发，风丹得以根治。

按：荨麻疹属中医的"风丹""瘾疹"，其病机均与风有关（含内、外风）。本例患者产后出现此症，乃产后血虚，外风袭表，肺卫不固所致。方中玉屏风散益气固表，白花蛇、僵蚕搜风通络，荆芥、赤芍、蝉蜕、白鲜皮、紫草、徐长卿祛风止痒，乌梅抗过敏。二诊加麻黄、桂枝、紫背浮萍温散风寒。诸药配伍，共奏益气固表、祛风消疹之功，其病乃愈。

肛周湿疣

唐某，女，38岁，石冲口镇大弯村农妇。2007年5月15日就诊。

现病史：肛周有一赘生物，已发现2年。首先长出一撮条状赘生物，有些痒，没有介意，自己常用高锰酸钾兑水外洗无用，条状物越长越多，奇痒碍事。因生于阴部，不便求诊，今特慕名来诊。

诊视：患者神清，脉弦滑，舌淡红、苔白略腻。询知食纳可，二便调。鉴于上述，余约请护士王某共同检查，发现肛周疣状物成簇，如墨鱼腕足，长约寸许，柔软如肉色。询知患者一年前丧偶，丈夫乃客车司机，死于车祸。问其生前是否有性乱行为，患者答之含糊，不过病是丈夫生前得的。诊为肛周湿疣，乃房事不洁，秽浊之邪疣毒侵入，凝聚阴部而成。治宜清利湿热，解毒消疣。

处方：薏苡仁60g，土茯苓30g，蛇舌草15g，木贼10g，板蓝根15g，苍术15g，枯球10g，牛膝10g，虎杖15g，大青叶15g，川柏10g，甘草6g，紫草15g，白鲜皮15g，丹皮10g。

10剂为一疗程，同时拟外洗坐浴方。

方药：紫草20g，蛇床子10g，地肤子15g，金银花15g，三棱15g，白矾20g，苦参20g，木贼15g。10剂。

每日内服中药1剂，坐浴1次。另用鸦胆子30g，去壳取白仁，捣碎浸米酒（不兑水）浸泡2天，用消毒棉签蘸涂赘疣，1天3次。

5月21日二诊：检查疣赘物已萎缩，消失3/4，仅残留些许根基未灭。按上方重复治疗一个疗程（10天）后，疣赘完全脱落，诸恙悉平。

按：尖锐湿疣，系现代医学性传播疾病，病源为乳头瘤病毒作祟，属中医"阴痒""阴疮"范畴。本病例乃其丈夫携带疣状病毒，与其交媾所染，延久未治。余以内服中药抗毒消疣为主，外以坐浴除湿杀菌为辅，佐以鸦胆子浸汁外擦，直捣赘疣。故疣赘委顿脱落甚速，效验如神，为患者节省了巨额医药费用。

外伤久溃不愈

钟某，男，7岁，住福景山巷。2001年12月10日来诊。

母代诉：因赴广州其爸打工处玩，搭摩托车外出游览，不慎翻车跌倒，左脚足跟撕裂3寸（约10cm）许，见筋骨，流血不止，即于当地医院住院，行外伤缝合手术。因住院费用昂贵，出院换药疗养。1月后回家，伤势仍未愈合，不能行走，其母每天背来门诊部换药。

诊视：小儿活泼顽皮，因外伤失血，脸色㿠白少华，脉虚缓，舌淡苔白。询知食纳可，二便调，检查右脚跟伤口尚有2寸（约6.7cm）长未愈合。伤口有非脓性黏液外渗。此乃气血亏虚，生肌

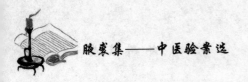

缓慢之故。治宜补益气血，托毒生肌。方拟四君子汤加味。

方药：黄芪25g，茯苓10g，赤芍10g，甘草5g，党参10g，败酱草15g，红花3g，白术10g，薏苡仁15g，当归5g。5剂。

此外，嘱其用老南瓜蒂磨凉开水外涂伤口，1天3次（不换药，让伤口暴露）。

12月16日二诊：通过内服，外涂，小孩伤口很快愈合，走路不瘸。

按：本例患者外伤，乃气血亏虚，难于生肌愈合，通过内服中药补益气血，托毒生肌，外用老南瓜蒂磨水涂擦，创面迅速愈合。

余认为，老南瓜蒂磨水外涂，对久溃创面起了十分重要的作用。《中药大辞典》载：南瓜蒂具有治痈疡、疔疮、烫伤作用，并载有验方多则。

人咬伤久溃不愈

罗某，女，35岁，科头乡塘湾村二组农妇。1971年8月9日来诊。

现病史：因与姆姆不睦斗殴，左足跟被咬伤，已溃月余，经注射青霉素10余天，仍有两指宽，寸余长的伤口未愈合，走路瘸跛，影响劳作。

诊视：患者精神乐观，健谈，因艰于医药费负担，只求介绍外用秘方，图简单方便。余视其整体状况好，仅一点外伤未愈，迎合患者心理，嘱其以老南瓜瓤适量和面粉50g，外敷创面，1天换药1次，外敷3~5次，果真效验。仅敷3次，伤口即生肌愈合，能下地劳动。余用此验方，治愈数例外伤久溃不愈病人。

按：江苏新医学院编的《中药大辞典》载：老南瓜瓤主治烫伤、创伤，外用捣敷。

余认为老南瓜瓤富含维生素，与面粉捣敷，具有拔毒消炎、生肌愈伤作用，能给创面补充所需营养，促进伤口愈合，具有意想不到的功效。

头额扁平疣

姜某，男，8岁，桑梓镇满竹村在校学生。2006年10月2日上午，其母带来门诊部求诊。

母代诉：小孩头额生许多怪东西，丑得要命，请费心诊治。

诊视：患儿害羞，发育中等，脉虚缓，舌淡苔白。询知纳可，二便、体温正常。视其头额，长满像苦瓜棱一样的疣状赘生物，并行排列。有些作痒，诊为扁平疣。

此乃感染湿热病毒，卫外不固，结于头额肌腠，发为疣疹。宜益气固卫、祛湿抗疣为治。受2006年6期《中医杂志》"薏苡仁去疣有效"启示，自拟玉屏抗疣方如次。

方药：黄芪15g，紫草15g，木贼10g，大枣15g，苍术10g，板蓝根15g，赤芍15g，防风10g，土茯苓20g，红花5g，薏苡仁30g，虎杖15g，大青叶10g。

10剂为一疗程，外用马齿苋揉擦，每天2次。

10月22日二诊：上方服10剂，坚持外擦10天，头额疣状物全部脱落，患部仅留少许白色瘢痕未消。其母说："初服5剂，不见有效；服完6剂，始见疣状物渐渐松软；10剂后全部疣状物自行脱落。"为巩固疗效，处方如下。

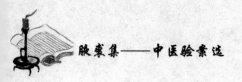
方药：黄芪15g，薏苡仁30g，虎杖15g，苍术10g，紫草15g，土茯苓20g，防风10g，板蓝根15g，木贼10g。5剂。

服完5剂，诸症悉除，康复如初。

按：扁平疣乃卫肺不固，皮肤感染疣性病毒，积于肌腠，郁滞而成。皮毛为肺脾所主，抗疣方中，玉屏风散益气固表，强固肺卫，重用薏苡仁化疣；紫草、板蓝根、虎杖、木贼、大青叶直入肺脾二经，杀灭疣毒；土茯苓、苍术祛湿渗利，导毒从小便出；赤芍、红花活血化瘀。共奏益气固表、祛湿灭疣之功，故疗效理想。随访1年未复发。

臁　疮

邬某，女，81岁，维山中学退休教师，住上梅镇工农河街。2007年4月14日初诊。

主诉：双下肢踝关节靠胫骨下沿瘀紫溃烂已月余，红肿焮痛，溃烂处渗水，加重一星期。

诊视：患者神清，脉弦缓，舌质红，边沿略紫，苔白中黄，血压正常，纳差，二便调，体温不高，耳聪目明。双足踝关节红肿压痛，呈紫色，两足胫骨下靠脚背有10cm×10cm瘀紫起水疱溃疡处，右脚有两处小溃疡深0.2cm×0.2cm。此属经久站立，络脉失畅，局部气血瘀阻所致。诊为臁疮。宜化瘀通络、祛湿愈疮为治。方拟当归补血汤合四妙散加味。

方药：黄芪30g，苍术10g，牛膝10g，地丁15g，当归6g，川柏10g，蒲公英15g，丹参20g，薏苡仁30g，竹叶10g，金银花15g，草梢5g。5剂。

外用双氧水洗涤后，以炉甘石合剂擦涂。

4月20日二诊：服药5剂，疮口敛水，红肿消退，伤口周围紫色变淡，尚余两处深溃疡未愈，仍以化瘀通络、祛湿敛疮为治。

处方：黄芪25g，赤芍10g，红花6g，薏苡仁30g，当归5g，川芎6g，丹参15g，蒲公英15g，生地10g，桃仁10g，苍术15g，牛膝10g，草梢5g。10剂。

4月30日上午三诊：上方服10剂，病情一天天好转，双踝瘀肿消退，瘀紫面积缩小，两处深溃疡已长新肉芽，凹陷平。临床治愈。为除病根，仍以活血通络、祛湿敛疮为治。

方药：黄芪25g，丹参20g，全蝎10g，川芎6g，草梢5g，薏苡仁30g，桃仁10g，血藤20g，知母10g，赤芍10g，红花6g，蒲公英15g，当归5g。

上方服4剂，肿消，疮愈，双脚瘀紫化除，皮肤色泽红润，其感激不迭，逢人赞称，口碑不绝。

按：臁疮乃经久站立或负重，致络脉损伤，局部气血运行不畅，复因湿热下注，气滞血瘀而成。多见于踝骨上三寸（约10cm）内臁或外臁部位，初起局部抓痒后疼痛，焮红蔓肿，皮下瘀紫，继则溃破渗水，形成慢性溃疡。分期论治，始终不忘祛湿清热，活血通络，故预期奏效，湿除瘀消疮愈，随访1年未复发。

颈项淋巴瘤

李某，男，47岁，向红机械厂职工（厂址已迁至岳阳）。2004年4月12日初诊。

主诉：颈部右侧长一肿块已8年。

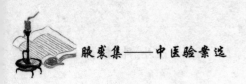

现病史：于 1987 年右侧颈部始出现肿核 3~4 个，逐渐增大 1 年余，多个联串成块未溃破。时有钝痛，颈项扭转不适。经多家医院诊治，结论为淋巴结肿瘤，医治无效。现已肿大有手掌大，影响美容，怯怕到人群中走动。

视诊：患者神清，心情抑郁，脉弦滑，舌稍红，苔白腻。询知纳可，二便正常，血压不高，体温 37.1℃。检查颈部右侧有一约四指宽的长条形肿块（约 5cm×20cm），边沿清楚，呈暗红色，未溃破。诊为颈项淋巴瘤（西医为颈项淋巴结核）。宜软坚散结、化瘀消瘤为治。方拟海甘消瘰丸加味。

方药：牡蛎 20g，海藻 15g，山慈姑 15g，青皮 10g，浙贝 15g，枯球 15g，陈皮 10g，桃仁 10g，元参 15g，茯苓 10g，柴胡 10g，甘草 5g，法夏 10g，黄药子 10g，百部 10g。

20 剂为一疗程。

5 月 3 日二诊：服药 20 剂，胃口大开，纳馨，精神倍增，脸色始有光泽，颈项淋巴块消失大半，尚余 2cm×5cm 大小肿块。肿块消失处，皮肤颜色正常。效不更方，仍以原方再服 20 剂。

5 月 26 日三诊：原方继服 20 剂后，肿块基本消失，仅留小手指大小一点坨坨未消。

以益气和血、补肾滋阴善后。

处方：黄芪 25g，浙贝 15g，炙甘草 6g，当归 5g，元参 10g，党参 15g，海藻 15g，牡蛎 20g，枣皮 15g，全蝎 10g，核桃肉 10g。

服药 10 剂，肿块全部消失，诸证悉平，至今未复发。

讨论：淋巴结核，中医称为瘰疬，小为瘰，大为疬，俗称鼠疮。其成因，一源于脾，思虑伤脾，脾失健运，致生痰湿；二是情志不舒，肝郁伤肾，阴虚火盛，炼液成痰，致成瘰疬。怪病责之于痰。

本例始终以海甘消瘰丸加味为治，软坚散结，化瘀消瘰，故疗效显著，肿块预期消散。方中甘草、海藻配方，原属禁忌，现代药理研究，不但无毒副作用，而且具有相反相成效果。余经多例患者应用有效，医家可放胆应用于临床。

附录凌云鹏《临诊一得录》"瘰疬的症治"载有家传蝎桃膏方：即每天用全蝎1.5g，核桃12g两药相伍，攻补兼施，对气滞痰凝之瘰疬，不见虚损征象者用之显效。全蝎解毒散结，具虫蚁搜剔、逐瘀通络之力；核桃滋补肝肾，具有消疮去肿之功。便捷实用，可以推广应用。

甲 状 腺 肿

刘某，女，42岁，副食品公司下岗职工。2007年3月10日初诊。

现病史：半年前颈部出现肿块，逐渐增大，无压痛，有囊性感，随着吞咽上下活动，经县人民医院诊为"单纯性甲状腺肿"，因畏惧手术，特慕名求诊。

诊视：患者神清，善口齿，病情反映清晰，脉弦滑，舌质淡、苔薄白。体温、血压正常。询知食纳可，二便调。因门诊部条件有限，未做任何物理检查，目视颈项正前，咽喉左右有一个4cm×4cm，3cm×3cm的肿块，质较硬边沿清楚，随吞咽上下移动，诊为"甲状腺肿大"。此乃肝气郁结，脾失健运，不能输布津液，凝聚成痰，凝结于颈项而成瘿肿。治宜化痰消肿，软坚散瘿。方拟海藻玉壶汤加味。

处方：海藻30g，黄药子10g，川芎6g，枯球15g，法夏10g，

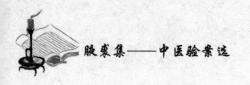

连翘 10g，甘草 6g，青皮 10g，白芥 10g，当归 10g，浙贝 15g，山慈姑 5g。15 剂。

3 月 26 日二诊：服上方，食纳增进，颈下瘿肿明显缩小，平视已看不到，仅左侧有小手指大的肿粒未消。继续以软坚散结、化痰消瘿为治。在原方中加桃仁 10g，牡蛎 20g，甲珠 10g，再服 15 剂。

4 月 22 日三诊：经服二诊方药 15 剂后，瘿肿全部消失，临床治愈，以当归补血汤合消瘰丸 10 剂善后。随访 1 年未复发。

按：甲状腺肿，中医称瘿瘤，女性比男性发病率高，乃气、痰、瘀壅结于颈前而成，治以海藻玉壶汤加味，与病机契合。方中海藻、昆布化痰软坚，消瘿散结；青皮、法夏、贝母、连翘、甘草理气化痰；当归、川芎养血活血；更加白芥子、山慈姑消痰化瘿。故疗效理想，瘿肿预期消散。

带状疱疹二例

例一：邹某，女，72 岁，住上梅镇郭家井巷。2006 年 6 月 12 日初诊。

现病史：左胸乳下至腰背部散在性呈带状水疱，皮肤灼红，疼痛异常，如针扎刺痛，触痛，水疱渐次增多，有发展趋势已 3 天。

诊视：患者神清，痛楚面容，脉濡滑，舌红苔腻，体温 37.8℃，血压正常，二便调，食纳不馨，检查左乳下及腰背，成斜带形状疱疹成片，诊为带状疱疹（俗称包袱丹）。此乃肝经湿热，感染病毒，循经外发使然。治宜清热解毒，祛湿消疹。方拟五味消毒饮加味。

方药：金银花 15g，白薇 10g，薏苡仁 20g，赤芍 15g，野菊花

10g，天葵 10g，板蓝根 15g，虎杖 10g，地丁 10g，蒲公英 15g，紫草 15g，土茯苓 20g，苍术 10g，六一散 30g（冲剂）。3 剂。

同时点滴抗菌、抗病毒 3 天，外涂阿昔洛韦软膏，日三次。

6 月 16 日二诊：服药 3 剂，体温降至正常，疼痛减轻，疱疹开始消退，浆水收束，颜色较暗，周围皮肤已不红。继以清热解毒、祛湿消疹为治。方拟黄芪薏苡败酱散加味。

方药：黄芪 25g，板蓝根 10g，荆芥 10g，苍术 10g，薏苡仁 30g，紫草 15g，防风 10g，甘草 6g，败酱草 15g，蝉蜕 10g，蒲公英 15g。3 剂。

6 月 20 日三诊：经服上方，疱疹消退，开始结痂。

方药：黄芪 25g，紫草 15g，寸冬 10g，薏苡仁 30g，苍术 10g，甘草 5g，败酱草 20g，童参 15g。3 剂善后。

疱疹痊愈后，尚有轻微神经疼痛后遗症，嘱其服用消炎痛与维生素 B_1 调养，各服 2 片疼痛即缓解。3 月后，诸症消失。

例二：眼额疱疹

谢某，女，12 岁，上梅镇北渡片金滩村初中一年级学生。2004 年 4 月 5 日来诊。

现病史：首先左上眼睑至额角部呈刺痛，3 天后，呈带状分布成簇疱疹，痛剧，水疱晶亮，基底鲜红，水疱溃破，不断渗出浆液。左眼肿如水桃，不能睁开。

诊视：患者神清，痛楚面容，左上眼睑到额角疱疹成串，少部分溃破渗液，脉滑数，舌边尖红、苔腻中黄，体温 38.5℃。辨为疱疹湿热偏盛型。此乃脾湿久困，内有郁热，外感毒邪，熏蒸肌肤，发为疱疹。火毒与湿热搏结，阻遏络脉，局部气血不通，故灼热痛剧。治宜祛湿解毒，消疹止痛。方拟四妙散加味。

方药：黄芪 15g，蒲公英 15g，马齿苋 20g，薏苡仁 20g，金银

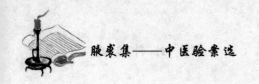

花 15g，虎杖 10g，板蓝根 15g，紫草 15g，前仁 10g，苍术 15g，赤芍 10g，甘草 5g，川柏 10g。5 剂。

同时以阿昔洛韦软膏外涂，日三次。

10 月 21 日二诊：上方服 5 剂，疱疹已水敛收束，水肿消退，眼能睁开，视觉无影响，体温正常，继续以解毒消疹为治，方拟黄芪薏苡败酱散加味。

方药：黄芪 25g，苍术 15g，马齿苋 20g，薏苡仁 20g，茯苓 15g，甘草 5g，败酱草 20g，前仁 10g，紫草 15g，板蓝根 15g。5 剂。

4 月 27 日三诊：病情基本好转，疱疹已结痂向愈，红肿全部消退，仅有些许神经刺痛后遗症。病愈后再未复发。

按：带状疱疹属中医"丹毒"范畴，皆因湿热病毒之邪，郁于肌肤，循经而发，以疱疹、刺痛、灼热为主要临床特点，以清热解毒、祛湿消疹为治。一般 10 ~ 15 天即愈，治疗得当，预后良好。

狗咬伤久溃不愈

袁某，女，48 岁，科头乡月明村农妇。2006 年 4 月 20 日初诊。

现病史：半年前，因走亲戚被养狗咬伤右脚小腿（腓肠肌），即时出血不多，两个狗齿眼深约 2cm，当时做了外伤消毒敷药处理，又服了消炎药，不久红肿化脓，经打点滴消炎则好一点，过几天又化脓，反复治疗，迁延半年余，伤口总不愈合。

视诊：患者神清，脸无光泽，脉虚缓，舌淡苔白，边有齿痕。询知食纳可，二便调，体温、血压正常。查右脚小腿部伤口 2.5cm ×3cm，呈紫黑色，有压痛，可挤出些许脓液。

分析：久病不愈，伤口瘀紫有脓，此虚中夹实，应以补益气血、祛瘀生新、托毒生肌为治。方拟黄芪薏苡败酱散加味。

方药：黄芪50g，生、熟地各15g，蒲公英15g，党参15g，地丁15g，薏苡仁30g，桃仁15g，金银花15g，当归10g，红花6g，牛膝10g，赤芍10g，败酱草30g，甘草5g。5剂。

4月26日二诊：上方仅服3剂，伤口即无脓性分泌物，伤口瘀紫转红。5剂服完，伤口基本愈合。仍以原方加减善后。

方药：黄芪50g，熟地15g，大枣15g，当归10g，桃仁15g，薏苡仁30g，红花6g，赤芍10g，牛膝10g。5剂。

5剂服完，伤口愈合，瘀紫全消，精神焕发。

按：久病必虚，本例患者狗咬伤化脓感染已溃半年，气血暗耗，伤口瘀紫有脓，可见虚中夹实。处方与病机相合，方中黄芪、党参、当归、熟地益气生血，托毒生肌为君；薏苡仁、败酱草、金银花、蒲公英、地丁消毒排脓为臣；佐以赤芍、生地、桃仁、红花、牛膝活血化瘀；使以甘草调和诸药。合奏益气生肌、活血祛瘀、托毒排脓之功。故半年痼疾，数天即愈。考《本草纲目》载：败酱草有破多年凝血，能化脓为水的功效，善排脓破血。重用此药，与本例患者证情吻合。审症求因，治病求本，斯无失也。

真菌疹二例

例一：马某，女，68岁，劳动局干部。2006年3月2日初诊。

现病史：以前患过脚气，经用脚癣一次净浸洗，外涂达克宁霜治愈，不到半年，则在身上颈部、肚脐部、髋关节处，有多个鲜红、呈圆形的疹块，边沿清楚，奇痒。经长沙两个大医院治疗，未见好转，甚为苦恼。

诊视：患者神清，脸色无华，脉缓，舌质淡，右半边无苔，体温、血压正常。检查如诉，诊为体癣（圆癣，西医为真菌疹）。证属表卫不固，风湿浸淫所致。治宜益气健脾，化湿消疹。方拟玉屏风散合二妙散加味。

处方：黄芪 25g，紫草 15g，徐长卿 10g，白术 15g，白鲜皮 15g，制首乌 30g，苍术 10g，防风 10g，蛇床子 6g，薏苡仁 30g，赤芍 10g，土茯苓 20g，甘草 6g。5 剂。

另拟外洗方：地肤子 30g，川柏 15g，白鲜皮 20g，蛇床子 30g，土茯苓 30g，白矾 20g，防风 15g，苍术 30g。5 剂，先煎水，以脓汁趁热擦患部，再配水洗澡，1 天 1 次。

3 月 8 日二诊：经上方内服，外洗，癣疹消失，体不作痒，临床治愈。为巩固疗效，仍以健脾祛湿为治。

处方：黄芪 25g，薏苡仁 30g，白术 10g，白鲜皮 15g，防风 10g，紫草 15g，制首乌 20g，甘草 5g。5 剂。

上方服完 5 剂，诸恙皆平，癣愈，再未复发。

按：体癣皆为风、湿、热邪浸淫肌肤而成，乃肺卫不固，肌腠疏松，易于感染；脾为中土，主四肢肌肉，脾气虚弱，水湿运化失司，郁湿化热，走泛肌肤，酿成癣疹。对本例患者，余坚持以玉屏风散合二妙散加味治疗，益气固表，致密肌腠；二妙散加白鲜皮、紫草、薏苡仁祛湿杀癣菌（真菌），切合病机，故疗效显著。大医院皮肤专科感到棘手的病证，在小门诊部治愈。个中妙诀，在于多思，把握病机，因证施治，方能药到病除。

例二：张某，女，48 岁，交通运输局干部家属。2008 年 2 月 2 日来诊。

现病史：患皮肤病年余，经县人民医院、县中医院名老医师处方治疗无效，由亲戚马某介绍，特慕名来诊。

诊视：患者面色红润，脉缓，舌鲜红、苔薄白。询知食纳可，二便调，血压、体温正常。查肩、颈部有癣样红疹三处，双下肢及腹部有圆形红疹多处。询知原患过脚气，脚气治愈后，继发癣疹，痒甚，抓痒有鳞屑脱落。诊为真菌疹（即圆癣）。乃风、湿、热邪郁于肌肤，感染真菌而成。治宜益气养血，祛风消疹。方拟玉屏风散合二妙散加味。

方药：黄芪 25g，白鲜皮 15g，蝉蜕 10g，白术 10g，薏苡仁 30g，土茯苓 20g，苍术 10g，赤芍 10g，甘草 5g，防风 10g，紫草 15g，制首乌 30g，徐长卿 15g。10 剂。

每剂煎服 2 次，第 3 次加白矾 20g 煎洗患部。另用顺峰康王（硐康他索乳膏）涂擦患部。

经治 10 天，痒止，疹消，临床治愈。

按：玉屏风散合二妙散加味治疗癣疹，余运用有显效。玉屏风散原为表虚卫阳不固自汗证而设，药仅三味，黄芪甘温益气，白术健脾，脾旺则土能生气，肺气充，则皮毛腠理固，防风祛风湿而走表，更加制首乌、赤芍养血祛风，配以二妙散（薏苡仁、苍术）加紫草、白鲜皮、徐长卿、蝉蜕、土茯苓祛风除湿杀真菌，甘草调和诸药，共奏益气养血、祛风消疹之功，故长年顽疾，一旬蠲愈。

脚　气

曾某，男，30 岁，维山公社朴屋大队一生产队社员。1978 年 8 月 9 日来诊。

自述：患脚气半年，趾间奇痒，用手抓痒蔓延至胯下，呈地图样癣变，痒痛难忍。

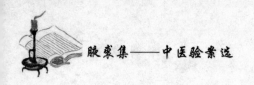
诊视：患者一切正常，见双脚 10 趾间溃烂，胯下亦感染呈地图样癣变。诊为脚气（即脚癣）。西医为真菌感染。

拟中药外洗方治疗。

方药：荆芥 10g，地肤子 10g，白矾 20g，防风 10g，土茯苓 20g，苦参 20g，白鲜皮 15g，苍术 15g，蛇床子 10g，川柏 15g。3 剂煎水。

先以浓煎剂，趁热擦洗患部，再适量兑水浸洗，日二次。

擦洗后，用西药：

A．P．C　20 片

维生素 B_1　20 片

DXM　10 片

共研末调尿素软膏外涂，1 天 2～3 次。

8 月 12 日二诊：按上方，如法治疗 3 天，痒止，皮肤破损处敛水，收口结疤，治愈。为防止反复，嘱其以软膏外用 7 天，巩固疗效。

按：脚气乃脚湿气，为脾胃二经湿热下注而成，或久居湿地，以水湿浸淫之故，也有因传染而得者，湿热为主要病机，西医为真菌感染。余在临床中一般不内服中药，以上法治脚气，疗效可靠。

舌 溃 疡

曾某，女，58 岁，新化茶厂退休职工。2001 年 3 月 5 日初诊。

现病史：舌左边一溃疡点，由小到大，已溃一小指大的伤口，服了很多维 C 和核黄素，在厂医务室打吊针 10 余天，未见好转，疼痛难忍，影响讲话和吞咽，特求中医治疗。

诊视：患者神清，气色不荣，唇淡，脉濡滑，舌胖嫩，有齿痕，苔厚腻，舌左中有一约 1.0cm×0.8cm×0.2cm 之溃疡。覆盖有薄脓性分泌物，食纳不佳，小便黄，大便溏，日行 2～3 次，睡眠不香。此乃中气虚弱，脾湿有热。舌乃心之苗窍，脾开窍于口，脾胃虚火上炎，虚火熏灼，发为溃疡。治宜益气清热，补土伏火。方宗封髓丹加味。

方药：黄芪 25g，苍术 10g，企桂 3g，童参 15g，川连 3g，大枣 15g，川柏 10g，砂仁 10g。5 剂。

同时外用龙胆紫涂患部，日三次。

3 月 11 日二诊：服上方 5 剂，溃疡面缩小，疹面呈鲜红色，有新生肉芽长出，腻苔化去大半，呈薄白中黄，大便已成形，日行一次。

处方：黄芪 25g，川柏 10g，白术 10g，砂仁 10g，薏苡仁 25g，荷叶 15g，企桂 3g，甘草 6g。5 剂。

3 月 16 日来诊：患者告曰："服药后，病情一天天好转。"查溃疡面已与舌面平，凹陷消失，创面鲜红，脓液物已去，长出新生肉芽，舌苔薄白，齿痕消失，讲话、吞咽自觉无障碍，食纳转佳，精神好转。嘱服补中益气丸 5 瓶善后。数月沉疴，一旬康复，患者不胜欢喜。

按：封髓丹为补土伏火之方，脾虚，则虚火上炎，致口舌生疮。本例患者为脾肾虚，且有湿热，故舌苔腻，便溏。方中黄芪、童参益气生肌为君；川连、川柏、苍术、白术、砂仁醒脾健胃而清化湿热，清脾肾浮游之火为臣；少佐企桂温补脾肾，引火归源；使以大枣健脾调和诸药。共奏益气健脾、补土伏火、愈疮生肌之功。余应用此方加减治疗反复性口舌生疮多效。临证必分清虚实，实者宜清，虚者宜温，虚实夹杂，兼而治之，大抵不越准绳。

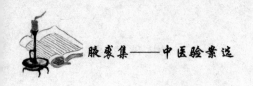

斑　秃

曾某，男，38 岁，广铁新化火车站车务段职工。2001 年 3 月 15 日来诊。

主诉：头部左前额和后脑右部两处呈圆形脱发半月。

经服首乌生发丸多瓶罔效。

视诊：患者个子高大，精神抑郁，内向，脉弦缓，舌边尖红，苔薄白中黄。询知食纳尚可，二便调，血压、体温正常。晚上睡眠多梦。视头部前后有两个缗钱大小脱发光秃处。诊为斑秃。治宜清热祛风，养血生发。拟用养血生发方。

方药：生、熟地各 15g，当归 10g，制首乌 20g，黄芪 15g，丹皮 10g，白芍 10g，女贞子 15g，桑葚 15g，羌活 10g，川芎 6g，黑芝麻 15g，旱莲草 15g。15 剂。

另肌注维生素 B_{12} 500mg，每天 1 次。

外用：白蒺藜 20g，补骨脂 30g，当归身 15g。

以米酒 250g 泡浸 3 天后，以棉签蘸液外擦患部，每天 3 次。

3 月 30 日二诊：经服药、打针，心情好转，两处斑秃有新生毛发长出。效不更方，在原内服方中加枣皮 15g，枣仁 10g，炙远志 6g，继服 10 剂。

4 月 12 日三诊：服完二诊方，晚上睡眠质量好，食纳馨，精神好转，检查两处斑秃均长出密集黑色短发，"斑秃"临床治愈，处方人参养营汤 10 剂善后。

讨论："斑秃"俗称"鬼剃头"，《医宗金鉴》称"游风"（含现代医学的脂溢性脱发）。本例患者为壮年，血气方刚，遇心事不遂，情绪波动，加上外风滞留头部，致血热生风，气血不荣，出现局部脱发，治以祛风清热，养血生发。方中生地、丹皮、羌活、川芎凉血祛风清血热，黄芪、当归、白芍、制首乌、熟地、桑葚子、黑芝麻滋肾养肝，补血生发，女贞子、旱莲草交通心肾，补益心神，合奏清热祛风、养血生发之功，故"斑秃"预期而愈。

结石绞痛治验

康某某，男，41岁，新化车田江管理处干部。2011年6月22日，其在爱人刘某某所租寓的一中陪读处度假，因奔走劳累，于当日9点许，右肾结石绞痛，在床上辗转反侧，难于耐受，天黑又不便上医院求治。适时余亦在老伴一中校门左侧寓居陪读孙子，与小刘结为芳邻。其知余是康源堂大药房咨询医师，即踵门求治。余根据病情，采用国医大师朱良春《用药经验集》上所授"解痉排石"汤，拟方"乌药30g，金钱草90g"。嘱其于邻近诊所将药捡回，旋即煎服2次，服后不上半小时，即疼痛解除，酣然入睡。第2天加服1剂，通体舒泰，追访数月未复发。

按：古云："他山之石，可以攻玉。"朱师是我国著名中医大师，学验俱丰，在祖国中医事业上建有赫赫功勋，高年九十有三尚未退岗。著述多部，余至爱赏读，临床奉为圭臬，作为借镜，受益良多。特书于案，以志勉旃。

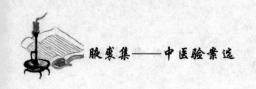

外伤术后水肿治验

易仲华，男，68岁，住福景山巷商贸城。2011年5月21日来诊。

现病史：因卸水果，机械撕裂小手指到腕关节处，长约10cm，深约1.5cm许，小指掌骨骨折，当时流血不止，痛彻心肝，即赴第二人民医院外科施行接骨缝合手术。术后3月来，水肿不消，持续钝痛，活动受限。手术医师处方祛风胜湿的中药，嘱煎洗患部，罔效，特来诊治。

刻诊：患者与余原是芳邻，人缘老熟，对余十分信赖，寄予厚望。其面容痛楚，脉缓，舌淡苔白，边有瘀紫，右小手指到腕部行外伤缝合术，已拆线，一直瘀血水肿不消，状如馒头，色青紫，此乃术后气血瘀滞，筋膜受损，瘀阻不通所致瘀血水肿。宜益气活血、通瘀消肿为治。方拟桃红四物汤加味。

方药：黄芪25g，桃仁10g，寄奴10g，田七10g，当归10g，红花9g，续断10g，桂枝5g，赤芍10g，泽兰10g，地鳖虫10g，熟附10g，川芎10g，生地15g，骨碎补25g，自然铜15g，甘草5g。5剂。

5月26日上午二诊：上方服3剂，疼痛止，水肿消，指腕活动自如。效不更方，继以上方加服5剂善后。方药服完，诸证悉除，追访获痊愈。

按：本例属外伤骨折，术后瘀血水肿，所拟桃红四物汤加味，是为对症之方。方中黄芪、四物补益气血为君；桃仁、红花、泽兰、六汗、寄奴、苏木、地鳖虫、田七活血化瘀，桂枝、附片温通消肿为臣；骨碎补、自然铜接骨生肌为佐；甘草健脾和胃，调和诸药为使。共奏活血化瘀、消肿止痛之功。故疗效指日可待，效验如神。

余认为一切外伤瘀血都要在方中善用温阳通瘀之品，为麻黄、桂枝、乌药、附片等，有瘀必有寒，瘀血凝滞，非温通不足以行血，瘀血不去则新血不生。清代医家汪昂《本草备要》论附子云："其性浮而不沉，其用走而不守，通行十二经，无所不至；能引补血药以复散失之元阳，引补血药以滋不足之真阳，引发散药开腠理，以逐在表之风寒，引温暖药达下焦，以祛在里之寒湿。"故附片加在骨科疑难病证方药中有卓效，本例病证应用附片特效，足以证明此论应验不谬。

病毒性湿疹治验

刘某，男，71岁，上梅镇新洋路居民。2014年2月11日上午拄着拐杖来诊。

自述：我有一病，折磨我已半个多月，痛苦难言。病初起，体温稍高，在附近诊所吊了3天点滴，热退了，但皮肤溃烂、焮痛、渗液，行走不便，今特慕名来诊。

诊视：患者神清，白皙脸庞，两腮鲜红，脉细滑数，舌苔厚腻，舌质边尖红。其自觉脱掉棉裤，露出两腿，双大腿内侧呈对称性约14cm×14cm红湿渗水伤痕，尚未溃脓。诊为病毒性湿疹。乃湿热浸淫，致局部皮肤红肿。宜清利湿热、解毒消炎为治。

拟方：黄芪25g，连翘10g，地丁10g，赤芍10g，薏苡仁15g，野菊花10g，苍术10g，紫草15g，败酱草10g，天葵子10g，川柏10g，虎杖10g，金银花15g，白薇10g，蒲公英15g，板蓝根10g，甘草5g。5剂。

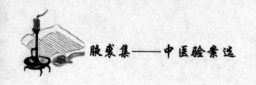

煎服 2 次，第 3 次加明矾 25g 煎洗患部，洗涤后，外涂湿疹肤专家软膏。

2 月 16 日上午二诊：患者自述，病愈三分有二。其脱掉棉裤，露出大腿，见湿疹基本痊愈，伤部已无渗出液，湿疹全消，伤口肤色稍嫩红。

拟方：黄芪 30g，童参 15g，虎杖 10g，薏苡仁 20g，苍术 10g，甘草 5g，败酱草 15g，紫草 15g，川柏 10g。5 剂。

方药服完，病愈如初，患者欣欣然，深表谢意。

顽癣（神经性皮炎）治验

邹某某，男，63 岁，新化县炉观镇青山管区平原村居民。2013 年 11 月 4 日上午来诊。

现病史：全身性皮肤瘙痒，干燥脱屑，蔓延到颈、脸、头部，致全身感染，此病已迁延 3 年，四处求医罔效，折磨受累，痛楚难堪。

刻诊：患者神清，思维敏捷，病情叙述清晰，脸色燥红，头、面部满布白屑。手指、掌背皮肤皲裂，右手背一条裂缝断裂长约 4.5cm，深约 4mm，裂沟殷红。六脉细缓，舌红苔剥。

诊断：顽癣（西医称神经性皮炎）。乃肺卫气虚，津液不营使然。

治则：益气生津，养阴润燥。

拟方：拟玉屏风散合参麦散加减。

方药：黄芪 25g，白鲜皮 15g，西洋参 10g，白术 10g，紫草 15g，寸冬 15g，防风 10g，蒺藜 10g，五味子 3g，蛇蜕 10g，川柏

10g，赤芍 10g。5 剂。

另处外用方：蒺藜 10g，苦楝 5g，苍术 10g，芜荑 10g，制雄黄 3g，白鲜皮 10g，芦荟 10g，红粉 5g，川柏 10g，轻粉 5g，防风 10g，紫草 10g，蛇蜕 10g。

2 剂共研末，以适量粉末调尿素软膏外涂患部，日涂两次。

2013 年 11 月 10 日二诊：经上方内服、外敷，病情大有好转，食欲转佳，晚上能安稳睡觉，患者对治愈此病，满具信心。根据皮肤皲裂状况，乃燥伤气阴，拟参麦散合青蒿鳖甲汤加减治疗。

方药：西洋参 15g，秦艽 10g，防风 10g，寸冬 15g，龟板 10g，白鲜皮 10g，元参 15g，青蒿 10g，紫草 15g，地骨皮 10g，知母 10g，五味子 3g。5 剂。

继续以外用方药末调尿素软膏外涂患部，电话咨询追访，病情稳固向愈，再无发展。

按：肺主皮毛，皮肤诸疾，当责之于肺。卫气虚，表卫不固，容易感染真菌，致成顽癣，久病致气虚伤津，津血不营，故皮肤瘙痒生屑，燥热津伤，致皮肤皲裂。该病在临床辨证中，抓住气阴两虚为本，以内服方滋养肺脾气阴，外用方以杀灭真菌为主，标本兼顾，故如矢中鹄，奏效甚捷。这里需赘述一句，外用方得益于挚友三代草医传人曾楚华，其视余谦和厚友，修德敬业，不以为私，将三代家传秘方传授于余，余在原方基础上加苍术、川柏、白鲜皮，除湿抗菌，临床屡用屡验。

空调气温落差诱发过敏性皮疹治验

陈某，男，61 岁，教育局财务室主任。2009 年 6 月 21 日下午 3

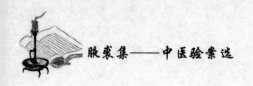

点来诊，余正接班当值。

自述：是日上午9点至下午2点半钟，几位相好的同志在街道空调室集方城——玩麻将，空调室气温调至23℃，大家感到舒畅，玩得高兴，延续至下午2：30，不知疲倦。中午感到身上有点畏寒，肚子有饥饿感。已到中餐时间，陈某主动提出收场散伙，大家一致响应。由于坚持"友谊第一，娱乐第一"原则，赌注不大，输赢不多，皆大欢喜。出空调室后，自己觉得像进了蒸笼，受不了，那时气温在30℃以上。约过10多分钟，满身起许多红色丘疹，略高出皮表，红肿奇痒，不知何故。

刻诊：患者与余是老故交，既往体健，很少服药。测体温腋下38.2℃，血压正常，舌质淡、苔白腻，全身满布红色玫瑰疹。此乃气温与空调室温度落差太大，内外环境骤变，肺卫固密机能低下致过敏，暑热诱发皮疹，亦是暑邪外达佳兆。当清暑益气，固卫消疹。拟香薷饮加味治疗。

方药：苏叶10g，香薷10g，厚朴10g，扁豆10g，白鲜皮10g，荆芥10g，防风10g，黄芪25g，苍术10g，紫草10g，六一散30g（另包三次调服）。3剂。

应急处方敏迪3片，维生素B_1 6片，肌注维丁钙、维生素B_{12}各1支，皮炎平1支，1天3次涂患部。

应急处理后，病愈大半，回去煎服中药1剂，全身舒泰，皮疹消失病愈。

按：此为空调富贵病，属气温落差太大，外环境突变，引起内环境失调。盖因表卫不固诱发全身性过敏性皮疹，宜清暑益气、抗敏消疹治疗。因辨证准，遣方的，便捷实惠，故愈病速，预后佳。

柿蓖拔毒膏介绍

柿蓖拔毒膏，为草药师傅唐广晋授余的家传秘方。兹介绍如次。

命名：柿蓖拔毒膏。

膏药组成：由西红柿叶适量，蓖麻子 10～15 粒，梅片 0.1g，米饭坨适量，共捣碎研成糊粑，瓶装备用。

适应证：专治铁钉、铁器意外损伤脚手或其他部位，伤口深，红肿疼痛、感染化脓患者。

用法：视伤势大、小、轻、重，局部消毒后，将膏药适量，敷贴于伤口上，消毒纱布包扎固定，24 小时后拔除。一般 1 次消肿止痛，活动自如，重症外敷 2 次即愈。

注意事项：此膏拔毒消肿除痛，立见神效，拔除后药膏铁硬，铁毒可全部吸附于膏药上。伤口深、闭合性患者，伤后 24 小时内应注破抗 1 支，化脓感染严重，可适当加服罗红霉素抗菌消炎。

病例举隅：曾某，男，27 岁，科头乡科头村三组居民。2014 年 5 月 5 日下午于深圳某基建工地，劳作时不慎左脚掌踏着铁钉，穿透解放鞋胶底刺入脚掌半寸许，疼痛难忍，拔除铁钉，第二天伤口红肿热痛，不能下地行走。当即用此膏药外敷，同时口服罗红霉素，肌注破抗 1 支，24 小时后肿消痛止，即可下地劳作。

按：考膏药主药蓖麻子，清汪昂著《本草备要》载：辛甘有毒，善收善走，开通诸窍、经络……出有形滞物，针刺入肉，竹木骨硬，追脓拔毒……加西红柿叶消肿止痛，以米饭坨粘合成膏外敷伤口神效，屡用屡验。

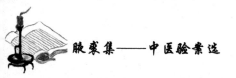

腋裘集——中医验案选

医话医论

小柴胡汤运转枢机

小柴胡汤乃东汉张仲景《伤寒论》和解少阳的代表方剂，主治邪在半表半里，不宜汗、吐、下，功在和里解表，属八法中之和法。

少阳病已离太阳之表，而未入阳明之里，邪正交争于半表半里，性质属阳，属热，属实；病情比太阳表证重，较阳明里证轻，处于病邪稽留阶段，正气虽有损伤，仍奋力抗邪，形成邪正交争之局面。

少阳在六经排列中，外邻太阳，内连阳明。在六经传变过程中，少阳病每多来自太阳，向阳明发展。若病者正气虚弱，少阳病可径自入厥阴；厥阴病正气渐复，则出转太阳。正气虚者，少阳病亦可传入太阴或少阴。故少阳在六经传变中处于"枢机"地位，亦称"少阳枢机"。读张圣《伤寒论》，弄清六经传变规律，于临床至关重要。

1979年5月上旬，余从区医院调维山卫生院，因人地两疏，业务一时难以开展。卫生院原有杨某、曾某两位名老中医坐镇，对新来医师不轻易信任。适时正值"流感"高峰传染期，两位权威习惯运用寒凉方药，所谓"千虚一补，一热难除"。桑菊饮、银翘散、石膏、莲蕊皆为出手当头方药，一般患者服药后，热退身凉，但病后出现头昏、乏力、心烦胸闷、不欲饮食诸症。此乃"苦寒伤胃腑"，寒凉太过，正气耗损，余邪未尽，至邪陷膜原之故。余常拟小柴胡汤和解少阳，运转枢机，一般两剂取效，诸恙悉平。口碑效应胜过广告宣传，慢慢地余取得了群众信任，为开展医疗业务铺平

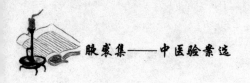

了道路。

拙拟"胆蛔煎"分型论治胆蛔症

胆道蛔虫病，是蛔虫病常见的并发症之一，属农村常见病，尤以小孩发病为多。常因治疗不当，导致感染，诱发胆总管梗塞、胆道出血，甚至胆道穿孔而危及生命。

多年来，余在临床实践中，根据柯韵伯"蚘得酸则静，得辛则伏，得苦则下"的原理，在乌梅丸基础上化裁加减，自拟"胆蛔煎"，治疗胆道蛔虫病40余例，均获得满意疗效。兹介绍如次。

1. 诊断

患者有蛔虫病史，以剑突下钻顶样绞痛、呕吐（有时呕出蛔虫）、间歇性发作为主要症状和特征，发作时患者疼痛难忍，捧腹弯腰，跪卧不安，汗出，四肢厥冷，重者面青唇紫，呻吟不已，间歇期疼痛消失，体健如常。腹痛间歇体查，剑突下偏右稍有深压痛，疼痛发作时触痛明显，脉弦紧或沉伏，舌红苔薄白或微黄。

2. 基本方

乌梅15g，川楝子10g，甘草3g，白芍15g，厚朴10g，川椒6g，川柏10g。

3. 加减法

呕吐而烦加生石膏30g，便秘加大黄10g。偏热加黄连6g，偏寒加附子6g，细辛3g，此为成人量，小孩酌减。

4. 病案举隅

例一：谭某，男，6岁，天龙山公社石塘大队人。1975年9月21日来诊。

父代诉：一天前着凉腹泻，今天突然出现心窝部偏右钻顶样剧烈疼痛，时痛时止，疼痛时弯腰拱背，大汗淋漓，四肢厥冷，伴呕吐，呕出胃容物和胆汁，并呕出蛔虫3条，2天来无大便，口渴喜冷饮。

视诊：患者神清，痛楚面容，脉弦数，舌尖红苔黄，体温37.8℃，剑突下偏右轻度压痛。诊为胆道蛔虫病。宜寒热并调、安蛔止痛为治。

方拟胆蛔煎剂量减半，加石膏15g，大黄5g，3剂。一剂痛止，3大后，驱除蛔虫，体健如常。

例二：曾某，女，4岁，维山公社横溪大队人。1976年3月12日来诊。

母代诉：早餐后忽然心窝部阵发性绞痛，痛时在床上打滚，大汗淋漓，呼母将手按疼痛处稍觉舒服，疼痛间歇期照常玩耍。

视诊：患者面白无华，痛楚面容，脉沉迟，舌淡苔白。诊为胆道蛔虫病偏寒型。方拟胆蛔煎加附片、细辛（成人量1/3），2剂而瘥，驱除蛔虫，从未复发。

例三：袁某，女，9岁，科头乡岩下村人。1980年5月4日来诊。

母代诉：女孩上腹部间歇性疼痛已3天，伴呕吐，呕出蛔虫2条，从昨天起发热，疼痛呈持续性，口渴喜冷饮，3天无大便。

视诊：患儿痛楚面容，脉弦数，舌红、苔黄燥，体温38.9℃，剑突下偏右压痛明显（即莫氏征阳性），诊为胆道蛔虫合并感染。宜消炎利胆、驱蛔止痛为治。主以基础方计量减半加生石膏20g，大黄6g，黄连5g，金银花、蒲公英各10g，服3剂痊愈，驱除蛔虫，体健如初。

4. 体会

胆道蛔虫一症，《内经》有"蛔厥"记载，汉代张仲景所著

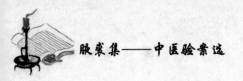

《伤寒论》，对蛔厥病因、症状、治疗做了明确阐述："蛔厥者，其人当吐蛔……蛔上入其膈，故烦，须臾复止，得食而吐又烦者，乌梅丸主之。"

蛔虫成虫主要寄生在小肠的下中段，有喜温恶寒、喜碱恶酸的习性；当人体因风寒外袭或饮食失调，或发热饥饿、腹泻、妊娠及药物使用不当等诱因，而导致体内环境改变时，则使蛔虫内扰，上窜至胆道，引起胆总管括约肌痉挛，以致产生钻顶样绞痛，呕吐，烦闷，气上撞心，甚则吐蛔虫等一系列胆道蛔虫病的临床症状。

基本方中乌梅性温，酸涩，安蛔止痛为君，其对肠道运动有抑制作用，有利于解除肠管与胆总管痉挛，使蛔虫退出胆道；白芍味苦，酸微寒，柔肝止痛为臣，助乌梅安蛔止痛；川椒性大热，味辛，温中驱蛔，又加川楝、黄柏、厚朴行气止痛，苦降为佐；甘草缓中，调和诸药为使；酸、苦、辛并用，合奏驱蛔利胆、解痉止痛之功。临床分清虚、实、寒、热，加减得法，效如桴鼓，无一不验。

1984 年 7 月

本文原燎原区医院主治医师袁仕扬同志参与拟稿

芝麻花治牛皮癣

牛皮癣以其皮损状似牛领之皮，厚而且坚故名，相当于现代医学的神经性皮炎，乃风、湿、热三邪蕴阻肌肤而发，也有因营血不足，生风生燥，皮肤失养所致者，常与情绪波动有关，治疗较为棘手，往往治愈后又复发。

商贸城水果批发部杨某，颈部、手背多处患牛皮癣多年，局部皮肤瘙痒，脱屑，甚为苦恼。曾发作感染，余经手治疗多次，各种癣药水、皮炎平、皮炎宁酊、达克宁霜等皆用遍了，疗效些微。2000 年 7 月其去山西采购苹果，货主老板娘见他为皮肤病苦恼，很怜恤他，不经意授给一个家传秘方。她说："治这个病方法简单，药源随处都有。""什么药？""就是那号药。"她随手指的是芝麻花。

"你把芝麻花摘来，揉软涂擦患部，一天数次，半个月就好了。"杨某抱着将信将疑、不妨一试的态度，用旱烟盒子摘了一盒子芝麻花。趁着空闲，将花搓软间或揉擦患部，一天数次，连用 10 余天。奇迹果然出现了，患部皮肤变软，肤色逐渐转为正常，瘙痒、脱屑诸症消失，牛皮癣全部治愈。后来住房老板回来，指责其爱人，不该这样无代价把家传秘方泄漏出去。这确实是一个民间秘方，古籍未见记载。故收入本集，以资民众方便应用，同道参考。

2001 年 12 月 5 日撰

五积散妙用

五积散出于《太平惠民和剂局方》，为解表、温中、除湿之剂，专治因寒湿引起的少阴伤寒、外感风寒、内伤生冷、身热无汗、头痛身痛、项背拘急、胸满恶食、呕吐腹痛、寒热往来、脚气肿痛、冷秘寒证、恶食无汗、妇人经水不调诸症，能散寒积、食积、气积、血积、痰积，故名五积散。五积散由白芷 10g，陈皮 10g，厚朴 6g，当归 10g，川芎 6g，白芍 10g，茯苓 10g，桔梗 9g，苍术 10g，枳壳 10g，半夏 10g，麻黄 6g，肉桂 6g（表证重用桂枝），甘草 3g 组成。煎加葱姜疗效更显。

加减化裁：有汗去苍术、麻黄；气虚去枳壳、桔梗，加人参、

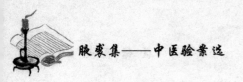

白术；腹痛夹气加吴萸；胃寒加煨姜；阴证伤寒，四肢虚汗加附子；妇女调经加醋艾。

余运用本方治疗寒湿中暑、寒湿痹证（含多发性神经炎）14例，其中男 9 例，女 5 例，平均年龄均在 25～54 岁之间。屡用屡验，辨证特点，必具寒湿诸症，方可应用。

病案举隅

例一：刘某，男，48 岁，枫林乡枫林村人。1994 年 6 月 26 日来诊。

自述：因赶集，行路匆匆受暑，大汗后喝多了凉水，疲惫乏力，在乡卫生院治疗一星期无效。

视诊：患者精神不佳，面色无华，四肢重浊，脉缓，舌淡苔白腻。诊为寒湿稽留，中暑伤湿。宜散寒祛湿、和中解暑为治。拟方五积散合香薷饮，5 剂而愈。

例二：邹某，女，34 岁，青山乡石屏村农妇。1996 年 5 月 28 日上午，其丈夫乘车背来门诊部就诊。

自述：四肢麻木不仁，呈戴手套穿袜子一样感觉，逐渐四肢瘫痪不用，先后在炉观、洋溪区医院住院治疗罔效。

诊视：患者神清，四肢瘫痪不用，靠丈夫搀扶，双脚拖地，面色无华，脉缓弱无力，舌淡、苔白厚腻。诊为寒湿痹证（西医为典型的感染性多发性神经炎）。除继续用西药抗感染、激素治疗，补充维生素 B 族、肌苷外，中药以宣痹去积、通经活络为治。方拟五积散加全蝎 10g，地龙 10g，木瓜 15g，牛膝 15g，首服 5 剂。

6 月 4 日二诊：患者与其丈夫乘车来县城，下车后，能走来门诊部就诊。其云："服药 1 剂，当晚四肢疼痛了一夜，不敢再服第二剂。"经丈夫嗔责，勉将中药服完。5 剂服完，奇迹出现了：自觉四肢有了知觉，能下床拄杖行走，病情明显好转。效不更方，将原

方再服 10 剂。10 剂服完，诸恙若失，体健如常。再未复发。

例三：徐某，女，54 岁，维山乡双井村农妇。1989 年 4 月 18 日来诊。

主诉：神疲乏力、身重头重已半月。

诊视：患者面色晦滞无华，畏寒喜温，腰腿酸痛，舌淡紫、苔白腻，体温、血压正常，纳差，小便黄，大便溏，日行二次。诊为寒湿稽身，困顿枢机。治宜祛湿化浊，温经通络。方拟五积散加附子 10g，干姜 10g，10 剂而瘥，能下田间劳作。

1997 年 4 月 7 日撰写

本文被 2010 年全国名医经验学术研究会暨特效医术学术交流会录用，并被评为优秀论文，进行了大会交流，已收入《中华名医经验金鉴》《当代名医临床经验新集》两书。

络合碘致敏三例临床报告

新化县中医院三门诊部，1994 年 7 月 4—20 日，半个月内，因使用湘卫药准字 [（1989）32—204，国家二级企业、湖南省资江氮肥厂生产的络合碘（批号 931108）] 做外伤消毒处理，连续致 3 例患者过敏，由于医护人员抢救及时，方未造成医疗死亡事故。其中女 2 例，男 1 例，平均年龄 21 岁，均系软组织擦伤或挫裂伤，3 例患者未注射青霉素或破抗，无其他任何致敏源。

典型病例

杨某，男，16 岁，城南街待业青年，1994 年 7 月 4 日上午 9：40 分来诊。

自述：因骑摩托车跌倒，擦伤左膝关节，擦伤皮肤 4cm×4cm，

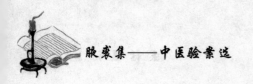

渗血，护士用络合碘清创敷药后，不到2分钟，患者出现脸色苍白，大汗，头晕欲倒，视物昏花，脉微欲绝。当班医护人员即按过敏处理，肌注去甲肾上腺素1ml，地塞米松5mg，推注50%GS 40ml加葡萄糖酸钙20ml，经急救，过敏症状缓解，20分钟后恢复正常。

该产品的使用说明书上赫然标明"本品含有效碘0.5%，可直接取代含有效碘2%的碘酒，性能优于碘酒，适用范围广。对皮肤、黏膜无刺激性，无致敏性，对各种细菌及甲、乙型肝炎病毒能有效地消灭"。其用途标得条条是道，但临床实践证明，使用这批产品，致敏率频繁，潜伏着极大危险，严重威胁患者生命安全。建议省药检部门即刻做出严格药品检查鉴定，责令生产厂方对这批产品迅速做出处理。

1994年4月20日急就

三棱、莪术用药心得

三棱、莪术为活血化瘀、抗肿瘤类中药，是跌打损伤、肿瘤、妇科常用药。余在中医内科临床中，常以三棱、莪术为主组方，治疗妇科、伤科、肿瘤等多种疾病，效验彰显。兹将用药粗浅体会概述如次。

一、药理作用、功效

三棱，源出《开宝本草》，味辛、苦，性平，归肝脾二经，具有破血祛瘀、行气止痛功效，临床用于血瘀经闭、产后瘀滞腹痛及癥瘕等血瘀气滞之症，如《选奇后集》中的三棱煎，用量3～10g。

莪术，源出《开宝本草》，味辛、苦，性温，归肝脾经，具有破血祛瘀、行血止痛功效。临床用于治疗宫颈癌、外阴癌及皮肤癌等，亦用于治疗气血瘀滞的闭经腹痛及癥瘕痞块，还可用于食积气滞、腹部胀满疼痛。用量 3～10g。方如《证治准绳》中的莪术散、莪棱逐瘀汤，《医学衷中参西录》的理冲汤等。

二、临床配伍应用

三棱、莪术两药常相须为用，活血之力三棱优于莪术，理气之功莪术优于三棱。故祛瘀消积用三棱，行气止痛用莪术。现代药理分析，两药对自身血液和血块，均有较好的吸收作用。余在临床中主要用于以下几个方面。

1. 用于治疗月经不调，合并小腹包块，由气滞血瘀所致的经闭。如莪棱通理汤由三棱 3g，莪术 3g，肉桂 3g（研末冲服），木香 5g，熟地 10g，白芍 10g，当归 10g，延胡索 10g，川芎 6g 组成，可随症加减益母草、丹参、茜草、桃仁、红花等。

2. 用于治疗气滞血瘀的癥瘕积聚，如腹痛、胁下胀痛等。方如莪棱逐瘀汤，由莪术 10g，三棱 10g，红花 10g，丹皮 10g，鳖甲 18g，炮山甲 15g，党参 10g，黄芪 10g，当归 10g 组成。

3. 用于治疗心血瘀阻的胸痹（冠心病、心肌梗死）由三棱 10g，莪术 10g，党参 10g，麦冬 10g，五味子 5g，桂枝 10g，瓜蒌 15g，枣仁 15g，田七 10g，丹参 20g，川芎 10g，赤芍 10g，菖蒲 6g 组方。

4. 用于助消化，消胀痛，以三棱 10g，莪术 10g，麦芽 15g，神曲 10g，佛手 10g，大腹皮 10g，莱菔子 10g 等组方。

5. 用于治疗各种良性或恶性肿瘤，如张锡纯氏理冲汤治疗子宫肌瘤。常以三棱 10g，莪术 10g，牡蛎 20g，浙贝 10g，元参 10g，白花蛇舌草 15g，山慈姑 10g，黄药子 10g，枯球 10g，昆布 10g，海藻 15g 等组方，清热解毒，活血化瘀，软坚散结，辨证加减，常可收到满意疗效。

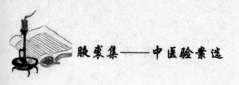

6. 用于治疗跌打损伤等各种瘀血症状，常以三棱 10g，莪术 10g，生地 10g，丹皮 10g，赤芍 10g，桃仁 10g，红花 6g，苏木 10g，骨碎补 15g，续断 15g，自然铜 15g，地鳖虫 10g，田七 10g，血竭 10g 组方。

临床应用三棱、莪术，凡脾胃虚弱者及孕妇忌用。

三、病案举隅

例一：腹部混合性肿块

曾某，男，16 岁，四都乡官荘村九居民组人。1989 年 1 月 16 日经人介绍，上门求诊。

主诉：腹部疼痛 1 月余，加重 10 天。

曾在县人民医院住院治疗 10 多天，经 B 超检查诊为腹部淋巴结核。

诊视：患者神清，痛楚面容，脸色晦暗无华，左上腹可扪及掌大板状硬质肿块，脉弦紧，舌质暗红，苔厚腻中黄，经 B 超检查，由许多大小不一的小低回声块组成，融合于腹主动脉旁，范围较大，诊为腹部综合性肿块。

考虑患者年轻，正气尚可，以"坚者削之"原则立法，方拟莪术逐瘀汤加牡蛎 20g（先煎），贝母 10g，元参 15g，川楝子 10g，延胡索 10g，10 剂，水煎，日一剂，分 3 次服。

1 月 26 日复诊，左腹肿块奇迹般消失，精神转佳。其云："服药后感觉良好，但服至第 3 剂，腹部剧痛一个晚上，第二天清晨下黑粪一大堆。此后饮食转佳，腹部肿块消失。"效不更方，在原方基础上加黄芪 25g，当归 5g，党参 10g，补益气血。再服 10 剂诸症悉平。

例二：冠心病（心肌梗死）

康某，男，51 岁，民政局干部。1991 年 12 月 21 日来诊。

现病史：一星期前，冠心病、心绞痛突然发作，急送县人民医院治疗，住院一周，症状缓解出院。几天后，全身出现轻度水肿，下肢尤甚，面色晦暗，气短乏力，邀余诊视。

刻诊：患者面色晦暗无华，脉沉涩，舌质淡紫，苔白，此乃心阳不振、心血瘀阻使然。治宜温阳益气，活血通脉。方拟益气活血汤加味。

方药：三棱10g，寸冬10g，川芎6g，田七10g，莪术10g，桂枝10g，赤芍15g，瓜蒌15g，黄芪25g，丹参15g，桃仁10g，薤白10g，党参15g，五味子5g，红花10g，菖蒲6g。10剂。

1992年1月1日复诊：上方服10剂，患者脸色转红润，水肿消退，精神转佳，能坚持上班和日常劳务。

余认为，胸痹心痛，其病机主要是胸阳不振，气滞血瘀，心失所养所致。

方中参麦散益气强心，配伍温通胸阳的瓜蒌、薤白、桂枝、丹参、红花、桃仁、赤芍、田七活血化瘀，更加川芎、三棱、莪术行气活血。诸药配伍，使血得气帅，气得血助。药证合拍，故有药到春回之效。患者宗此方，前后服药50多剂，体健如常。

例三：跌打损伤

曾某，男，42岁，维山乡杉木村农民。1981年3月27日来诊。

自述：因担房屋地基，土墙塌方压伤小腹，致耻骨联合粉碎性骨折，尾椎第一、二节破损，下肢不能动弹，小腹、两腿内侧皮下瘀血，呈紫黑色。患者及家属担心截瘫残废。

视诊：患者神清，重病容，脉沉缓，舌淡红有紫斑，苔白厚。诊为外伤骨折，瘀血。宜活血化瘀、续筋接骨为治。

方拟桃红四物汤加味。

方药：生地15g，红花6g，苏木10g，骨碎补20g，当归10g，

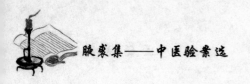

桃红 10g，地鳖虫 10g，企桂 3g（研末冲服），川芎 6g，三棱 10g，自然铜 20g，赤芍 10g，莪术 10g，续断 15g。20 剂。

水煎内服 3 次后，将药渣和面粉加国公酒捣成泥外敷，纱布固定，一天敷药一次。经治 20 天，瘀血基本消失，X 光线摄片，骨折愈合，能下地拄杖放牧，调治 40 余天，恢复健康，无任何后遗症。

重用赭石致腹泻二例

代赭石为赤铁矿矿石，性味苦寒，归心、肝经，有平肝潜阳、降逆止血功效。治肝阳上亢所致的头痛、眩晕。常与龙骨、牡蛎配伍，如镇肝熄风汤；用于嗳气，呃逆，呕吐，与旋覆花、半夏、生姜配伍，如旋覆代赭石汤；治肺肾两虚所致的气逆喘息，可与党参、枣皮等补肾纳气药同伍，如生赭镇气汤；用于呕吐、衄血及崩漏，有凉血止血功效；治血热所致的吐血，可与白芍、竹茹、赤石脂、禹余粮、五灵脂配伍，合奏固涩祛瘀之功，如震灵丹。

《别录》记载有"带下百病，产难，胞衣不下，堕胎"的作用。

《医学衷中参西录》载有"能生血兼能凉血，其气重坠，又善镇逆气，降痰涎，止呕吐，通燥结"。

代赭石为余喜用之常药，有慢性、反复性口腔溃疡者两例，选用蒲辅周验方封髓丹化裁，两例均致腹泻。余百思不得其解，参阅多家文献，方悟其奥。《医学衷中参西录》载："其质重坠，又善镇呃逆，降痰涎，止呕吐，通燥结。""通燥结"即可致腹泻，故脾胃气虚者需慎用，即使用亦不宜过量。

病例一：曾某，男，28 岁，县中医院骨伤科医师。1997 年 12 月 21 日就诊。口腔溃疡反复发作二月余，服西药罔效，拟封髓丹加

味为治。

方药：代赭石 30g，川连 6g，川柏 10g，生地 15g，竹叶 10g，砂仁 10g，丹皮 10g，莲蕊 10g，甘草 6g。3 剂。

刚服 1 剂，水泻达 6 次之多。嘱去代赭石继服原方，即泻停。溃疡痊愈。

例二：邹某，男，42 岁，青石街居民。1997 年 12 月 28 日就诊。口腔溃疡月余，处方封髓丹加味。

方药：童参 10g，白术 10g，莲蕊 10g，代赭石 30g，川连 6g，炙甘草 6g，川柏 10g，砂仁 10g。3 剂。

服药 1 剂，即水泻 4 次，嘱去代赭石服原方，泻止。方药服完，溃疡痊愈。

蜈蚣咬伤急救

曾某，男，54 岁，燎原区水泥厂职工，系余族弟。2000 年 12 月 10 日清晨在工地劳作，被蜈蚣咬伤左脚背，刚走几步，即出现畏寒、腹股沟淋巴结肿大等中毒症状，匆匆赶往厂医务室治疗。途中遇到邻村一老农，老农看到他可怜的痛苦相，毛遂自荐地说："这个容易治疗，我搞点药你擦一擦就好了。"他随手摘了几个大荆芥鲜嫩尾巴，揉软在患部揉擦不到两分钟，红肿迅速消退，疼痛即止；接着又重复摘几个荆芥尾巴，再擦几分钟，一切症状消失。前后不到半小时，痛苦悉除。民间一些单方、验方确有奇效。俗话说："单方一味，气死名医。"此之谓也。余听介绍后，应用这个单方，治愈多例蜈蚣咬伤病人，故特收载《腋裘集——中医验案选》，以广流传。治蜈蚣咬伤，《明刊利穷乡便方》载："用茱萸口中嚼敷

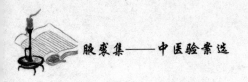

患处立效。"可互参。

验方解危难

诊余与副处级退休干部曾某闲聊,其介绍一例验方解危难的故事。

1938年9月上旬一天上午,在马鞍山麦溪塘边,一个40余岁捉团鱼的壮年汉子谭某,右手伸到塘基石眼里抽不出了,面容痛楚不堪。这时纪鹏娃子已经9岁,正在塘基边玩耍。谭某看到周围无人,只有这个小孩在玩,他急急呼救:"小弟弟,你快来救命。"纪鹏娃子懂事地跑到谭某身边问:"您有什么难事要我帮忙?"

"请快到塘基边我放的衣袋里取一个小纸包来。"其遵嘱从衣袋里取来纸包。谭某左手解开纸包,取出粉子药末,置右手上臂,用水润湿,让粉子药随水顺手臂流了下去,过一会儿谭某的右手即从石眼抽出来了。其右手青紫到上臂。谭某说:"小弟弟,你救了我的命,你坐一坐,过一会看把戏。"纪鹏娃子感到很新奇,不知到底有什么"西湖景"。不到10分钟,从石眼里钻出一条大蟒蛇,在塘水中像龙舞一样翻滚,实在惊人。挣扎不到10分钟,蟒蛇即死在水里,足有3米多长,重约10kg。

原来谭某用钩子钩团鱼,钩着了蟒蛇。谭某以为是个大团鱼,用右手插入石眼,想将团鱼捕获,不想右手正插入蛇口,不得解脱。他备急预防意外伤害的粉子药放在衣袋里,娃子帮助解了危难。

出于感激,谭某将秘方传授给纪鹏娃子。

人耳垢(耳屎)、人指甲、臭虫三味各等份,焙干研末,瓶装

备用。

此药末既治毒蛇咬伤，又能使蛇致死。此事过去70多年了，纪鹏一直记忆犹新，嘱余载入医籍，免使湮没民间绝技。此为民间秘方，各类典籍未曾记载，故录入《腋裘集——中医验案选》。以资同道参考。

浅谈蛇伤防治

余壮岁时学过蛇水，师傅闵某在十字路口，用鞋做卦盖了卦，传授有鸡血验过的草药本经。1976年在邵阳卫校进修期间，有湖南省中医研究院下放的从事中草药研究的沈老师传授过蛇伤防治经验。兹将师傅传授，结合本人经验，就蛇伤防治，粗浅介绍如次。

一、有毒无毒鉴别诊断

1. 齿痕形状 { 有毒　∴　　　 无毒　　　 }

2. 局部症状

无毒：立即发痛，时间短，不红肿或肿胀轻。

有毒：麻刺痛或微痒痛。

3. 全身症状

无毒：无全身症状。

有毒：半小时至四小时出现全身中毒症状，发展迅速。

二、分型论治

1. 风毒型　1～4小时，出现头昏、头痛、眼花、胸闷、气促及全身肌肉酸痛、咽痛、舌呆，张口、吞咽困难。局部体征不明显，多为神经中毒症状，如银环蛇咬伤。

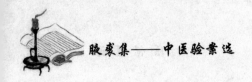

2. 火毒型　伤后很快出现全身中毒症状，来势猛。常见畏寒发热，胸闷，呼吸困难，心慌心悸，心律失常，烦躁不安，谵语或昏迷，便血，尿血，少尿或无尿及口鼻黏膜、巩膜出血，全身性、广泛性皮下出血，患肢肿胀、出血甚至坏死。此为血液循环中毒症状，如五步蛇咬伤。

3. 风火两毒型　上述两种症状兼而有之，但程度较轻。

三、急救措施

1. 现场急救

①结扎：将患肢伤口上端用绳子结扎住，以阻止或减慢毒液扩散到血液中去。

②扩创：将伤口用刀片或玻璃、瓷片多处划破扩创，在流水或清水中洗涤，以剔去大部分毒液。

③火灼：急用火柴三四根（或打火机）点燃，烧炙伤口，高温可将蛇毒破除70%左右，患者要忍痛耐受，看似残忍实乃仁慈。

2. 内服中药　自拟青龙三黄汤。

方药：青木香10g，川黄柏10g，生甘草6g，龙胆草12g，子条芩10g，川黄连10g，车前子15g。包煎。

可随症加减，连服3～5剂，甚至1天2剂。总之，内服药必遵守一条原则：通利大小便，使毒有出路。俗话说："医蛇不通，劳而无功。"上述介绍，具有实用、简便、经济的价值，不敢专私，知识公开，以供同道参考。

补中益气汤加味治疗
中老年妇女急、慢性肾盂肾炎

余在临床中，深刻体会到中老年妇女，由于五脏虚损，最易患急、慢性肾盂肾炎，即中医之小便不禁。《金匮翼·小便不禁》云："脾肺气虚，不能约束水道而病为不禁者，《金匮》所谓上虚不能制下者也。"《灵枢·口问》云："中气不足，溲便为之变。"小便排出，属膀胱的功能，但要依赖肺、脾、肾、膀胱等脏腑协同参与的气化作用。肺气的通调，脾气的转输，肾气的开合，膀胱的约束，是一个有机的整体过程。一旦某一脏器发生障碍，即会导致小便异常。脾气虚而下陷，故小腹坠胀；肺气虚，则治节失司，不能通调水道，故尿意频数，滴沥失禁。

余在中医内科临床辨证中，常以补中益气汤加味，治疗中老年妇女小便不禁，如桴鼓相应，屡用屡验。

病例一：族婶廖某，61 岁，科头乡塘湾村农妇。1984 年 3 月 15 日来诊。

自述：小便频数，经常上厕，控制不住。小腹有像生小孩一样的下坠感，请名医也未治好，症状还加重了。请老侄费心看看。

诊视：名医处方为八正散加味，以膀胱湿热论治，一派苦寒清利之品。患者面色无华，脉虚缓，舌淡和，边有齿痕，苔白。四诊合参，诊为中气虚陷，小便不约。治宜升提中气，束约小便。方拟补中益气汤加味。

方药：黄芪 30g，柴胡 10g，陈皮 10g，前仁 15g（包煎），党参 15g，益智仁 10g，当归 10g，六一散 30g（冲服），升麻 6g，正山

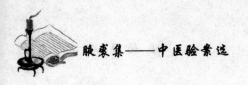
15g，川柏 10g，乌药 10g，知母 10g。3 剂。

患者服药 1 剂，小便次数减少大半，小腹坠胀减轻。3 剂服完，诸恙悉除。

例二：戴某，女，42 岁，县设备厂下岗职工。1998 年 4 月 24 日来诊。

主诉：经常蹲厕，小便点滴不尽，一起来又要小便，简直脱裤不赢，已折磨 2 天。

视诊：患者痛楚面容，脉虚，舌淡苔白，边有齿痕。辨为中气虚陷，膀胱不约。治宜补益中气，通利小便。方拟补中益气汤加味。

方药：升麻 6g，陈皮 10g，六一散 30g（冲服），柴胡 10g，琥珀 10g，党参 15g，黄芪 30g，益智仁 10g，白术 10g，当归 10g，竹叶 10g。

嘱其急煎急服，刚煎服一次，小便便能自控。1 剂服完，小便恢复正常。服 3 剂，诸症悉除，病愈。其说："你开的药比仙丹还灵。"

例三：周某，女，68 岁，上梅镇天华南路居民。1995 年 7 月 14 日来诊。

自述：经常上厕，尿频尿急不痛，延请数医，治疗罔效。

诊视：患者面色㿠白无华，脉缓，舌淡苔白，边有齿痕。余无不适。诊为中气虚弱，膀胱失约。治宜补益中气，通利小便。方拟补中益气汤合滋肾丸。

方药：升麻 6g，白术 10g，企桂 3g，柴胡 10g，陈皮 10g，川柏 10g，黄芪 30g，当归 10g，知母 10g，党参 15g，前仁 15g（包煎），六一散 30g（冲服）。

服药 5 剂，诸症悉除。随访 1 年未复发，中间复发一次，照原

方服 3 剂即复正。

分期论治肺痨见奇功

肺痨是痨虫侵蚀肺叶引起的一种消耗性传染性疾病，古称"传尸"或"疰"。其病理本质为阴虚。临床上诊断肺痨必具反复咳嗽、咳血、潮热、盗汗、胸痛、消瘦、脉细数等症状；现代医学一般结合 X 线摄片、验痰等物理检测为诊断依据。

痨虫侵袭是致病外因，正气虚弱是发病内因。病变可引起五脏亏损，以肺、脾、肾三脏为重点，主要病机是阴虚。

治疗应以"补虚以益其元，杀虫以绝其根"为大法。俗云"伤寒莫治前，痨病莫治后"，应强调治早的原则。现代医学认为肺痨乃结核杆菌侵袭肺部使然。中华人民共和国成立前，肺痨是一大致死疾病，严重危害和威胁着人民健康。其传染性强，有的阖家大小相互染易，世代交替，不得绝迹。因贫困落后，药物昂贵，病程绵缠难愈，民间有"十痨九死"的忌讳。中华人民共和国成立后，随着人民生活水平提高，科学发达，中西结合，肺痨已成为可治之症，一般可以治愈、断根，预后良好。

余在临床实践中，治疗肺痨，坚持治早、分期论治的原则，标本结合，中西结合，收到预期效果。

初期：染病不久，正气尚可。

主症：咳嗽，痰中带血，潮热、盗汗、脉带数，舌红苔薄黄。

治则：滋阴清热，抗痨杀虫。

方药：清骨散加白及、枯球、百部。

结合西药抗结核，持续服药 6 个月。

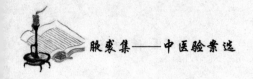

中期：患病半年以上。

主症：具反复咳嗽、咳血、潮热、盗汗、形体消瘦、胸痛、脉细数等六大症状。

治则：补虚杀虫，标本兼治。

方药：四白散加味。百部、白及、百合、白薇、寸冬、尖贝、枯球、沙参、地骨皮、守宫（2条）、紫河车。咯血加龙骨、牡蛎、鸡内金、茅根、藕节、仙鹤草、小蓟、血余炭等。

西药照前，规则，全程。

晚期：患病1年以上。

主症：六大症状全具，大咯血，人体消瘦，气逼，张口抬肩，潮热，盗汗，脉细数。

治则：补虚杀虫，标本兼治。

方药：清骨散合四白散加味。强调补脾益肾，培元固本。

病例举隅

例一：刘某，女，21岁，奉家乡人。1997年3月15日经亲戚介绍来诊。

主诉：反复咳嗽，痰中带血，日晡潮热，盗汗已3月。

经红十字医院X线摄片诊为两肺结核，右肺有些许透光区。

诊视：患者两颧潮红，舌红，苔薄黄。询知食纳可，二便调，体温37.5℃，手心烦热，睡眠欠佳。辨为肺痨早期。宜滋阴清热、抗痨杀虫为治。方拟清骨散加味。

方药：地骨皮10g，鳖甲10g，白及20g，秦艽10g，胡黄连6g，枯球15g，银柴胡10g，青蒿10g，白薇10g，知母10g，百部15g，甘草5g。

30剂为一疗程，结合规则服西药抗结核。患者坚持服中药1月，俱症悉平，体重增加3kg。嘱服西药抗结核半年，巩固疗效。

半年后 X 线检查，结核病灶钙化，痊愈。随访数年未复发。

例二：肖某，女，38 岁，科头乡塘湾村农民，为余侄媳妇。2004 年 5 月 15 日来诊。

自述：反复咳嗽 5 个多月，痰中带血，有潮热、盗汗、胸部隐痛诸症。经红十字医院 X 线摄片，两肺结核，因其父乃结核病逝，心情恐惧，紧张。

诊视：患者个子高挑，体形较瘦弱，脸色潮红，脉细带数，舌红苔薄白。诊为肺痨中期。治宜滋补脾肾，抗痨杀虫。自拟抗痨丸。

方药：沙参 15g，百合 15g，地骨皮 15g，鳖甲 15g，百部 15g，白薇 15g，尖贝 10g，守宫 2 条，黄精 20g，白及 20g，寸冬 15g，枯球 20g，紫河车 15g，条芩 10g。

30 剂，结合服西药抗结核，全程（半年）。服药 1 月，诸羔悉平，面色转红润，体重增加 2kg。半年后 X 线摄片，结核灶钙化，至今未复发。

例三：袁某妻孙氏，42 岁，上梅镇天华南路居民。2005 年 4 月 18 日来诊。

自述：患肺结核已 2 年。因经济拮据，断续治疗，此次因大咯血急诊。

诊视：患者身体消瘦，两肩高耸，走路有些弓背勾头，舌红，无苔，脸色潮红，气逼，张口抬肩，脉细数。X 线摄片，两肺有四处透光区，为空洞型结核。

治则：培元固本，抗痨杀虫。

方药：自拟抗痨丸加味。沙参 5g，百合 15g，鸡内金 15g，地骨皮 10g，鳖甲 10g，黄芪 25g，百部 15g，尖贝 10g，白薇 10g，守宫 2 条，黄精 20g，童参 15g，白及 20g，麦冬 10g，枯球 15g，紫河车

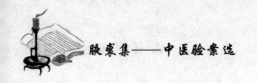

15g，条芩 10g，枣皮 15g，茅根 15g，仙鹤草 15g，藕节 15g，地榆 10g。15 剂。

蜜炼为丸，连服 3 月，同时点滴抗菌消炎止血 3 天，通过治疗咯血止。

在服丸药期间，按西医抗结核标准用药法。首先以异烟肼、链霉素和 PAS 联用，异烟肼每日 300mg，PAS 12g，分 3 次服，链霉素每日肌注 1g。持续 3 个月后，停注链霉素，保持异烟肼和 PAS 续服 3 月。通过 6 个月治疗，患者体重由 38kg 增加到 47kg。X 线摄片，空洞愈合，病灶均已钙化。嘱其到县防疫站领药，按早期、联用、适量、规则、全程五点原则，持续服药 18 个月，以巩固疗效。

新感咳嗽不宜用五味子

曾某，男，62 岁，科头乡塘湾村农民，系余二哥，患慢性支气管炎。1999 年 2 月 4 日，新感咳嗽，喘逼痰多。余二儿少红（乡村医师），为伯父处方参苏饮加味，方中用五味子 3g。服一剂后觉气逼、胸闷、喘咳诸症加重。适时余在家休假，二哥将处方示余审视，问"是否方证相符"。余审阅后说："处方不错，可能是五味子作梗，去掉五味子可继原方。"其将余下 2 剂摘除五味子煎服后，诸症缓解，咯痰清爽，喘咳气逼减轻。

事后，余慎重交代二儿"努力攻书，临床务必审证求因""治病求本"，做到遣方确切，用药精到。每味药物既要懂得它的个性，又要知道配伍共性。丝丝入扣，恰当配伍，方能奏效。

考五味子，其性酸温，入肺、肾经，《中药大辞典》载：功用主治：敛肺，滋肾，生津，收汗，涩精，治肺虚咳嗽，口干作渴，

自汗盗汗，劳伤羸瘦，梦遗滑精，欠泻久痢。

宜忌：外感表邪，内有实热，或咳喘初起，痧疹初发者忌服。

《本草经疏》载："……肺家有实热，应用黄芩泄热者皆禁用。"

《本草正》载："感寒初嗽当忌，恐其敛束不散……"

本例患者新感咳嗽，本宜开宣肺气，辛温解表，其于方中加五味子收敛肺气，故症状加重，正犯了实实之忌也。

咳嗽慎用罂粟壳

曾某，女，41岁，住太石乡太石村。2005年4月14日上午来诊。

自述：本人从事缝纫职业，乍暖还寒时节，为赶制新娘嫁妆，晚上加班感寒咳嗽，畏寒，咳嗽痰多。到个体诊所，请某医师开了处方，捡3剂中药。服1剂，咳嗽像切断水一样止住，但胸闷、气逼、眼红耳赤、心跳加快、难受不过，病情加重。当即出示有罂粟壳、诃子、五味子、桑白皮、桑树根皮等药味的处方。要余指出是哪些药吃了"中毒"。遵"师不谈师，匠不谈匠"的艺德观点，从中解释说："医师是好心，希望你的病快点好，恕我不恭，吾不道别人短长。"这是医者应遵守的职业道德。

"那就请你为我诊治吧！"

"这有道理，不敢怠慢。"

诊视：患者脉搏浮数，脸红耳赤，舌边尖红，苔滑腻中黄，体温38.7℃，血压正常。询知食纳欠佳，二便尚可。辨为外感风寒，入里化热，肺失宣肃，气郁痰壅。治宜清热解表，宣肺化痰。方拟止咳散合小陷胸汤加减。

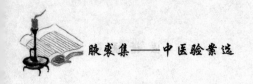

方药：白前 10g，百部 10g，法夏 10g，地龙 6g，荆芥 10g，僵蚕 10g，条芩 10g，菖蒲 5g，紫菀 10g，杏仁 10g，化橘红 10g，桔梗 10g，苏子 15g，瓜蒌 15g，甘草 3g。3 剂。

同时配合西药点滴抗菌消炎、止咳化痰 3 天。治疗 3 天，病情迅速缓解，体温降至正常，感冒咳嗽诸症皆平。

讨论：本例患者实属罂粟壳、诃子、五味子等药物施治不当，致外感未除，强行收涩镇咳，弄巧成拙，反致气逼，胸紧，脸红耳赤，心率加快，一系列明显的药物毒副症状。

考《中药大辞典》载：罂粟壳性味酸辛，功用主治：敛肺止咳，涩肠，定痛，治久咳，久痢，脱肛，便血，心腹筋骨诸痛，滑精，多尿，白带。

宜忌：《滇南本草》载："初起痢疾或咳嗽忌用。"

《丹溪心法》载："治嗽多用罂粟壳不必疑，但必先去病根，此乃收后药也，治痢亦同。"

《本草纲目》载："罂子粟壳，致主收涩，故初病不可用之。"

《本草经疏》载："罂粟壳，古方治嗽及泻痢，脱肛，遗精多用之，今人亦效尤辄用，殊为未妥，不知咳嗽唯肺虚无火或邪尽嗽不止者，用此敛其虚耗之气；若肺家火热盛，与夫风寒外邪未散者，误用则咳愈增而难治……"诃子、五味子均属收敛药物，新感实邪咳嗽均在禁忌范围。故此例患者，前医有失检点，辨证未分新感久病、虚实，亦犯了实实之戒也。

四月婴孩腋下生"性病"

2003 年 3 月 15 日，桑梓镇侯家村村民侯某夫妇抱一个刚满 4

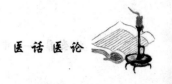

个月的婴孩来诊。侯某十分气愤地说："我 4 个月的小孩，腋下生了几个黑点点，某医院皮肤性病科（属江湖医师承包科室）医师说：'小孩患性病，要注 180 元一针的药，一个疗程注 10 次才能治好。'我夫妇俩一贯在农村当老实农民，无性乱史，哪来的性病？而性病又偏偏生在婴儿腋下，真是奇谈怪论。识破他们骗钱的阴谋，一愤之下，便抱小孩来您处求诊。"

诊视：婴孩已出生 4 月，发育中等，精神气色均好。询知大小便、食纳、睡眠均正常，余无不适。其母解开衣服，视右腋下有几个小黑点疣状物。诊为丝状疣。乃衣着厚实，平时清洁卫生注意不够，感染湿热疣毒所致。

余安慰患者家属："小孩不是'性病'，是丝状疣。未上当受骗，证明你们相信科学，懂得科学常识。"治疗此病，余平时积有经验，方法简单。凡疣状物突起，与周围正常皮肤无粘连者，均可用碘酊将患部与手指消毒后，行机械手指摘除术。摘后用碘酒棉球挤压一分钟，止血消毒，杀灭疣毒，以后再不复发。将上述方法口授侯某，处方小碘酊一瓶，消毒棉签一把，总共才 1.5 元的医药费。侯某夫妇高兴地抱着小孩回去，当天即做了疣物摘除术。效果很好，以后再没复发。

四月婴儿"腋下生'性病'"，无异于天方夜谭，奇谈怪论，骗钱伎俩太拙。在医药市场竞争中不讲医德，只管骗钱的事例，屡见不鲜，往往使许多人上当受骗。余曾将此事与县委宣传部副部长、《新化报社》社长游和初同志在闲聊中谈及，真令人捧腹开怀。其嘱余向报社披露曝光，因忙于诊务，事后淡忘，特录于此，以供笑料谈资。

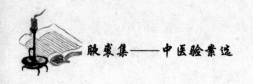
固 齿 良 方

读龚士澄著《跛鳖斋医草·医话部分》对"固齿良方"一节饶感兴趣。

牙齿保健，于人体健康、促进消化、生化气血实在太重要了。"齿乃骨之余"，为肾所主。不患齿病，为肾气强固、健康长寿的具体表现。

短文谈到一位八十高龄周姓老翁满口皓齿，不残不缺，其秘诀是"从少年时起，即用煅石膏二成，明矾粉一成，日日揩擦牙齿"，几十年如一日，从未间断。煅石膏擦牙，以钙护钙，能使"牙周膜"固齿作用益强，再加明矾解毒，灭菌杀虫，更能固齿无病，促其健康长寿。

读后遐想，现市场陈列各种各样牙膏，媒体广告宣扬其护齿、固齿作用，牙膏厂有关科研部门，是否可将此固齿良方，研制成固齿牙膏，广泽天下生灵，不患齿病，不亦善哉。

1990 年 5 月 1 日

题《临证解难》

新化县中医院副院长、名老中医、主治医师曾立崐所写《临证解难》一书，分内、外、妇、儿科与辨证失误五卷，选各种疑难病例百余。是书理、法、方、药运用精当，其发古学之奥旨，汇当代之医粹，创一家之见解，匠心独运，堪称寿人宝籍，医道津梁。曾老年逾花甲，终日不辍诊务，业余潜心钻究，致力著述，锲而不舍，几十年如一日，精神莫不令人膺服。

是书付梓，适逢中华崛起，"四化"腾飞，科技鲜花竞放之时，意义弥深。为振兴中医事业，嘉勉后学，爰赘数语，是为序。

新化县卫生局　执笔：曾礼仁

1985 年 3 月 12 日

发扬中医优势，坚持临床为主

我院开展中草药防治尘肺合并结核科研情况的汇报

我院创建于 1956 年 10 月。现有医务工作人员 148 名，病床 150 张，房屋建筑面积 15247m²。设有中医内科、尘肺科、伤科、眼科、妇科、针灸科、药剂科等 11 个临床科室，有放射、化验、心电图 3 个医技科室，是一所技术力量较强、设备较为完整的县级中医院。建院以来，在运用中医中药防治常见病、多发病的同时，坚持用中草药对尘肺病进行科研性治疗，先后收治了广东、广西、河南、江西、青海、四川、云南、湖北、贵州、北京、湖南等 11 个省市和地区的尘肺患者共 1169 例，已出院 1100 例。其中，症状消失者 598 例，占 57%；好转 368 例，占 35%；总有效率为 98%。总结发表尘肺科研论文 7 篇，为尘肺防治摸索了一条路子，获得上级好评和嘉奖。两次出席北京召开的先进代表会，受到毛主席和周总理的接见；三次参加中南五省尘肺防治工作会议；1980 年 10 月获地区科研阶段成果奖。近年来，我们接受了省劳卫所下达的科研任务，运用中草药防治尘肺合并结核，又有了新的进展，对消除临床症状，改善体征，控制尘肺发展，延长患者寿命，收到显著效果，给广大

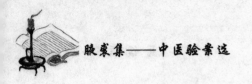

尘肺患者带来了福音，为保护人民身体健康，促进"四化"建设，做出了一定贡献。

选准科研课题

尘肺俗称"烟子病"，是一种严重危害矿山井下及粉尘接触密切的工人身体健康的职业病。旧社会，我地以锡矿山工人发病率高，患者以胸闷，胸痛，气紧如压，吐灰黑色痰，甚或吐血，肌肉日消，常并发结核、风湿或其他疾病。伪政府、资本家不管工人死活，工人无任何福利保障，工作和医疗条件极差，罹患此病，十有九死。当时民间流传着这样一首民谣："养崽莫上锡矿山，上山容易下山难，呷着阳饭走阴路，得了矽肺见阎王。"真是苦不能尽。

中华人民共和国成立后，党和政府十分关心工人身体健康，除认真改善工作、生活条件、福利待遇外，还积极开展了对尘肺病的防治。我院自1956年建院以来，积极响应政府号召，坚持用中医中药，对尘肺进行防治研究。1956年在院支部领导下成立了以中医主治医师曾立崐同志为主的三人科研小组，我们历经了一个由一般认识到经验积累；从理论认识到初步找出规律的过程。从时间上划分，1956年到1960年是一个初步探索阶段，在临床上摸索了一些经验。中央煤炭部、省卫生厅的领导和专家先后来院检查指导，且在北京设了专室展览了我院尘肺科研成果，中央卫生部对我院尘肺科研小组主治医师曾立崐颁发了"破除迷信，解放思想，卫生医药技术革命先锋"的奖状，把中草药防治尘肺的经验推广到全国各地。

1960年到1966年，是我院尘肺科研的稳步发展时期。我们以中医理论为指导，着重研究了对尘肺的分型论治和对尘肺胸痛、心衰喘促、咯血三大难关的防治问题。

十年内乱，我院尘肺科研同样遭到厄运。科研小组主要负责人被打成"走资派"，遭游斗，扫厕所，中医技术人员下放。很多有价值的资料被抄家散失，整个医院的中医事业受到严重摧残。病床减少，尘肺患者仅留下24人。但我们没有泄气，继续观察治疗。

党的十一届三中全会后，拨乱反正，党的中医政策、知识分子政策得到落实。欣逢新的春天，我院尘肺科研工作发展很快，医院党支部加强了领导，以曾立崐同志为主的尘肺科研小组增派了力量，从5人增至7人（其中主治医师1名，医师3名，护士2名，药师1名），尘肺专用病床从32张增至53张。上级党和卫生部门领导同志十分关怀我院尘肺科研工作，及时指明方向。1982年8月份，中央卫生部公卫处傅处长、《健康报》记者亲自来院指导、采访，在《健康报》向全国做了报道，对我们是一个极大鼓舞和鞭策。

十一届三中全会后，我们从一般防治科研发展到专题定向科研。1978年10月中南五省尘肺防治会议后，根据省卫生厅下达的科研任务，对原有资料进行了整理、分析和研究，发现尘肺患者单纯性的很少，有并发症的居多，特别合并肺结核，是其主要病理机转，往往是尘肺患者病情加重，甚至死亡的主要病因。因此，我们确定了尘肺合并结核专题科研项目，用自拟的黄及散治疗尘肺合并结核，取得了满意疗效。1980年10月经地、县组织专家验收鉴定，肯定了阶段成果，荣获地区科协科研奖。在此基础上，我们从1981年1月至1984年6月止，又继续以黄及散对31例尘肺合并结核进行疗效观察，收集一手资料，取得了可靠数据，相继在《湖南中医药杂志》（1983年第3期第33~34页）、《湖南工业卫生》（1982年第1期第22~24页，1983年第1期第13~14页）、《中国医学文摘（中医）》（1983年第5期第270页）做了报道和转载，较满意地完

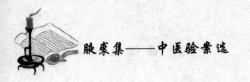

成了上级交给我们的科研任务。

发扬中医优势

中医中药有几千年的悠久历史，是我国劳动人民长期与疾病做斗争的智慧结晶，是一门有着完整的独特理论体系和丰富实践经验的科学，为祖国民族繁衍昌盛做出了巨大贡献，是一个伟大的宝库，同时也是世界医药宝库中一颗光彩夺目的璀璨明珠。

我们从事尘肺科研，靠的就是中医中药的特点和优势这个法宝。

我们是怎样发挥中医中药优势的？

首先是从整体观念认识尘肺合并结核这个疾病。中医理论认为"人与天地息息相通"。人与自然是一个统一体，"人身是一个小天地。"人体是一个以五脏为中心的统一体。肺为五脏之一，肺脏疾病除了本脏病变外，还会影响其他相关联的脏腑的病变，以及他脏病变对肺脏的影响等。《内经》云："邪之所凑，其气必虚。"人体在正气内虚的情况下，吸入粉尘，夺其正气，致肺脏功能失调，使肺脏易于感染痨虫（结核杆菌），二邪犯肺而成尘肺合并结核；结核加速尘肺发展，尘肺促进结核蔓延，两者互为因果，加剧病情恶化，使治疗更为困难，常导致尘肺患者死亡。从统计资料看，我院27年来，住院尘肺病人共死亡75例，其中单纯尘肺7例，占死亡总数9.3%；尘肺合并结核患者死亡68例，占死亡总数90.7%。尘肺虽然病位在肺，主要病机是阴虚肺热；但由于尘浊瘀结不化，肺脏气阴两虚，正气日损，卫外功能减退，外邪容易乘虚侵袭，故常可并发结核及其他感染。肺主一身之气，与心、脾、肾等脏息息相关，肺虚可及脾、肾，甚至因肺肾两虚，影响心的功能，以致出现多脏病变；临床表现喘、悸及浮肿等症状。因此，治疗本病，应从整体出发，既着眼于肺邪，更着眼于正气，抓住虚的本质，进行辨治，才能发矢中鹄，事半功倍。我们临床使用的方药，都是在整体观念指导下研究确定的，因而收到预期疗效。

其次，发扬中医优势，着重在辨证论治上下工夫。20世纪50年代，我们着重收治南方各省尘肺患者共178例，根据粉尘侵袭、热毒犯肺的病因病机及其在整个演变过程中的不同临床表现，以清热排尘、祛痰止咳为治，投以勃荠饮，疗效甚佳。但将此方应用于北方患者和燥热伤阴型尘肺患者几乎无效。实践使我们认识到：地域有南北之分，体质有强弱之别，中医治病，强调三因制宜，不能一方包治百病。

根据《内经》"肺恶燥""燥胜则干"的理论，仿喻嘉言"清燥救肺汤"之义，自拟"骨冬汤"进行治疗，收到显效。在此基础上，我们根据患者不同地域、体质、症状进行分型论治。燥热型者，主以"勃荠饮"；虚热型者，主以参苓汤；收到预期效果，症状改善，患者比较满意。1960年至1963年，省卫生厅领导和教授来院检查，审阅尘肺胸片和尿矽测定发现，对尘肺临床症状消失很满意，但尘肺结节改善不理想。专家们指出其机理是硅酸盐在肺泡上附着而引起的肺实质纤维性病变。我们根据这个指示，查阅多种中药资料，从大量药属中筛选出23种碱性药物，组成"金星化矽丸"和"碱性化矽丸"，在辨证施治中，作为软坚散结的辅助药物，经治243例，对解除胸部疼痛，增进食欲，消除结节，收到了良好效果。科研小组长曾立崐老医生应邀在中南五省尘肺防治大会上做了介绍。1978年以来，我们选定尘肺合并结核的专题科研，通过对尘肺结核30例观察治疗，根据症状，在辨证中分为燥热型、虚热型进行治疗。燥热型主以"薇线汤"（自拟科研方），虚热型主以"黄及散"加减，收到了预期疗效。（黄及散·薇线汤治疗尘肺合并结核38例观察.1984－6－30）

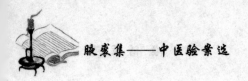

在辨证论治中，我们坚持"治病必求于本"，运用标、本、缓、急的原则，对尘肺结核病程中出现的大咯血、心衰性喘促、胸痛三大难症的治疗，进行了一番颇为费思的探索。实践使我们懂得，这三大难症，直接危及患者生命安危。其中某一症状急性发作时，便成了尘肺结核的主要矛盾；我们采取"急则治其标"的办法，进行抢救治疗。如燥热型患者，多有大咯血的症状。发作时，我们根据"血得热则行"的机理，用"薇线汤"合大剂犀角地黄汤加花蕊石散，以清热凉血止血，同时以生地黄浸水作饮料，咯血尚不止，出现高热口渴，则从清解阳明入手，选大剂石膏磨米泔水频服，这样咯血得止。

尘肺合并结核见自发性气胸，我们不用抽气减压，而用薇线汤加麻绒、杏仁、葶苈、桑皮煎服，症状随即缓解；如Ⅱ期尘肺结核患者张志刚并发自发性气胸，服上方10剂，气胸消失。当尘肺结核患者出现喘促性心衰时，我们则用细茶叶浓煎配红糖内服；胸痛严重时，除在黄及散中加入瓜蒌、川楝子、郁金、延胡索、三七行气止痛外，还在患者肺俞、中府、喘息等穴，外敷攻矽5号止痛，同时亦起到了平喘作用，疗效满意。由于准确运用辨证论治理论，大胆探索，把握整体，精细辨证论治，大大提高了疗效，推进了尘肺合并结核科研工作的进展。

第三，精选药方，勇于革新，大胆实践。我们采取查阅方药文献和求能访贤结合的办法，筛选组成了治疗虚热型尘肺结核的黄及散，现代药理证明其对结核杆菌有杀灭和抑制作用。方中主药黄精味甘，性微温，具有滋阴强壮和抑菌作用，特别是对肺结核治疗效果好（《中药临床应用》），白及味苦、甘、涩，性微寒，含白及胶和挥发油，具有止血、抗结核、抗真菌作用，配以百部、枯球、杏仁、玄参、沙参、甘草，合奏滋阴润燥、杀灭结核杆菌的作用，临

床应用效果满意。

我们除了向书本探求外，还经常求贤访能，虚心向老中医、老草医、专家、学者学习，博采诸家之长。20世纪60年代初，我们在尘肺科研方面取得了一定的进展，对消失临床症状、控制尘肺发展收到显效，但对尘肺结节消散不理想。我们除了向专家请教，制成金星化矽丸与碱性化矽丸外，还从民间传说考证出"熊胆能动水上浮尘"的作用，通过试验制成了熊胆注，经六个月临床观察，证明有平胆清肺作用，可作为消除尘肺结节的辅助用药。20多年来，我们采集民间有效验方50多个，其中通过家兔试验，科研小组人员自服试验，筛选了有效方剂23个，在临床中收到了很好效验。

在治疗尘肺合并结核过程中，我们对喘咳气逼症状严重患者颇感棘手。科研小组长曾立崐同志，听说离城20km外的四都乡青树村，有个在锡矿山洞子的老工人曾繁宣得了"烟子病"，每临咳喘气逼严重时，服下祖传秘方就好了。曾老医生3次带上礼物，登门拜访请教，终于感动了这位老工人，老工人慷慨地把保守了两代的草药秘方献了出来〔即吊线风60g，藤白薇（老君须）30g，矮地茶30g，细茶叶30g，浓煎分两次服〕，我们将此方应用于临床，对燥热型尘肺结核喘咳气逼患者效果很好。

尘肺结核往往出现其他兼症，尤以兼风湿较为常见。1959年我们收治江西、广东、四川、湖北等八省患者，除尘肺结核症状外，均兼见周身关节疼痛难忍之症。我们在方药中佐以羌、独活等祛风除湿之药，则燥热加重，更伤其阴。经反复探索，我们认为民间草药乌葛，既能滋阴清肺，又强于祛风除湿，而且性平，不温不燥，大剂用于临床，疗效甚佳，我们深深尝到了草药治疗尘肺结核的甜头。而后，我们组织力量采集了大量鱼腥草、石仙桃、金线吊白米、矮地茶、九龙草等草药，弥补了中药缺陷，提高了疗效。

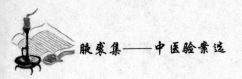

第四，将针灸理论运用于尘肺结核的临床。我们根据藏象学说"有诸内必形诸外"和"内有病而现诸外，从外入内解郁滞"的理论，运用经络学说，采用经穴外敷法配合内治。如在肺募穴埋藏止胸痛，拟攻矽5号（由曼陀罗花100g，延胡索50g，白芥子50g，香附50g，麻绒30g，石膏50g，冰片30g，共研末瓶装备用）每次取5g调适量开水，搅成糊状，涂于纱布上，贴于经穴部位，两天换药一次，分两次取穴。一组是阿是穴，在胸背部寻找过敏点外敷；二组取云门、中府、璇玑、肺俞、风门，每天两穴轮换。经实践，外治配合内服，大大加速了病愈进程。

此外，我们还在中草药炮制和剂型改革上，充分发挥了中草药的特长。

科研为临床服务

我院是一所县级中医院，人力、物力、财力基础较差，从事医学科研深感力不从心；但我们摸着石头过河，始终坚持以中医理论为指导，面向临床，做到尘肺科研为临床服务。从1981年1月起至1984年6月止，我们继续以自拟黄及散为主，对31例尘肺合并结核患者观察治疗，其结果是：治疗前后胸片对比，其中病灶吸收好转19例，病灶稳定12例，逆转率61.29%。31例中治疗前有8例，血沉增快，通过治疗都降至正常。31例中体重增加0～2kg者21例，增加2.5～5kg者10例，显效率为61.29%，有效率为38.71%，无一例无效或恶化。

科研为临床服务，做到了尊重患者，向患者学习，认真听取主诉和治疗反映，进行疗效追访，及时进行病例记录和总结。如Ⅱ期尘肺结核患者康某，服药后症状消失很快，但我们在追访中听到他说下腹部疼痛剧烈、尿血，经化验确诊为输尿管结石，便及时投以镇痛排石汤药。经治疗后，结石排出，诸恙悉平。这个例子，深化了我们在辨证论治过程中对标本缓急的认识，做到了急则治其标，缓则治其本，有时标本兼治。当我们听到部分尘肺患者说"煎服中药固然好，但有时不方便"的反映时，我们便在药物供应上，进行了剂型改革。共自制治疗尘肺的膏剂、注射剂、片剂、丸剂、糖浆剂等20 余种，剂型多样，配合煎剂治疗，既方便患者，又提高了疗效。

总之，我们在尘肺科研治疗中，做到了一切从实际出发，处处着眼于临床，科研为临床服务，治疗科研两促进。

落实保证措施

从实践中我们深深体会到，坚持尘肺临床科研工作，不是科研小组几个人的事，也不单纯是医院领导的任务，而必须在医院党支部领导下，以科研小组为主，协同全院干部职工共同努力，充分发挥每个人的社会主义积极性，通力合作，才能完成上级党和科研领导机关交给我们的科研任务，才能做出成绩来。首先是医院党支部加强了领导，健全了尘肺科研小组，科研小组由 5 人增至 7 人，尘肺病床从 53 张增加到 100 张；为保证中草药缺药供应，医院以尘肺科研小组为主，曾三次组织医务人员，深入我县大熊山、古台山、天龙山等天然药材场，在海拔 1500 多米的瞭望台等高峰，克服重重困难，采回大批中草药，有乌葛、九龙草、金星草、鱼腥草、石仙桃、矮地茶等 30 多个品种，总重有 1750kg，从而保证了缺药供应。

为了方便患者，制剂室进行了剂型改革，患者都很满意。

此外，大抓了营养食堂，改善了生活。同时十分注重病房清洁卫生，做到环境安静、整洁、绿化，使尘肺患者处处感到舒适，从而提高了疗效。为了做好患者政治思想工作，我们成立了尘肺休养小组，经常与患者开展谈心，交心活动，使患者解除各种思想顾

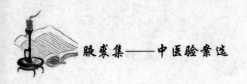

虑，增强战胜疾病的信心。

上级科研部门的领导和专家的关怀、支援，是我们取得成果的重要条件，没有他们的鼓励、帮助，我们科研工作进展的步子将会缓慢得多，这是值得大书而特书的，在此表示衷心感谢。

主笔：曾礼仁　1984 年 9 月

（本文经中医副主任、卫生局原局长、党组书记曾鸿图修改润色）

养怡之福，可得永年（代序）

在未付梓之前，有机会拜读了劳动局原副局长、退休干部孙君玉美同志编撰的《保健知识一席谈》。这是一本人体保健知识集大成的科普常识书籍。有常见病、多发病的中西医预防、治疗方药，有药物、食疗、精神、体育、针灸按摩疗法介绍，特别侧重老年保健知识。浅出深入，知识广博，易读，易记，易做。令人读了精神振奋，眼界大开，获益匪浅。我自谓是一个闲不住、喜欢博览的老顽童，读了《一席谈》，自愧知识局限，见闻浅陋，大有"不登高山，不知天之高也，不临深谿，不知地之厚也"（《荀子》劝学篇）之慨。

唐代大医学家孙思邈有"生命之贵，有贵千金"的哲言；英国卓越的大哲学家培根说："对身体的爱惜，是人类第一美德。"贵哉斯言。人来到世上，生命属于每个人只有一次。俗话说得好：健康是资本，健康是财富，健康是幸福。有了健康体魄，便拥有一切；失去健康，便失去一切。怎样才算健康呢？国际卫生组织对健康标准的结论是"健康不仅仅是没有疾病，而是一种在身体上，在精神上和在社会适应能力方面的完好状态"。诚然，生、老、病、死是一个无可抗拒的自然规律。"人固有一死"，谁也避免不了，在死神面前人人平等。但健康长寿是可以做到的。科学研究认为，人的正常寿命，应该是成熟期的 5~7 倍。人体发育成熟是 25 岁，那正常寿命应为 125~175 岁。现实证明这是完全可以达到的。英国有个叫霍曼卡门的，2003 年 209 岁，经历了 12 个王朝；罗马尼亚一个老太太，2003 年 104 岁，92 岁时还生了一个胖娃娃。但为什么平均寿命不能达到这个标准呢？这中间涉及一个十分重要的秘诀，就是怎样保健的问题。大部分寿夭，不能活到生命期限，主要是不善于保养，夭于顽命，夭于生命自损；比如不良的生活习惯，嗜好烟酒，恣啖肥甘厚味。（有的甚至吸毒）劳逸失度，七情六欲过度，打牌熬夜，不避六淫等诸多因素，均会损及健康，以致损寿。《内经》云："虚邪贼风，避之有时，恬憺虚无，真气从之，精神内守，病安从来。"又云："法于阴阳，和于术数，食饮有节，起居有常，不妄作劳，故能形与神俱，而尽终其天年，度百岁乃去。"这是 2000 多年前中医理论关于保健、长寿的论述，揭示了保健长寿的秘诀。毛泽东同志曾十分欣赏魏武帝"盈缩之期，不但在天，养怡之福，可得永年"（《龟虽寿》）的养生之道。称赞曹孟德是个大养生家。在三国那样战争频仍、兵荒马乱的年代，一个日理万机的帝王，竟能活到 66 岁高龄（155—220），堪称奇迹。这对我们每个人都是一个莫大的教育和启示。

孙玉美君年幼失怙，赖慈母抚育成人。因家境贫窘，只读过小学三年级的书，饱尝艰辛，体质羸弱。中华人民共和国成立后参加工作，曾身患肺结核、慢性支气管炎、肺气肿、结石、前列腺炎等多种疾病。由于自己奋发图强，注重保健颐养，顽强与疾病做斗

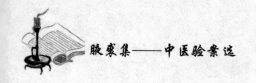

争，撞过了许多生命难关。今年已高龄七十有五，仍然精力充沛，思维敏捷，清癯潇洒。特别是退休 10 多年来，他沉潜医道，自学医疗保健知识，广搜博集积累资料，边学边实践，获益弥多。退休后，不打牌，不贪玩，淡泊名利，将夕阳美好时光，消磨在保健知识编集整理上，苦中求乐，乐以忘忧，一以贯之，倾心投入，奉献无悔，其精神实在感人至深。在儿孙和好友敦促下，其将资料纬编成籍，决意付梓，以使广大民众受惠，堪谓功德无量也。嘱余作序，实难从命，不违重托，诊余走笔，草草塞责，以博一哂，兹诌一咏，赞曰：

保健知识一席谈，科普医药著新篇。

睿智开启延寿命，宝筏授人登彼岸。

2008 年 1 月 10 日

读《脉学要抄》絮言

蒙胡老见赐《脉学要抄》，余大开眼界，再次重温脉学经典。余业医四十有年，读过几本脉书，略谙脉理，人誉有加，但缺乏深钻细研。嘱余"反馈信息""提具体意见"，实在强人之难，或曰"班门弄斧"。

胡老乃余 20 世纪 50 年代的患难知交，深谙其处世为人，文学根底，医学家承。特别是他关心民瘼，为民义诊，解民厄困，"消戾于无形，登闾阎于仁寿"的事迹，所到之处，有口皆碑。

《脉学要抄》集历代医家脉学之大成，结合胡老家学，超然颖悟，学验积累，发前贤所未发，言前贤所未言，简明扼要，启人睿智。全书分探脉须知、27 脉形象、27 脉主病及其他、脉案医话四部分。27 脉以图标形、分类脉、对比脉、时令所主、因人、前贤论述六项，吃果剥皮，层层深入，逐项阐释，清晰醒目，容易理解，便于记忆。七种怪脉，小儿探脉及儿童察色，以附录阐述无遗。27 脉主病及其他，融会胡老新知，别出心裁。脉案医话更引人入胜，令人读了无不拍案惊奇！

本书涉及历代医学大家 38 位之众，自上古黄帝、岐伯，中世扁鹊、华佗，汉代张机、仓公至近代张锡纯、周梦觉、时逸人等，时跨 2000 余年；所摘脉学经典，从《内经》《难经》《伤寒杂病论》《脉经》《千金方》《濒湖脉学》到近代《三指禅》等达 20 余种。足见胡老学识之渊博，阅历之深广，积累之富厚。其为政界名流，处级干部，政余竟倾注如此心血，精究脉学，旁征博引，厚积薄发，纬编成籍。在其耄年，面对当今市场经济主导，改革开放大潮，祖国蒸蒸日上的大好时机，毫无私念和利欲之心，将"连城之璧"和盘托出，金针度人，公之于众，无量功德，将垂之后世，千秋不泯。

"反馈信息"，诚感汗颜，不揣愚陋，书此絮语，管窥之见，惶惶然也。

本文刊载于胡能改著《脉学要抄》一书（华夏翰林出版社，2007）。

与疾病抗争增寿域
（病榻感悟心语）

7 月 23 日上午，余感到上腹部疼痛不适，下午仍坚持在康源堂大药房上班。疼痛一直未缓解，呷了藿香水，好友孙书清同志又做

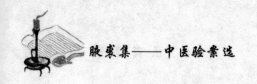

了按摩理疗，疗效阒然。下午 6 点乘桃林班车到家，适时从医的大儿、三儿夫妇均赶到家里看望。晚上 11 点左右，疼痛转移至右下腹，剧痛难忍，满腹触痛，反跳痛明显。臆断为"急性阑尾炎"。嘱二儿购"四磨汤"，又服了氨苄西林、左氧氟沙星。凌晨，三儿驱车将余接到县中医院普外住院。经 B 超、摄片、化验物理检测，诊为"急性化脓性阑尾炎、穿孔，并发腹膜炎"。8 点许由田愈平副主任医师主刀，施行了"阑尾切除"手术。

在一号病房，昏昏然苦熬了五天五夜。7 月 29 日上午打了"响屁"，拉了大便。外科"一屁值千金"，打了屁，拉了便，证明胃肠道已经疏通。"六腑以降为顺"，生命有转机，内心庆幸又闯过了生命一大难关。

病卧中，中医院领导，大媳妇所在城关镇卫生院领导、同志都来病房慰问；康源堂大药房总经理黄文斌两次临床看望；药房王总电话问好，并率药房员工登门看望；胜似手足的知交刘新芝同志，自己重病住院，刚出院即来电问安。众多亲戚、朋友都来了。84 岁高龄的二舅母也从炉观镇赶来病房嘘寒问暖；昔日同事王尚民女士、罗小兵主任等，不约而同，将春风带到病房。领导的关怀，亲友的慰问，汇成一股生命暖流注入病躯，灌溉四末，滋润心田，激活了全身每个生命细胞，使人焕发出百倍的生命力。不谓平日有多大德惠春风播于同志之间，至少体现了人间有大爱，有真情、亲情和友情存在，这是一种无价的精神财富，友谊比什么都重要，都珍贵！"患难见真情"一点不谬。

一份"人生二十贵"资料中有一条："行善以孝顺为贵"。余行年七十有六，生有三男二女十孙子，得了玄孙，眼观四代。平日个别儿、孙不尊不孝，心存芥蒂，阴影难消，当然是"爱之愈切，责之愈严"。重病期间，他们都表现不错，对过往缺失，有所弥补，解除了余积郁胸中的隐痛。人都有缺点，知过就改，善莫大焉。"金无足赤，人无完人"，"不能求全责备"，这应该算是病榻中的一点不小的收获。满女怀谷桀骛不驯，不听话，不亲不疏，若即若离。这次为守护病榻的母亲送中餐，不厌不烦，言辞温馨，体恤有加，十分感人。

我是个闲不住的人。一息尚存，就要工作，将工作视为生命。原想术后初愈就上班，看来阑尾化脓穿孔，并发腹膜炎，增加了病躯康复的难度，伤口不是三五天可愈；何况气管炎、高血压、冠心病、前列腺炎等宿疾乘虚相欺。有哲人言："爱惜生命是人类第一美德。"贵哉斯语。我的态度是："不怕死，但决不轻生。"黄总访视中谈道："生于忧患，死于安乐。"通过这场大病考验，生命力会更加旺盛，这就是与疾病抗争增寿域。一个人无论什么情况下都要心态好，心态好是调理疾病的第一灵丹妙药。"没心没肺，活到百岁。""问心无愧，活得不累。"病榻中度日如年，我的心早已飞出病房。在病房接到很多求医者的电话，我都给予满意回复，窃想即使是伤口没愈合，也要力争早日上班。即使累一点，也是一种莫大的精神享受，一种至高的价值取向。

8月4日办理了出院手续，整整在病房呆了12天。中西医结合治疗，加快了疾病愈合。中医方药自拟，凭学验素养，就熟驾轻，拟黄芪薏苡败酱散合大黄牡丹皮汤增损，出神入化，一天一剂，疗效理想。

整个疾病治疗过程，从诊断、检测、手术、打针、换药，每一个细节，都要衷心感谢医院领导、医护人员。他们是救苦救难的真菩萨，是真正的健康使者。使人安心住院治疗，更要感谢党和政府的高度关怀，政府医保部门为职工提供医保，关键时刻保护了职工生命安全，为职工减轻了经济负担，减轻了精神压力。不能忘怀。

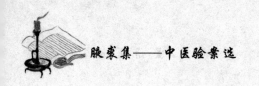

这里还得浓墨重彩书写一笔，应加倍感谢经过了金婚考验的拙荆的精心护理和关爱。她 74 岁高龄，20 多天前，右手腕克雷氏骨折未愈，带着伤痛，守护病榻，日夜不离，这是用金钱买不到的挚爱和奉献。……如许优越条件，使人骄傲地感到，在我周围有这么多张生命风帆，保驾护航的生命守护神，病魔哪敢不悄然遁迹耶！

糖尿病辨治小议

一、定义

糖尿病即中医的"消渴症"，是以多饮、多食、多尿、消瘦或尿有甜味为症状的一种病证。其主要病机为阴虚燥热。应以清热保津、益气养阴为基本治则。其病变与五脏有关，尤以肺、脾（胃）、肾三者关系密切。

二、史略

本病早在 2000 多年前的《内经》上即有"消瘅"的记载。根据病机与临床表现有"消渴""鬲瘅""肺消""消中"的不同。

西汉淳于意诊籍中有"肺治瘅"一案记载；东汉张仲景《金匮要略》以"消渴"为篇名，认为胃热肾虚为消渴的主要机理，首创白虎加人参汤、肾气丸等治疗方剂。

元代巢元方在《诸病源候论》中，将本病归纳为消渴候、消病候、渴后虚乏候、渴利候、渴利后损候、渴利后发证候、内消候、强中候、八候证型。

唐代对本病认识，在治疗上有效大发展。孙思邈于《千金方消渴》中收载方剂有 52 首。

宋代王怀隐著《太平圣惠方》中有"三消"论，首创三消燥热

学说。

明代戴元礼、李梴、赵献可、周慎斋等医家对消渴病辨治都有发挥。

清代医家对消渴病的认识与治疗，在前人基础上更有创见，发展了三消辨治和治疗理论，为后世积累了更多经验。

三、名医经验

近代著名中医学家施今墨认为糖尿病致病因素是综合性的，主要与情志不舒、偏嗜肥甘厚味、饮食不节、房劳过甚等因素关系甚切；其病机为阴虚燥热，火炎于上，阴亏于下，水火不能既济，病本在肾。治以毓阴清热、益气健脾为原则。基本方为参麦散合增液汤加黄芪配山药，苍术配元参两组对药组成，临床辨证加减，疗效显著。中医名家祝谌予教授继承发展了施师学说，取滋阴清热法，从肺、脾（胃）、肾三脏论治。以增液汤合参麦散、玉锁丹，再加苍术配元参（降血糖）。常用苍术、元参、生芪、山药、生熟地、党参、麦冬、五味子、五倍子、生龙骨、茯苓等。尿糖不降，重用花粉、生地或加乌梅、五味子；血糖不降，加人参白虎汤（知母、石膏计量要重）；兼血压高或冠心病，加葛根、枯球、石斛、山楂、丹参；下身瘙痒加黄柏、知母；皮肤瘙痒加地肤子、苦参；失眠加枣仁、女贞子、白蒺藜；心悸加菖蒲、远志、生龙牡；大便溏加芡实、莲肉；自觉燥热殊甚，少佐企桂，引火归元；阳痿、腰冷、形寒肢冷，于方中加巴戟天、补骨脂、仙灵脾、附子、肉桂等。临证加减，庶几应手取效。胰岛素依赖型糖尿病治疗，要注重活血化瘀方法的应用。

在糖尿病辨治中，要十分注重并发症的治疗。糖尿病常见并发症有糖尿病酮症、糖尿病肾病、糖尿病合并周围神经病变、糖尿病合并脉管炎、糖尿病合并心脑血管病变、糖尿病合并视网膜病变、

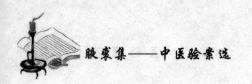

糖尿病合并其他病变（如顽固性腹泻、便秘、皮肤瘙痒、疖肿痈疮等）。

糖尿病要注重三消分治，用而不泥，立足于肾。上焦心肺，中焦脾胃，下焦肝肾。清代医家程钟龄云："大法治上消者，宜润其肺，兼清其胃……；治中消者，宜清其胃，兼滋其肾……；治下消者，宜滋其肾，兼补其肺……夫上消清胃者，使胃火不得伤肺也；中消滋肾者，使相火不得攻胃也；下消清肺者，滋上源以生水也。三消之治，不必专执本经，但滋其化源，则病易瘥矣。"程氏乃深得治消渴之趣旨也。

四、辨治我见

由于生活条件的变化，生活水平普遍提高，人们身体内分泌失调，高血压、高血脂患者越来越多、越普遍，且患者逐趋年轻化。糖尿病已成为当代多发病、常见病，对其治疗医者颇感棘手。

1. 根据阴虚燥热病机，以健脾益气，毓阴清热，斟酌主次，对症治疗。糖尿病相关五脏，主要与肺、脾、肾三脏相关密切。肺为水之上源，脾（胃）为枢纽，其本在肾，三消同治，但必须分清主次。余在临床中，十分推崇施今墨所创经验方：即参麦散合增液汤，加元参配苍术、黄芪配怀山两组对药组方。治疗中虚证多见，注意酸甘化阴，生津补液，酌加乌梅、枣皮；渴甚饮多，可配合人参白虎汤，人参可用西洋参（无西洋参可以北沙参代），同时可以绿豆衣、薏苡仁煮粥代茶饮，健脾益胃。辨治中阴伤重者，石斛、花粉、葛根可随手加减重用。饮一溲二肾阴亏损，可选用汁多腻补之黄精、玉竹、山萸、枸杞、苁蓉；肾阳虚可适当选用青娥丸（由补骨脂、胡桃肉、杜仲、生姜、炒蒜组成）适加企桂、附片温补肾阳。

2. 糖高非苦不降。几十年来，余在糖尿病辨治实践中，总结一条重要心得，三消阴虚燥热，泻火降糖，非苦莫适。各型糖尿病配方中均可酌加黄连、黄芩、大黄。甜以苦对，降糖神乎其神。煎剂麻烦耗时多，改变剂型宜改服水丸。余尝以黄芪 300g，西洋参 200g，生地 200g，麦冬 200g，元参 200g，苍术 200g，茯苓 200g，桑葚 200g，枣皮 200g，鬼箭羽 100g，鳖甲 100g，地骨皮 100g，黄连 60g，黄芩 100g，大黄 50g，丹参 100g，花粉 100g，粉葛 200g，五味子 30g，乌梅 60g，菟丝子 150g，仙灵脾 100g，女贞子 150g，旱莲 100g，海马 80g，怀山 200g，楮实子 100g，蛤蚧 2 ~ 4 对等 28 味药组方，共研末，水丸如绿豆大，每次服 80 ~ 100 丸，早晚各 1 次，续服 2 个月，血糖均可降至正常水平。胰岛素依赖型患者，可停注胰岛素。处方根据阴虚燥热病机，滋阴养液，清热降糖，顾护肺、脾、肾阴阳调理，尤以补肾为本。故应用于临床，各型糖尿病患者均有理想疗效。

3. 单方、食疗

单方：可以苦荞麦杆煎水代茶，每天干品 50g 煎服一天，坚持服 3 ~ 6 个月，血糖、尿糖可降至正常。另以苦瓜切片晒干研末，每天 60g，分三次服，持续 2 ~ 3 月，疗效理想。

食疗：用苦荞籽粉和粑代食，连服 3 个月，同时适当服用蔬菜和营养物质，降糖效果理想。食疗还可以小麦麸、麵粉按 6∶4 比例加适量食油、鸡蛋、蔬菜拌和蒸粑代饮食，连服 1 ~ 3 月，可使血糖、尿糖下降，体重增加。

总之，对糖尿病的治疗，还要特别启发患者自愈康复的内在潜能，要强调心态调理，"心病还得心药治，解铃须得系铃人。""天人合一。"人体乃一小天地，人发病，是人体内外环境阴阳失调所致，都可通过自我调节达到新的平衡。其次是饮食调理，注重三低（低糖、低盐、低脂肪），结构合理，多食杂粮蔬菜。然后是药物调

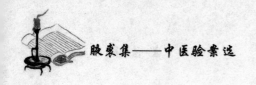

理，积极合理选用中西药物治疗。此外坚持体育锻炼，适当运动均有利治疗、康复，提高生活质量。

病案举隅：刘某，男，77岁，卫生局退休干部，患糖尿病已20余年，常服二甲双胍、格列奇特、优降糖，疗效不显，血糖一直在12~18mmol/L之间波动，已注射胰岛素达10年，血糖维持在10~15mmol/L。从2012年开始服中药治疗，空腹血糖稳定在6~8mmol/L。2013—2014年服上方降糖丸药，一次20g，日服二次，常年不辍。两年来已停注胰岛素，血糖稳定于正常水平，身体康复如常。经其推荐介绍，已有10余名糖尿病患者应用丸药治疗，疗效都很理想。

其

他

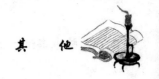

目 赤 肿 痛

拙荆邹晓梅，38岁，住科头乡塘湾村。1976年11月6日下午，犬子二毛、三毛乘车来区医院告曰："妈妈眼睛疼痛。"余思忖：此乃建房操劳，积劳成疾，肝郁化火，火热上炎所致。治宜清热平肝，行血祛风。方拟目赤肿痛通用方加减。

方药：荆芥10g，菊花10g，条芩10g，防风10g，蔓荆10g，木贼10g，赤芍10g，蒺藜10g，前仁15g（包煎），蝉蜕10g，菊花10g，红花6g，丹皮10g，谷珠15g，甘草5g。3剂。

上方服3剂，肿消炎退，痛楚悉除。

按：拙荆性格急躁，盘家养口，很有作为。为建蜗居，一手操劳，眼赤肿痛乃肝郁化火，火热上火所致。所拟目赤肿痛通用方正好与病机相吻。方中荆芥、防风、蔓荆、蝉蜕祛风；赤芍、红花、丹皮凉血，活血化瘀；谷珠、蒺藜、菊花、条芩清肝明目；前仁、木贼、甘草明目利尿，导赤从小便出。合奏清肝泻火、消肿止痛之功，故愈病甚捷。

痢特灵用于肠风下血二例

例一：蔡某，男，33岁，维山公社林屋大队农民。1976年12月10日初诊。

自述：少腹隐隐作痛，大便鲜血，经某医师诊治，服槐花散3剂无效。后又服强力霉素，维生素K_3止血，穿心莲消炎均无效。

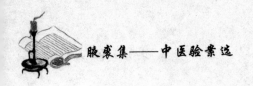

视诊：患者神清，面色无华，脉缓，舌尖红，边有齿痕，苔薄白。询知食纳欠佳，小便清，无痔漏。诊为肠风下血，乃大肠瘀热，损伤血络所致。审前医处方无谬，思忖再三，处方痢特灵6片，每次2片，分3次服。仅服2次，便血即止。

例二：孙某，男，38岁，林屋学校教师。1976年12月21日来诊。

主诉：患痔疮，内外混合痔，下血已3天，服中、西药止血无效。

视诊：脉缓，舌质红、苔白中黄，食纳可，小便黄。诊为痔漏下血。治宜化痔止血。

处方：痢特灵0.1×8片，每次2片，1天2次。仅服药2次，下血即止。

按：考《新编药物手册》第2版载：痢特灵抗菌谱对沙门氏菌、志贺氏菌、变形杆菌、链球菌、葡萄球菌等有抗菌作用。用于痢疾、肠炎、伤寒、副伤寒等；外用可治阴道滴虫病。其对肠道出血具有特殊止血功效，药理作用有待进一步探讨。余认为其具有清热凉血作用，热退则血止，故治疗肠风、痔漏出血特效。

角 膜 云 翳

眼睛因各种急、慢性炎症引起的角膜溃疡，中医称云翳。

云翳成因复杂，余在临床中所见，一般乃眼睑内有芒刺，用消毒注射针头或木贼草将刺挑平，再用消毒药棉蘸上红汞水涂于伤口上，酌情服点消炎药，行一次性挑疗即可治愈。余治疗角膜云翳10余例（陈旧性云翳瘢痕除外），效验如神。云翳乃眼睑芒刺（严重

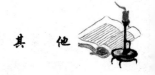

沙眼炎性产物），随着眼睑上下匝动，与角膜摩擦，引起角膜溃疡，芒刺挑平，摩擦消除，云翳自愈。

1979 年 5 月记

验 方 治 痢

曾某，男，3 岁，维山公社杉木大队曾某之独生了。1978 年 7 月 14 日来诊。

其父代诉：小孩屙痢，大便由白冻转红，红白夹杂。后屙红冻大便。病已月余，延医更治，曾用过人参败毒散、白头翁汤、真人养脏汤罔效，服西药氨卞青霉素、痢特灵等抗生素同样无效。后转区医院，按阿米巴痢治疗仍无效。

诊视：患者痛楚面容，脸色无华，体质羸瘦，脉濡滑（一指测三部），舌质红、苔腻，食纳不馨，大便红冻，里急后重。诊为湿热痢疾。宜清热祛湿，化浊止痢。

余采用民间验方：处方鱼腥草 50g 煎水，调红砂糖适量（以口感清甜为度），日服 3 次，每次不少于 200ml，仅服药 3 天，痢疾则止，红冻便除，小孩食纳转佳，诸恙悉平，收到意外效果。真可谓"单方一味，气死名医"矣。

按：鱼腥草，性味辛、寒，具清热解毒、利尿消肿作用，治肺炎、肺脓疡、热痢、疟疾、水肿、淋病、白带、脱肛、湿疹秃疮、疥癣等。《岭南采药录》载："叶，敷恶毒大疮，能消毒，煎服能治湿热，治痢疾。"

《岭南采药录》载："治痢疾，鱼腥草 6 钱（20g），山楂 2 钱（6g），煎加蜂蜜服。"本案属湿热痢，大剂鱼腥草消炎解毒，清利

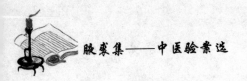

湿热，调红砂糖具有止血、愈合黏膜、鼓舞胃气之功效。故湿热除，泻痢止，愈病甚捷。

牙　痛

刘某，女，31岁，维山公社干部。1978年10月23日来诊。

自述：牙龈红肿焮痛，痛不可支，晚上不能入睡，要求做拔牙术，以解除痛苦。

诊视：患者文化素质较高，每次来院只问自己信得过的医师，医务人员对她敬而远之，待以冷遇。适时余正当值坐堂待诊。看她痛苦难堪状，毛遂自荐给她处了一个止痛验方。

方药：荜拨10g，花椒10g，细辛5g。三味共研末，每次3g，以消毒纱布包扎，含于痛牙处。同时内服阿莫西林、人工牛黄甲硝唑，每次各2片，以清胃火，消炎止痛。

验方如灵丹，她遵嘱外含、内服，当晚疼痛即止。睡了一个太平觉，连用3天病愈。

按：本案乃患龋齿牙痛，胃火上炎致牙龈红肿焮痛。验方具祛风止痛、杀虫消肿功效；口服阿莫西林、人工牛黄甲硝唑，抗菌消炎，清胃降火，等同服中药"清胃散"，故愈病甚捷，同时治好了她的分等级看人的心理病。

鼻衄二例

例一：闵某，女，57岁，维山公社林屋大队农妇。1978年12

月11日上午8点，其长子来院要求出诊。

主诉：鼻子出血已3小时，从鸡鸣时开始至现在，一直流血不止。

视诊：患者神清，痛苦面容，满脸血迹，手捧一大把破布揩鼻不停，鼻子流血不止（双鼻孔流血），呕吐两次，都是鼻血，塞着鼻孔则血从口里流，出血量大，自己着慌，女儿担忧。诊其脉沉弦结代，舌红苔少。询知患者有眩晕、鼻衄史。诊为肝阳上亢，热伤鼻络，致出血不止。治疗应以止血为首务。

即行肌注安络血，静推葡萄糖配仙鹤草，外用陈棕炭、血余炭塞鼻。内外急治，双管齐下，均无效，仍流血不止。口服百草霜、韭菜汁，黄酒调下亦无效。急用麻黄素、去甲肾上腺素浸消毒纱条，往鼻甲深处（下鼻甲）填塞，机械压迫止血，终于将血止住。

处方：旋覆花10g（包煎），蒲黄10g（包煎），人中白15g，代赭石20g，地榆10g，钩藤15g，藕节15g，寸冬10g，仙鹤草10g，荆芥炭10g，茅根15g。3剂。

上方服3剂后，再未流血，后以犀角地黄汤合钩藤饮加减5剂善后（犀角昂贵，以水牛角8倍量代），3天后拔除纱条，血止。

按：药浸纱条填塞鼻孔，机械压迫止血效果可靠。在缺五官科设备，无法施行硝酸银手术止血，可采用，但一定往深处填塞，一般鼻衄出血点，多在下鼻甲，此乃填塞压迫止血玄奥所在，2～3天可将填塞纱条取出。本例患者行填塞止血，内服中药疗效好，随访年余未复发。

例二：邹某，女，65岁，城关四校退休教师。1989年3月5日初诊。

自述：每天下午，自觉五心烦热，伴头晕，鼻子间断出血已3月，出血量不多，每次出血，用凉水毛巾捂住鼻子，慢慢流血即止。

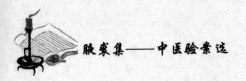

诊视：患者面色㿠白少华，脉濡细，舌质鲜红少苔。询知食纳尚佳，二便调，体温、血压正常。诊为阴虚血热鼻衄。治宜滋阴退热，凉血止血。方拟青蒿鳖甲汤加味。

方药：青蒿 10g，荷叶 10g，鳖甲 10g，藕节 10g，知母 10g，茅根 15g，生地 15g，仙鹤草 15g，丹皮 10g，甘草 5g，水牛角 15g，人中白 10g。5 剂。

3 月 11 日二诊：服上方 5 剂，烦热除，衄血止，仍头晕。疏原方加制首乌 30g，杭菊 10g，继服 5 剂。服完二诊方药，病愈，诸症皆平，随访数年未复发。

按：鼻衄一症，血热是主要病机，或虚热或实热，热伤鼻络，迫血妄行，血不循经，溢于常道，发为衄血。本例属阴虚血热，故以青蒿鳖甲汤滋阴清虚热，凉血止血，其衄自止。二诊加制首乌、杭菊花益脑明目止眩晕。方药与病机契合，故疗效理想。

谈眼红病防治

红眼病，俗称"火眼"，西医为急性结膜火，中医称"天行赤眼"。《审视瑶函》称"天行赤热症"。红眼病最具传染性，多为细菌或病毒流行感染，好发于春、夏、秋三季。我县流行最严重的年份是 1996 年秋季，即 7 月 16 日至 21 日，百年罕见的大洪灾后一段时期，约 40% 的小孩均罹患红眼病。

元代巢元方《诸病源候论·疫疠病候》中谈到"病无长少，率皆相似，有如鬼疠之气……"。余在当年 7 月 28 日，因临床中隔离消毒不慎，亦感染红眼病。

主要症状：眼结膜高度充血，眼内灼热，眼睑水肿，流泪，刺痛，畏强光，眼内分泌物增多（眼屎），睡觉起来，眼屎粘住眼裂不能睁开，甚为痛苦。病程 5 ~ 7 天，预后良好，愈后一般不影响视力。

中医认为，此乃时行疫疠（细菌或病毒，主要为病毒性）流行，侵犯肺卫，相互染易所致。治宜清肝明目，消炎解毒。余拟目赤肿痛通用方加减。

方药：金银花 10g，菊花 10g，龙胆草 6g，谷珠 10g，连翘 10g，蔓荆子 6g，草决明 15g，木贼 10g，蝉蜕 10g，红花 5g，条芩 10g，竹叶 10g，草梢 5g。

一般服药 5 剂即愈（小儿剂量酌减）。另用氯霉素、病毒唑、地塞米松三种眼水交替滴眼，1 天 4 ~ 5 次；同时用淡盐水洗眼，日行 2 ~ 3 次，有辅助治疗作用。

预防可用银翘散（颗粒）或板蓝根颗粒冲服代茶饮；注意与病人隔离，脸盆、毛巾、手帕、餐具分用，高温消毒，以防止接触与交叉感染。

水火烫伤膏

秘方，往往是专利，一般是不泄出去的，所谓"识破不值半文钱"，捅出去就会断了"饭碗"。故传子不传女，世代沿袭，"只此一家，别无分店"。用句商战行业语说，"秘"就是经济情报，谁能捷足先登，谁就取得生存发展的商机。余认为"知识是全世界劳动者的共同财富，不应专私"。故吾所学知识，只要于人有益，即可无代价公之于众。

水火烫伤，是人们在生活中常发生的外伤疾病。为治烫伤，吾

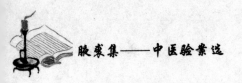

曾拜访过多名专科医师，访求过多名具有特长的民间中草药行家，转益多师，求得水火烫伤膏配方，兹披露如次。

方药：生地90g，紫草25g，象皮10g，黄柏25g，大黄25g，丹皮45g，生地榆45g，黄连20g，白及30g，金鸡尾30g，白芷45g，冰片1g，制乳香30g。

上13味药，焙干研末，纱布过筛瓶装备用。

膏药配制第一种办法：用狗油煎匀和药末成膏，涂于皮纸上外敷（药与狗油1：2成分）。

第二种制膏办法：将药末与蜂蜜和匀涂于皮纸上外敷（配制比例如上）。膏药不抗菌，只能外敷，具有消炎、止痛、促进伤口生肌愈合作用。同时应配合输液、抗菌治疗。

此膏药配制方，乃余两代治疗水火烫伤的看家绝招，今公之于世，不避贻笑"不值半文钱"。

枯 痔 散

此秘方乃余同道好友传授。俗云"十人九痔"，可见痔疮是多发病、常见病。现在各级医院均设有痔瘘专科，治疗痔疮病各有绝招。目前我们在临床上，广泛采用北京广安门医院所制的枯痔注射液疗法，惠泽百姓，深受患者欢迎。

余应用自制的枯痔散，一般疗效可靠，兹介绍如次。

方药：乌梅6g，枯矾6g，朱砂0.3g，红砒0.1g（制）。

上四味研末瓶装备用，每次用药末2g，涂于患部，外痔可纱布敷固定，一天换药一次，用药3~4次，痔疮即枯萎脱落，一般不复发，便捷、经济、实用。

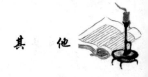

红砒制法：将砒石置于瓦上烤炙至出白烟为度。

外痔发炎，可用熏洗方。

方药：五倍子 60g，地榆 30g，露蜂房 15g，生大黄 20g，槐角 30g，胡黄连 30g。

上药煎水熏洗，2～3 次炎症即消。

1989 年 2 月记

癫　痫

癫痫是突然仆倒，不省人事，以吐泡沫，两目上视，肢体抽搐，或口中如作猪羊叫等神志失常为主要临床表现的一种发作性疾病，俗称"羊角风"。

其病因病机，大致可概括为痰、火、气、惊、血和先天因素几个方面。发作期以开窍定痫为治。

民间疗法：凤凰衣 500 个（去壳取衣，孵鸡房药源丰富），薏苡仁 1000g，百合 1000g。烤干研末，和鸡蛋白 32 个（小孩药量、鸡蛋减半），将鸡蛋两端各钻一小孔，蛋白即可流出，用蛋白与药末和匀，以开水搅和做丸，朱砂为衣，每丸重 30g，成人每服一丸，一天两次。反复发作者，可配合服苯妥英钠，每次 2 片，日三次。

内服中药以化痰祛风、开窍定痫为治。方拟柴芍六君子汤加味。

方药：柴胡 10g，党参 15g，茯苓 10g，僵蚕 10g，白芍 10g，法夏 10g，陈皮 10g，全蝎 10g，钩藤 10g，天竺黄 10g，生姜 15g，白附子 10g，胆南星 10g，菖蒲 6g，大枣 15g。5～10 剂为一疗程。

然后服尿泡蛋。制法：成人 5 个一包，共浸 7 包。3 天一包浸

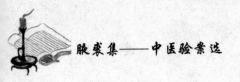

于小便桶中，以竹签为记。3 月后从尿桶中取出洗净，以钩藤 30g，瓜蒌 30g 煎水，1 次煮 3 个，服蛋和汤，1 天 1 次，分 7 天服完。可以痊愈断根。

病例举隅

曾某，女，15 岁，科头乡马田村人，系笔者族侄女。1987 年 10 月 7 日来诊。

母代诉：去年 10 月份，有一次从高坑上摔到坑下，跌下后 10 多分钟才醒，没什么明显外伤，醒后一切正常。今年 4 月份来开始扯"羊角风"。病来了，像羊叫一样，尖叫一声即仆倒地下，口流白沫，两眼上翻，过 10 多分钟，自己醒来如常人，只是感到疲倦。以前 1 月左右发作 1 次，近来有时 1 月发作 2 次。

诊视：患者神疲，不喜言语，脉弦带滑，舌边尖红、苔白腻。询知食纳可，二便正常，体温不高。根据病史，诊为癫痫。此乃跌仆受惊，痰浊上壅蒙蔽心窍使然。当以化痰祛风、开窍定痫为治。方拟柴芍六君子汤加味（如上）服药 10 剂。接着嘱其以凤凰衣、苡仁、百合和蛋白制丸，朱砂为衣，服药半月，继服尿泡蛋。服药期间，癫痫未发作，丸药和尿泡蛋服完病愈，随访多年未发作。

急慢性痢疾肠炎秘方

溆浦县毗黄滩胡长信老人，是个很出名的草医。曾将保守几代，治急、慢性痢疾（含疫痢）、肠炎的秘方，口授给儿子胡正山（冷江市党校校长，著名诗人、作家）。胡乃吾恩师，曾罹患重症脑血栓。2008 年 6 月二次中风住院，吾挂念于怀。6 月 23 日上午冒雨登门探视，欣喜胡老尚思维敏捷，能拄杖行走，夫妇接待殷忱。其

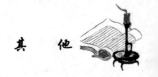

知吾正致力于中医验案《腋袠集——中医验案选》的整理，语重心长，谆谆嘱吾将此曾保一方平安、立过大功的祖传秘方收载于籍，以广流传，嘉惠民众。兹抄录如次。

方药：枇杷叶3片（去毛），龙牙草10g（疑是鬼针草，果实善粘衣服），笔筒草10g（木贼），四方藤草10g（疑为茜草根），陈茶叶一撮，梿木叶尖10g（又名盖天红福，以红色为佳），牛皮冻10g（又名隔山消），臭牡丹根10g。

上七味鲜草倍量，水煎服，日三次，一般3剂痊愈。

使用说明：1.严重痢疾便黑者加少许食盐煎服；2.服药期间忌腥味食物。（此方曾介绍给冷江市著名草医谢正卿同志）

仁医厚德谱华章

——记新化康源堂大药房名老中医曾礼仁

导播：在新化康源堂大药房医生咨询处，一位年过七旬的大夫身边，常常围坐着许多患者候诊。他高尚的医德和精湛的医术就像磁石一样吸引着无数患者，他就是我县名老中医——曾礼仁。

配音：曾医生究竟有怎样的神奇魅力，让这么多患者来就医呢？在新化康源堂大药房医生咨询处，我们见到了这位大夫，他旁边有十多人正在排队候诊。他脸带微笑，让人感到平易随和，给患者把脉间问诊话语不多，可总说得对方不住地点头称是。他被患者称为"知心大夫""信得过的好医生"。

曾礼仁今年74岁，从医已42个年头，1958年4月参加工作，1969年调入卫生系统。先后任公社卫生院长、县卫生协会秘书，1986年调入县中医院任中医主治医生。退休后，县中医院门诊部和

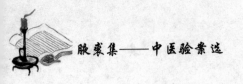

几家大药房争着邀请他坐诊。谈到为什么要聘请他，日盛商都、康源堂大药房总经理黄文斌告诉记者。

同期：日盛商都、康源堂大药房总经理黄文斌：我认识曾老多年，深知他不仅医术精湛，而且医德高尚，所以特意聘请他来我店坐诊。

配音：曾老的中医情结缘于对中医的执着与爱好。1969 年 4 月，先后当过教师、干部的他，正式调入卫生系统，与医学结下了不解之缘。

同期：曾礼仁爱人邹小梅（72 岁），老头子干任何事情都很投入，很痴心，当医生后仍脾性不改，把看病当作神圣职责，不管白天黑夜，无论刮风下雨，随喊随到。正在吃饭，撂下饭碗就走；晚上睡觉，有人喊看病，他起床披衣就走，生怕怠慢病人。

配音：唐代著名医学家孙思邈云："人命至贵，有贵千金；不能轻率贱百年之寿命，将至贵之重器，委付庸医，恣其所措。"

曾礼仁深知，做一个好医生，既要有高尚医德，又要有专深学养，有精湛技术。为提高自己的业务水平，他发愤刻苦，精勤不倦，以读书为生命第一需要，几十年如一日，手不释卷。多少个寒灯孤影的不眠之夜，多少个亲人团聚的良辰美景，徜徉于浩如烟海的中医典籍里，苦寻中医中药的真谛。从《医学三字经》等启蒙著作伊始，精研古籍，细读岐黄，博览群书，潜心探索，务求透解，了悟于心。他节衣缩食，常年订阅《中医杂志》，购置各类医药专著上千册，如犊牛啃青草，孜孜以求，学而不厌。为深化医学知识，曾到新化卫校、邵阳医专进修，中医专业知识不断深化、更新。

他将所学应用于临床。结合现代医药知识和自己多年的临床经验，不断积累和收集一手资料，撰写临床病案，如实记录，写成论

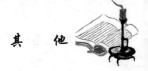

文。先后三次在全国性学术会上交流经验，获得国家级论文证书、优秀论文证书。《五积散妙用》被《中华名医经验金鉴》选登。2008 年在北京出版了中医验案选《腋裘集——中医验案选》。此书是他从业四十余载"读经典、做临床、跟名师"的经验总结与心血结晶。全书选编个案 201 例，资料源于临床，记录翔实，文笔流畅，语言生动，弥足珍贵，具有临床实用参考价值。对学习提高中医理论知识水平，亦有指航和借鉴作用。上梅镇北塔村知青姜立志在新华书店购得一本，抄写书上一个方单，治好他母亲的脑血管疾病。

同期：康源堂大药房名老中医曾礼仁：中医药是祖国传统文化瑰宝，是我国劳动人民长期与疾病做斗争，逐渐积累起来的一笔无价财富。是前贤用文字记载下来遗传给后代的。我们只有发扬光大的份，没有专私利己之权；在继承中不断创新，不断发展，才是吾侪的神圣职责。个人认为，医学知识是全世界劳动人民的共同财富。我特别主张普及保健医疗知识，主张将自己的特长和技术公之于世，愿天下人个个是医生，个个身体健康。

配音：工夫不负有心人，由于刻苦钻研与临床实践，他无论在卫生院、县中医院，还是在康源堂坐诊，都非常受病友欢迎，找他看病的人越来越多，在城乡百姓中享有很高声誉。

知识在于应用，疗效才是硬功夫。2011 年 6 月，燎原区退休干部欧信一同志，年逾八旬，患重症痛风，左手腕关节瘀肿如大馒头，痛苦不堪。曾医生给他开了 3 次处方，服药 20 余剂就得以痊愈。

2010 年 5 月 21 日，科头乡科头村村民曾微 5 个月的小孩，因喂食吞咽不顺，气道阻塞休克，当时脸青、唇紫，眼翻白，命在须臾。曾医生不畏风险，即刻抢救，按急救穴位，用手指直刺婴儿咽部，转环刺激呕吐。片刻，小孩便痉挛换气，开嗓哭出声来，休克

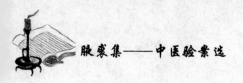

解除，重获新生。此时，如稍有私心，撒手不管，小孩顷刻便会丧生。他常以前贤章次公"儿女性情，英雄肝胆，神仙手眼，菩萨心肠"四句名言作为座右铭，激励自己为人民健康服务。

古云："医者，意也。"在临床中他深深认识到，做一个好中医，医术要精益求精，要善于思考，独具慧根和悟性。2010年6月上旬，曹家镇村民卢永新在深圳打工，任高级主管，患头痛，发热20余天，在深圳北大医院，深圳市第二、第三人民医院，深圳市人民医院等处住院治疗，多方检查，教授、理疗专家会诊皆医治无效。其回乡慕名求治曾老，诊为"空调病（暑温初起）"，发挥中医中药优势，以清暑益气、祛湿退热法治疗，服中药一个星期病即痊愈，花钱少，效验神，被誉为奇迹。

今年夏季持续干旱高热，空调、风扇使用普遍，好些小孩患夏季热，有的持续高热不退，西医无法治疗，曾医生采取"甘温除大热"一法，即用甘温之药，扶正祛邪，补益中气，为10多名发热不退的小孩解除了病苦。

"他山之石，可以攻玉。"曾医生善于学习当代中医大师、中医博士等名家医疗经验，将先进经验应用于临床。今年6月，他采用中医大师朱良春"解痉排石"单方，为车田江水库管理处干部康凤南解除了肾结石绞痛病苦。由于他医术高明，好些在外地工作的人都慕名前来就诊。心连心大药房谭培兰长兄在加拿大持有绿卡，是博导高才科技人员，其患肾病综合征。小谭叙述病情，请曾老处方，远洋寄方寄药，持续服药3个月痊愈，其归国探亲，上门致谢。

同期：患者：曾医生医德好，从不收受红包，从不乱开药、多开药。他常说："既要看好病，又要为病者省钱。"这种医德医风真是难能可贵。

配音：有人问："你七十多岁了，还苦苦恋栈，图的是什么？"

曾礼仁说："要做到老有所为，老有所乐。晚年能为祖国中医事业、为人民健康多做一点贡献，再苦再累也是我最大的欣慰和享受。"所以曾医生对病人最亲，有求必应，有应必灵。患者满意地说："曾大夫看病，处方药味不多，价廉效好，真是老百姓的知心人。"曾医师已走过了七十多年艰辛历程，但他从不停歇，"壮心未与年俱老"，仍在祖国中医药事业上奋力拼搏。

兴趣是最好的老师，爱是做好一切工作的基石。如果说曾礼仁起初走上医疗之路是源于"兴趣"，那么后来他一步一个脚印攀登医学高峰，则是因为他对事业的无尽热爱，对生命的无比敬畏。性格内敛、不苟言笑的他，以"大医精诚"诠释着默默奉献、大爱无疆。

尾评："医有有名而不良者，有无名而良者，我愿做一名无名而良者之医"。这就是曾礼仁。他没有获得闪光的奖牌，但却在人们心中享有盛誉，有口皆碑。他高尚的医德和精湛的医术就像磁石一样吸引着无数患者。他是中医专家，更是患者贴心的好医生。

新化电视台

新化教育电视台

此文系两台现场采播组稿，由记者廖美新同志执笔撰写，经被采访者曾礼仁一字一句反复咀嚼、推敲定稿。电台记者发至优酷网站，全国各地均可收视播映。

带徒授业乐陶陶

从未想过带徒弟，湖南中医药大学学员培语嫣，通过芳邻其太娘挂钩，说："外甥暑假闲不住，想跟师老中医搞临床实习，将所

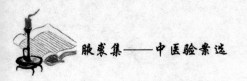

学应用于实践，以增广见识。"对小培我曾经有过交道，她是一根脚踏实地的好苗子。我爽朗地答复："我跟康源堂大药房老板联系，随时可来药房跟班。"

小培身高1.6m以上，圆润脸庞，体魄敦实，下半年升大四了，知识底蕴富厚，戴上墨镜，风度翩翩，举止大方，端庄，略带几分求知稚气。大个子成年姑娘，无丝毫清高学究架子，毫无轻浮浅薄之态，满具踏实涵养修持，待人平易谦和，表现出高层次的文化教养和秀气。我未跨过大学门槛，被尊为县内"名老中医"。如果说自己有点学养，全赖自学和临床，走的是一条荆棘丛生的"自学成才"艰苦道路。青衿之岁，阴差阳错被推入卫生系统，学中医是"逼上梁山"，平生无悔。自谓在学习上是吃苦卖力的。"积学如聚宝"，在中医领域逐渐由必然王国向自由王国迈进，读经典，做临床，学验都有长进。虽不说神通广大，在临床中也毕竟可左右逢源，应付裕如。在社会和民众中留有较好口碑，上门求治者日众。

师者，教之以事而喻诸德也，必具无穷智慧，表率为人。我曾讲授过中医本科函授教材5年，带过多批实习生。带徒授业实际也是个教学相长的过程。我曾鼓励实习生："弟子不必不如师，师不必贤于弟子。"故实习同学都对我怀有好感。不能说弟子三千，桃李满天下，也是门徒众多，遍布城乡。小培跟班实习一些时日，深觉自己学养底力不足，知识局限。实习一天有一天的收获，每天都有新知识填入胸次，深谙"学然后知不足，用然后知困"的哲理。她有疑必问，随时笔记，每个病例都有记载。

读经典，做临床，跟名师，是每一个成才的中医药人员的必经之路。为使小培真正学点东西，我除口传心授外，还给她在亚马逊网站邮购了中医博士刘力红的名著《思考中医》，推荐阅读已故中医导师陈亦人的《伤寒论译释》，努力做到学识应临床，临床促学

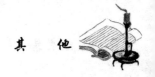

识，以达到学验与时俱进。

个人认为小培是同年级中医大学生学得较扎实的一员，临床中师徒共识较多，对许多病证的诊断、辨证、治疗、遣方用药都能做到同步思维，不谋而合。她学习严肃认真，服务热忱，态度和蔼可亲，虚怀若谷，上进心强，受到应诊者和员工好评。很多方面都值得为师者学习。盖因年事已高，望八之年了，好些事均感力不从心。小培来实习后，减轻了我很多负担，她尊师、事师礼貌有加。我说"师有事，弟子服其劳"与过去的"徒弟徒弟，三年奴隶"是有原则区别的，授徒不能役使弟子，师徒是互尊平等关系。好些人说："小培是我孙女。"我说："很像，我孙女正和她一样年纪。"我为有缘收授这样一个具有真才实学的短期实习高徒，感到十分荣幸和骄傲。中医后继乏人，后继乏术，是摆在面前的一个棘手难题，作为老一辈中医有识之士，应无私地把自己的学识与经验传授给后一辈有志有识者，不断弘扬国粹，使中医中药事业繁荣昌盛起来，这是义不容辞的神圣职责，兹诌一咏记之。

收授高徒信有缘，传道解惑效前贤。

岐黄盛业传薪火，弘扬国粹献薄绵。

2012 年 8 月 18 日

名老中医曾晓初先生小传

曾晓初，新化安集乡化溪村人（今石冲口镇化溪片），生于清光绪二十七年（1901），卒于1975 年，享年75 岁。

先生三代业医，幼承庭训，家学渊源。一生将《黄帝内经》《伤寒杂病论》奉为圭臬。凡医圣张仲景，药王孙思邈，金元四大

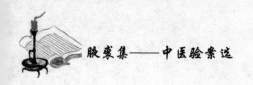

家，明清张景岳、陈修园、叶天士等名家巨著，无不广泛涉猎，心悟要旨；且善于吸取民间方技。16岁悬壶乡里，足迹遍布新化、安化、湘乡、邵阳、隆回诸县，救死扶伤，活人无算，广有口碑。

曾老不仅医技精湛，尤以医德高尚为人称颂。常身背青囊，头戴斗笠，脚履草鞋，无论昼夜寒暑，风霜雨雪，有求必应。其以业医谋生，却深怀大慈恻隐之心，对贫困厄苦体恤有加，尝看病分文不取，且慷慨解囊，资助药费；而富庶豪门之家延请，必肩舆以迎，并收取较高酬金。先生常坦言："百家治病，一家收钱。"

1949年中华人民共和国成立后，曾老历任潮水诊所主任，维山卫生院长，县卫生协会主事。被选为县政协第二、三届委员，县人大第二、三届人民代表。1956年经省卫生厅命题考试考核，曾老被授予"名老中医"称号，1959年调县人民医院中医科应诊，年门诊14000余人次。

晓初先生热衷医道，处世淡泊，胸次豁然。其认为："医术乃劳动人民共同财富，应发扬光大，不能以医谋私，以技骄人。"故广为传道授业。为培养中医中药后继人才，倾心投入，"甘为春蚕吐丝尽，愿做蜡烛照人寰"，殚精竭虑，不遗余力。室内、室外弟子数百人。桃李遍布新化城乡，现均已成为我县中医界中坚力量。其孙曾介绥原任县中医院院长，中医副主任医师，省级名老中医（2009年调县卫生局工作，已退休）。玄孙曾劲松现任县人民医院中医主任医师。薪火相传，德荫来者，代有名医，英才辈出。

中医中药是祖国传统文化一大瑰宝，博大精深。先生理论功底扎实，学验俱丰。临床中能驾驭全局，整体观念与辨证、辨症、辨病结合，宏观与微观结合，故出手不凡，往往几味平药收到起死回生之奇效，无不使同道服膺。他炼方、炼药，曾以四逆散化裁成方72个，应一切痛证，临床屡用屡验。先生医术高明，四诊合参，尤

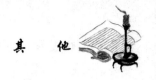

以辨证准、拟方的、药味少、用药平、见效神奇著称。1956年，一陈姓小孩，患高热不退，四处求医，中医、西医遍治罔效。后邀先生会诊，其审证求因，处方：葱白二茎，干姜3g，熟附3g，童便100ml，甘草3g，药值仅8分钱。高热不退，竟用附子、干姜大辛大热之品，岂不火上加油？病者之父略谙医理，被吓出一身冷汗。但在名家面前，出于无奈，姑且抱孤注一掷的一线希望，随医师左右。不意照服1剂热退，2剂病愈。真乃神仙手眼，艺高胆大，履险如夷。其谦逊地说："此乃甘温退大热之法，实古已有之，非吾独创也。"诸如此类，不胜枚举。先生业医五十有八年，曾整理《随诊笔录》二集，惜于"十年浩劫"期间遗失，不亦惜哉！

晓初先生1972年退休，退休不退职，上门求诊者应接不暇，其逐一登记，诊费一一上交医院。先生常告诫后人："欲做好医，先做好人，医家之道，医德至上。"先生不愧为医中英杰、名冠于世的一代儒医，为后踵者留下了可贵的业医、做人的楷模和无尽的精神财富。

余为晓初先生室外弟子，曾有幸聆教左右，面授机宜，获益良多，特撰此小文，以缅怀前辈恩泽，勉旃自我，加惠来者。

2013年3月20日

《思考中医》读后

"但开风气不为师"（龚自珍语）。其实是既开风气又是师。刘力红博士《思考中医》九问（本书作者答本书编辑问），答得好。有如此修炼已十分了得。读此书观照自己的中医修为还远未到家。

我自谓是个"铁杆中医"，也曾斥责一些学中医而自己鄙薄自

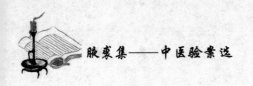
己，宣扬民族虚无主义，胡说什么"中医不科学，中医必定死亡，将为西医所取代"的同行。其实这些同行，实际也根本不懂中医。读了《思考中医》后，我觉得我这个"铁杆"实际尚未入门，或者刚刚入门。刘博士知识层面这样深广、富厚，医术如此精湛，还能如叶天士学医，虚怀若谷，遍寻高手，不远千里上门拜师。就这一点，一般名人就难以做到。现在同行生妒忌者多，虚心师人长处者少。另一个顽症，就是医者有一技之长，秘不传人，甚至连处方也不公开，杜撰别名，让患者捉迷藏，东奔西跑受折磨。我曾结识一个县内颇有名气的中年医师，其在改革开放中赚了几个臭钱，堪称"富甲一方"，便趾高气扬，不可一世，曾换妻四任，为寻欢作乐，频服"春药"，因早年患"乙肝"，诱发突变"肝癌"，过早地登了仙界，卒年仅54岁。从发现癌肿到死亡还不足一个月，他连金钱与技术都带到西天乐土去了。还有一个县级医院的省级"名老中医"，临诊常以天价向患者销售自制丸药（或胶囊），骗了不少亏心钱，暴富买了几个门面。一次一个文化素养稍高的患者被骗到其家，患者说："某医师，你医术高明，这些药我一定多买几份，还要向社会介绍，为你宣传。但它没'药准'字。你制药厂多少员工？一天多少产品？疗效是否可靠？为证实和鉴定它的疗效，我还是要请院长来鉴定一下，并打算到药监局列项检验认可，我才落心。"这一招可管用，真正将这个省级名医唬住了。名医做贼心虚，向这位患者讲好话，宁愿叫患者的老爷子，狼狈得只差没下跪了，并当面保证再也不要他买药了。"道无术不行，术无道而不久"，此之谓也。

诸如此类，屡见不鲜，不一而足。此即刘博士问答三所云的仁术、仁心。医者仁术也，没有仁心，而是急功近利，唯名利是务，只能是"含灵巨贼"，何堪称"苍生大医"。

本书对如何认识中医，如何做一个好中医，庶几面面俱到，谈

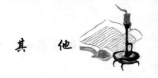

得深入、恰切，涉及面宽，展示了作者占有资料的深度、宽度，纵横捭阖，从传统文化层面展开去，涉及现代高科技的方方面面，足以令人叹服。然而对医患关系，有关医学心理学方面的问题似乎未曾涉足。中医除了整体观念、辨证论治和相关的边缘学科外，还有一些"只可意会，不可言传"的玄机奥妙。如患者的心理扑朔迷离，你再高的学问，再精湛的技术也一筹莫展。经云："病不许治者，病必不治，治则无功矣。"余临床所见多矣。如治疗"癔症"的暗示疗法，医者不妨吹吹牛，取得她（他）的信任，有时肌注一支汽水也达到同样治愈效果。曾在一个山区卫生院工作，目击这样铁的事实：一天，某村一个患者重病，打发儿子去卫生院求有治疗威望的院长出诊。因院长外出应诊未归，一个中医大学本科毕业，且从事临床多年的县医院医师李某，正分配在该卫生院支农，主动承担出诊义务。连夜举着杉木皮火把，不辞辛劳走了几十里山路，来到患者屋宅山脚下，患者在家叫儿子："三伢子，院长来了没有？""来了。"高一脚低一脚，上山又下坡，好不容易走到患者屋边，病人一看不是院长，生气地说："没出息的家伙，我才不要他看病！"大学生说："我能看好您老的病！"病者一家连理都不理，茶不给喝，连半句感谢的便宜话也没有。人情冷暖，世态炎凉，就这么着，碰着这样的事，神仙又有什么办法呢？这个本科生自讨没趣，不受欢迎，满腔热情，为人民服务，通身被泼一瓢冷水，叫人心寒，只得乖乖地往回走……。诸如此类，不胜枚举。碰上这种情况，与医术、医德全挂不上钩，你再好的技术也无法施展，再高尚的医德为人所不理解，个中蕴含高深莫测的医患关系、医学心理学学问。

　　《思考中医》是一本学术性、趣味性结合，很有实用价值的，不可多得的好书。启迪人的睿智，倾毕生精力去穷通一本经典。我

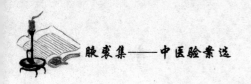

说："读懂张仲景，前途无限量，穷通《伤寒论》，中医始到家。"刘博士不愿收徒，我亦自愿拜在刘博士门下，即当一名看门走狗也情愿。"壮心未与年俱老"，自己虽已年过古稀，依然兴致勃然，决心从头学起，急起直追，在有生之年，为祖国中医事业竭尽绵薄，多做贡献。

2011 年 6 月 28 日

善读无字书

相传先秦仓颉始创文字："文以纪事""文以载道"，便成就了我国五千年文明史。我国是世界四大文明古国之一（中国、埃及、罗马、印度）。学知识，除家学口传心授，自身实践积累，大多从书本上得来。故兴办各类学校，由老师（师傅）授课传授书本知识，古云"读万卷书，行万里路""读书破万卷，下笔如有神"，均是书本知识，即所谓有字书，这都是不完全的知识。知识必须通过自己实践，在实践中不断总结提高，才能升华为比较完全的知识。书本知识要掌握全面，必须博览群书，古、今、中、外各类书籍都要读。马克思曾说（大意）：只有用人类创造的全部知识武装头脑，才能成为真正的马克思主义者。

无字书，是谓没有文字记载的书。平时常说："民间有高手。"学无止境，山外有山，天外有天。任何专业知识，好些老大难问题，只要善于学习，能放下架子，谦卑请益，往往不经意就得到圆满解答。子曰："三人行，必有我师焉。择其善者而从之，其不善者而改之。"深蕴这个普通哲理。我是个终身从事中医的职业工作者，临床已近半个世纪，在书本知识上自谓下过苦功，具一定学

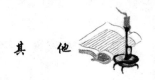

养，但从未忘记读无字书，向民间草医学习。故我拜有多个有学问和实践经验的草医为师，深信"单方一味，气死名医"之言不谬。

洋溪镇古塘片一个顽固性重症痛风曾姓（50 余岁）患者，经乡、县、地、省多家医院高级中医、西医治疗，数年不愈，肌苷升高，出现尿中毒，只能消极等死，耗费近 10 万元。后经一草医授其每天以生首乌、金银花各 50g 煎服代茶，经治半年痛风病愈，现能生活自理，参加劳作。糖尿病是当今一个棘手的顽固性疾患，被喻为"不死的癌症"，科头乡三板桥三代草医传人曾楚华授余每天以苦荞麦杆（干品）50g 煎水代茶，连服 3 月至半年可断根，经实践确有显效。故善读无字书，于人教益深矣哉。

2015 年 4 月 11 日于《砺耘书巢》

《求医不如求己》读后勘误及寄言

我的忘年之交，安化县东坪完小教师周玲女士，从山东聊城网站购一套《求医不如求己》共三册，邮汇赠我。手捧宝籍，欣喜雀跃，废寝忘餐，仅 20 余日，一气通览一遍，备受教益，为我弥补了中医经络学说涉猎甚浅的一课。

我是个临床 40 余年的铁杆中医。徒增马齿，行年七十有二。不学不知道，越学越感到自己知识贫乏。深为郑大师知识底蕴深厚所倾倒、所折服。读后拍案叫绝："太神了!"郑大师不亚神仙或异人，把祖国医学精髓发挥到极致，为医学宝库增添了一颗光彩夺目的璀璨明珠。

我自谓是个嗜书成癖，爱书如命，以读书为生命第一需要的老顽童，我可怜的一点知识，都是书本给我的。退居林泉，赋闲也写

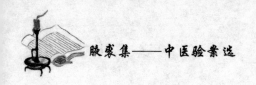

过几本书。对书的质量、内涵、价值评品，有自己"独特偏见，一意孤行"的观点。不揣愚陋，不怕大方贻笑，对大作《求医不如求己》，冒昧提出如下勘误及寄言。

全书语言文字，妙语连珠，满具哲理，深蕴禅意，启人睿智，但个别行文值得斟酌，多处论点认识偏颇。

第一册

1. 封面勒口作者简介，"家学渊源甚深"，"甚深"这个补语是画蛇添足。既云"渊源"则深不可测，长不可量，不能用"甚深""甚浅"等限量词来修饰。

2. p2 倒 4 行《医中金鉴》应为《医宗金鉴》。

3. p34 倒 2 行"吾生也有涯……"引用庄子原文应为"吾生也有涯，而知也无涯。"

4. p51 "本想……"是多余的话，即使风趣也多余，科学著作不是文学作品，少一点"逢场作戏"的好，行文应挤干水分。

5. p81 倒 10 行"……有点少"，应去"有点"。有点少应该还是吃得较多的。

6. p84 - 85，一大块文章，没一点中吃的，可删。

7. p87 顺 11 行"胃不和则寝不安"应为"卧不安"。

8. p89 顺 6 行"……步骤"应加"和方法"。

9. p90 顺 8 行，"把浊气放出来"应为"放出去"。

10. p107 倒 8 行"无意之中是真意"应为"无意之中有真意"。

11. p109 倒 1 行"渊远流长"应为"源远流长"。

12. p112 顺 8 行"现在许多的保健方法都是去找到疾病在全身的反射区"文句不通，应为"现在许多保健方法都是去找疾病在全身的反射区"。

13. p167 倒 7 行"这不能不说是一个奇迹"应为"这不能说不

是一个奇迹。"否定之否定即肯定。约定俗成的固定语式不能擅改。

14. p168 顺 11 行"忧心仲仲"应为"忧心忡忡"。

15. p260 倒 4 行"无上至宝"应为"无上法宝","无上"与"至"重复。

16. p270 后记"家学渊源甚深",应去掉"甚深"。

第二册

1. 封面勒口作者简介,"家学渊源甚深",去掉"甚深"。

2. p24、23 页,"到处都是祖传秘方"这一节空洞无物,不着边际,有刁圈子、卖关子之嫌。不知"宝葫芦"里装的什么药。

3. p39 顺 6 行"欣喜中丨中里"去掉"中丨"。

4. p40 顺 10 行"快快"应为"快快"。

5. p77、78、79 一大块文章,其病理、医理阐述很勉强,不足信。

青年人长痘痘(即青春痘或痤疮),鄙人认为乃生命力旺盛的表征,西医称为内分泌旺盛;为何老年人不长痘痘,偏偏只有青年人长呢?"气有余便是火",火性炎上,故痘痘多长于面部(也有长在胸、背部的)。病机 19 条云:"诸痛疮疡皆属于心。"痘痘即心火偏旺的表现,并非脾胃虚,脾湿生痰,排毒功能差,而借颜面皮肤拱出。医理有谬误之嫌。

6. p162 倒 10 行"胃不和则寝不安","寝"应改为"卧"。

7. p165 顺 6 行"咳嗽是日常生活中最常见的症状之一"这句话概念模糊,应为"咳嗽是肺部和多种疾患最常见的症状之一"。日常生活、衣、食、住、行涵盖面广,不是疾病,怎么能常见咳嗽症状呢?

8. 顺 10 行"正常生理结构"应为"生理功能"。

9. p176、177、178,对女士的头痛眩晕病机阐释不足信,心下有水气,水气凌心怎么这么简单,那她(女士)不严重水肿、心

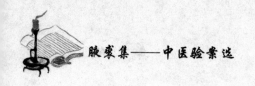

悸、气喘么，可她一切正常，故这样解释不符合中医理论。

10. p180、181，这一节无任何意义，读了令人走火入魔，有坠邪道之感。

11. p183，还要学会与逆于己欲的人相处，才是大道包容。

12. p186，倒4行"人生来本来"应去掉"本来"。

13. p221顺4行"秀才学医，如笼抓鸡"应为"秀才学医，笼里抓鸡"。

14. "学医不明经络，开口动手即错"应为"不明十二经络，开口动手便错"。

倒10行"朝闻道，夕可死矣。"应为"朝闻道，夕死可矣。"一字颠倒，其意迥别。

第三册

p269……一眩晕证"中医管这叫水气凌心"。头目眩晕，中医有"无虚不作眩""无痰不作眩"之说，并非水气凌心。

"水气凌心"，是指水气影响心脏的病变。由于脾肾阳虚，气化障碍，水液停留体内，不能正常排泄，产生痰湿、水肿等水气病，当水气上逆，停聚胸膈而阻碍心阳时，可使心阳不振，心气不宁，出现心悸、气促等症状，称为水气凌心。（《中医名词术语解释》）

在大师面前，自不量力，不识高低，竟冒昧提出上述勘误与偏见，请恕读者狂狷、无知，但我完全是善意直言，并非妄贬宝书。如有可取之处，则请在再版时采纳更正，使宝书至臻"白璧无瑕"。广荫含灵，惠泽万代。此乃一个忠实读者和知音的心声。

湖南省新化县中医院中医主治医师

曾礼仁谨识

2009 年 9 月 3 日

后 记

医者，仁术也。"非仁爱之士，不可托也；非聪明理达，不可任也；非廉洁淳良，不可信也……，其德能仁恕博爱，其智能宣畅曲解"（晋·杨泉《医论》），故做个良医，非容易事也。

昔贤为医，胸怀济世活人之志，为除民众疾苦，殚精竭虑，悉心赴救。其医德风范，代有楷模，足资后学效仿，嘉惠无穷。

"医道虽微，辄寄死生"。故业医是高尚的社会职业。医师是生产力主要因素——人的维修工程师。唐代著名医学家孙思邈云："人命至重，有贵千金。"不能轻率"赍百年之寿命，持至贵之重器，委付凡医，恣其所措"。既要有高尚医德，又要有专深学养，有精湛技术，方能为"苍生大医"。而在当今市场经济竞争机制中，急功近利，不讲医德，只重金钱的"含灵巨贼"，屡见不鲜。诸如处方书写"怪名"，涂成"天书"，生怕泄秘，丢了"饭碗"。更有甚者，花样翻新，弄虚作假，肆行江湖骗术，坑害百姓。余业医四十载，虽愚鲁钝拙，不堪与前贤比肩，然对此等劣迹，深恶痛绝，斥之不齿。有门生指责云："旧脑筋，老观念，永远发不了财。"余曰："然也。甘为清贫苦，不赚亏心钱。"

"鸳鸯绣出从君看，不把金针度与人。"是对知识私有的形象写照。余认为知识（含医药知识），是全世界劳动者的共同财富，不能专私。

中医中药是祖国一大瑰宝，是我国劳动人民长期与疾病做斗争，逐渐积累起来的一笔无价财富。这些财富，都是前贤用文字记

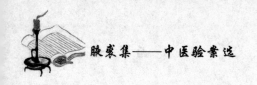

载下来，遗传给后代的。我们只有发扬光大的份，没有专私利己之权。继承遗产，在继承中不断创新，才是吾侪任重道远的神圣职责。

余所辑《腋裘集——中医验案选》，乃为"愚者千虑之一得"。通览全篇，亦不过"拾人牙慧"，为自己"读经典，做临床、跟名师"的"日知录"而已。自愧拾陈方者多，创新者少。经导师湖南省中医药研究院研究员朱佑武教授披览润笔，才使篇章略有生色。导师在医、教、科研万忙中，不畏辛劳，撰写序言，扶掖后学，真感铭肺腑，永志难忘。此外，本书在出版过程中，获得儒商日盛商都、心连心大药房董事长黄文斌先生的慷慨赞助；湖南省文艺出版社领导朱树诚先生的至诚关怀；我的恩师、全国书法百杰、91 岁老翁曾展成先生欣然题写书名，为是书增添不少光彩。值书稿付梓，深表谢忱，以致歉意。并祈同道，不吝赐教是幸。

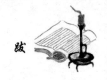

跋

礼仁君乃余宗兄挚友，髫龄小学同窗，情谊笃厚。

兄长年幼失怙，家境困窘，学历不高。然平生嗜书如命，饱览古、今、中、外典籍。所读之书，圈圈点点，眉批尾注，观点、体会援笔而识之，吸取精华，充实腹笥。知识底蕴逐增，资质禀赋日异。积学聚宝，厚积薄发，写作如得神助，出手不凡，成为湖南作协会员、中华诗词学会会员。

"秀才学医，笼里抓鸡"，兄长学医半途出家，"读经典，做临床，跟名师"，从业近半世纪，脚踏实地，潜心钻研，对祖国中医药事业倾心投入，默默奉献。临证得心应手，游刃有余。诊余所撰脉案《腋裘集——中医验案选》，天然浑璞，真实恳切，病机分析，出神入化，文笔酣畅，语言朴实，深入浅出，满具前贤大家风范。每临证，往往处方几味普通中药，平淡见奇，应手取效，经济、便捷、实惠。余全家即是长期受惠者和民众受惠见证者。

仁术秉仁心。兄长爱岗敬业，医德医风，孜孜以求，弥老犹显松柏本色，深受城乡百姓称赞。口碑传千里，声誉远播，堪称"当代名医"。脉案增订再版，乃时代盛举，杏林幸事，民众所望。书当与日月同辉，寿国以寿万民。值此良机，爰赘数语附骥，聊表贺忱，愿与读者共勉旃。

退休教师　曾祥兴

2016 年 5 月 28 日